Dr. Georg Keller
Marie-Therese Zierau
Elke Emmerich
Andrea Lex-Kachel
Martina Oberhauser

Hilfe bei
AD(H)S

Mit AD(H)S durch die Grundschule

Doppelband

Weltbild

Inhalt

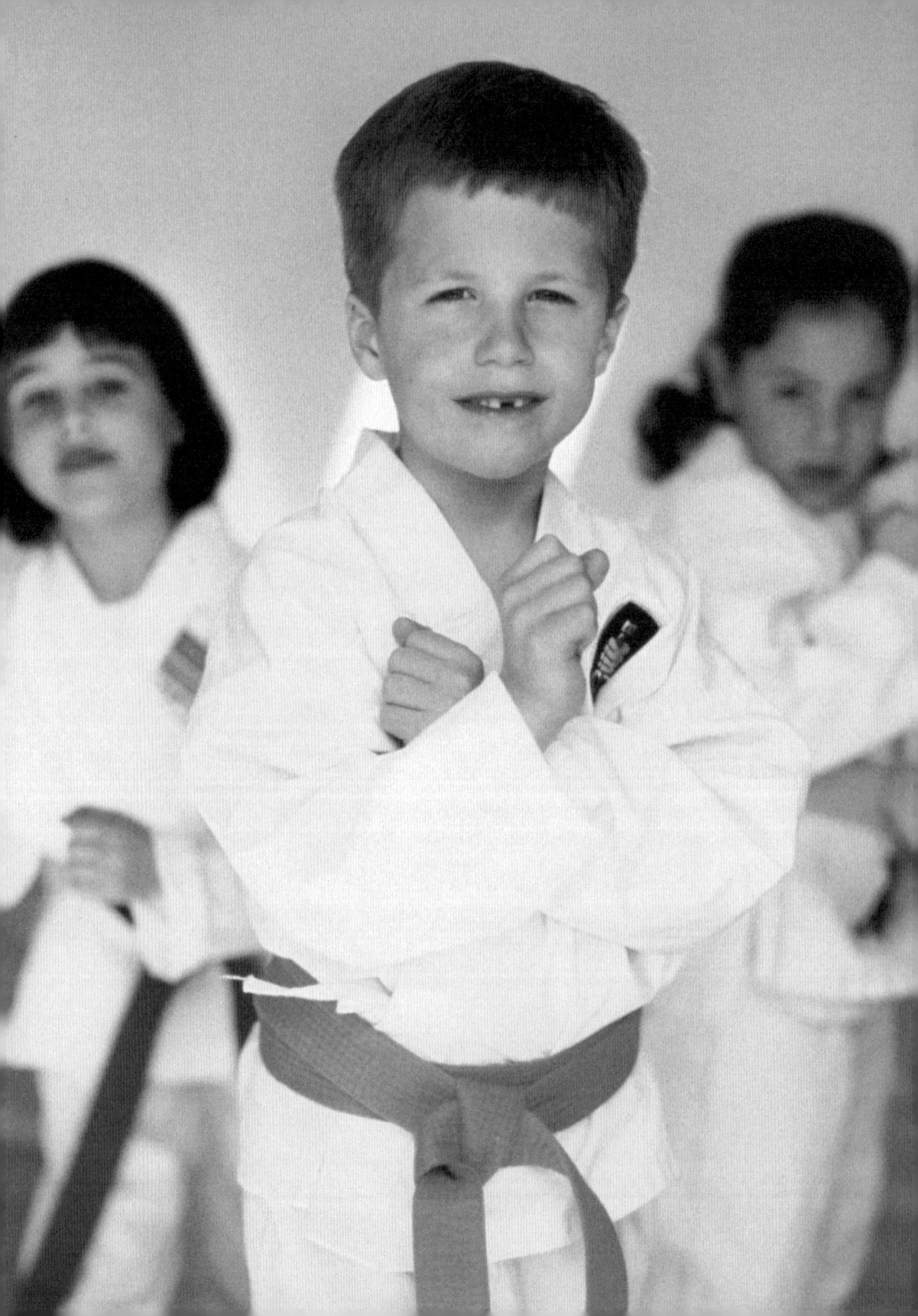

Geleitwort

Liebe Leserin, lieber Leser!

Hinter der Bezeichnung AD(H)S verbirgt sich ein komplexes Störungsbild, das in seiner Erscheinung individuell unterschiedlich ausgeprägt ist. Die sorgfältige Diagnose ist bei AD(H)S unabdingbar für eine gezielte und erfolgreiche Behandlung. Sie sollte nach den international gültigen Diagnoseschemata ICD 10 bzw. DSM IV* erfolgen und nicht nur die spezifischen Symptome wie Aufmerksamkeitsstörungen, Impulsschwäche und Hyperaktivität erfassen, sondern unbedingt auch körperliche Untersuchungen beinhalten.

AD(H)S ist in erster Linie eine genetische Veranlagung. Die individuelle Ausprägung der Störung hängt von vielen beteiligten Faktoren ab, die einzeln zu beeinflussen sind. Auch wenn eine noch so sorgfältig geplante Behandlung ein AD(H)S nicht »ausheilen« kann, so kann sie doch die Entwicklungschancen und die Lebensqualität der Betroffenen erheblich verbessern und zur Entlastung des sozialen Umfeldes beitragen. Erfahrungen der langjährigen Arbeit unseres Verbandes zeigen, wie enorm wichtig es ist, individuelle AD(H)S-Verstärker herauszufinden und sie so weit wie möglich zu reduzieren. Das können psychosoziale Spannungen, Reizüberflutung, unstrukturierter Alltag und Schulstress genauso sein wie Nahrungsmittelunverträglichkeiten oder Stoffwechselprobleme.

Wie einige Studien inzwischen belegen, müssen hierbei auch Mikronährstoff-Defizite in Betracht gezogen werden. Eltern beschreiben immer wieder deutliche Verbesserungen der AD(H)S-Symptomatik ihrer Kinder nach Substitution von (individuell unterschiedlichen) defizitären Substanzen. Um solche wichtigen Erfahrungen wissenschaftlich zu untermauern, ist weitere Forschung unbedingt nötig. Das vorliegende Buch führt in diese Thematik ein und ist hervorragend geeignet, die Diskussion in diesem Bereich voranzubringen.

Im Februar 2006

Renate Meyer, *Bundesverband Arbeitskreis Überaktives Kind e.V., Berlin*

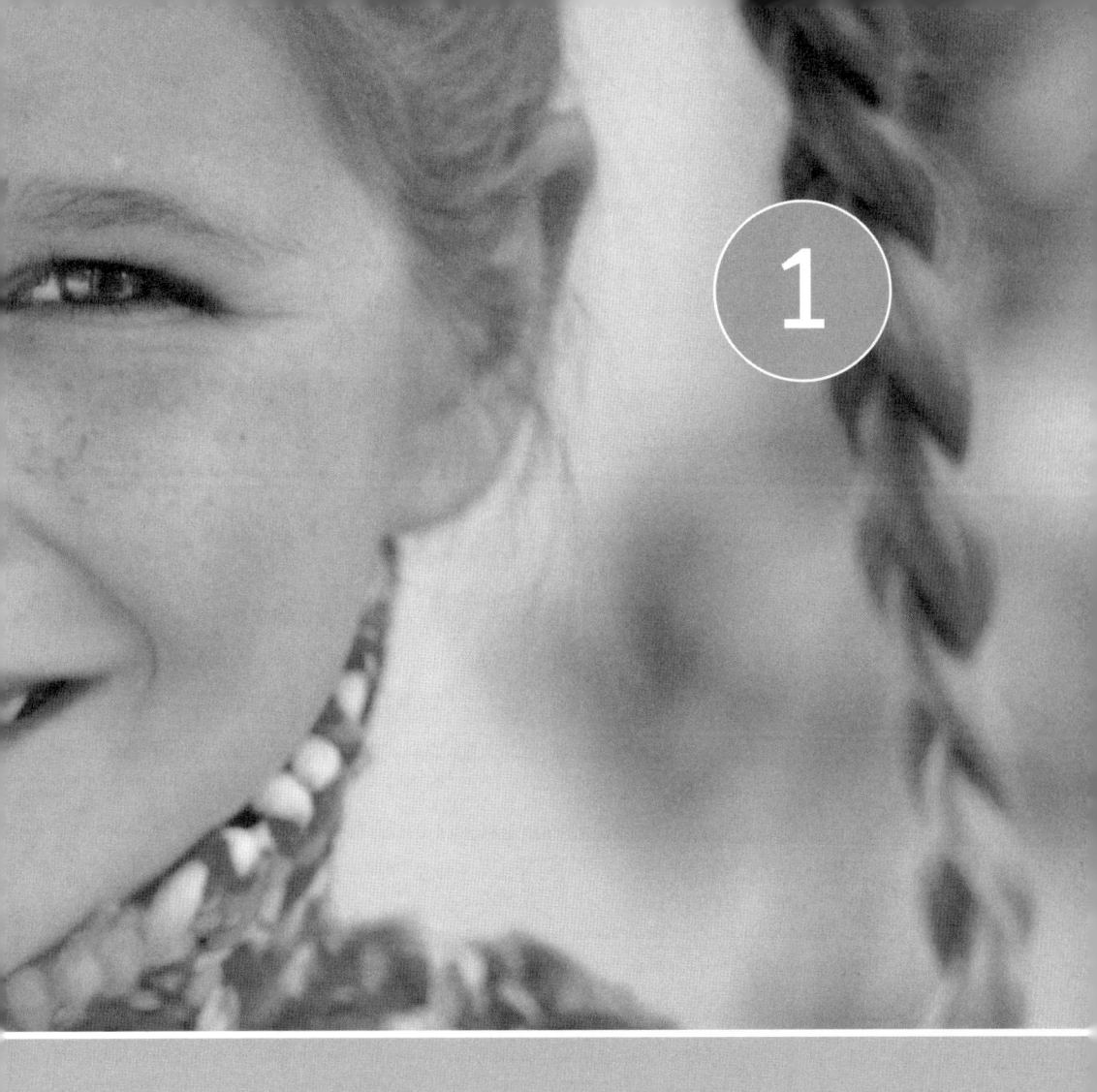

AD(H)S
(er)kennen ...

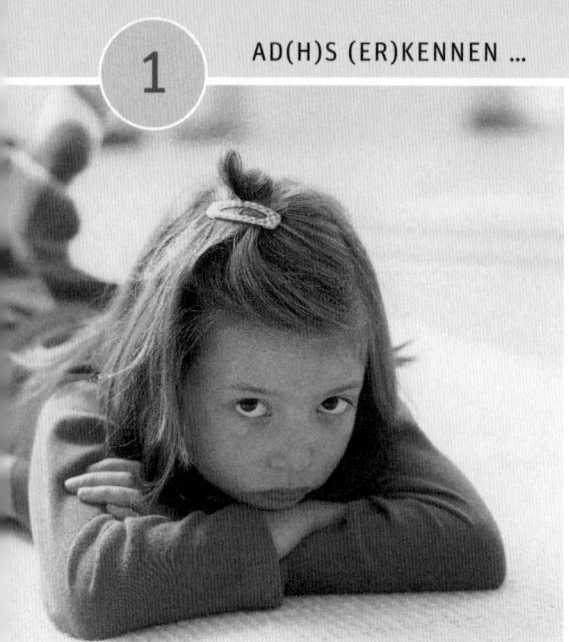

... ist der erste Schritt zur Besserung

Die Diagnose AD(H)S klingt für viele Eltern zunächst wie die versteckte Botschaft, ihr Kind sei geistig zurückgeblieben. AD(H)S ist jedoch kein Grund zur Verzweiflung. Wichtig ist allerdings zu verstehen, womit man es zu tun hat, um dem Problem qualifiziert zu Leibe rücken zu können.

AD(H)S-Kinder sind anders

AD(H)S zu haben ist in bestimmten Lebensbereichen mit Nachteilen, in anderen mit Vorteilen verbunden. AD(H)S ist wie eine Art Kurzsichtigkeit: Ohne Brille fällt es schwer, ein Tafelbild im Unterricht zu entziffern, sich im Straßenverkehr zurechtzufinden. Mit einer geeigneten Sehhilfe können die Nachteile ausgeglichen und die natürlichen Begabungen voll entfaltet werden. Welcher Art diese Hilfe im Falle von AD(H)S ist, werden Sie im Folgenden erfahren.

Zehn Prozent aller Kinder sind von AD(H)S betroffen

Lernstörungen sind ein weit verbreitetes Problem. In den USA wird AD(H)S als die sich am schnellsten ausbreitende Krankheit bezeichnet, weltweit ist es die häufigste kinderpsychiatrische Störung – jedes zehnte Kind ist davon betroffen. Allein in Deutschland sind das etwa 600 000 Kinder. Sie sind also nicht allein! Für die Eltern beginnt mit der Diagnose oft ein zermürbender Gewissenskonflikt. Auf der einen Seite ist der Druck durch den schwierigen Alltag mit einem AD(H)S-Kind, die Wutausbrüche und emotionalen Hochs und Tiefs, äußerst strapaziös, sodass jede Hilfe willkommen und auch dringend nötig ist. Auf der anderen Seite wird in Deutschland als bislang einzige Lösung die medikamentöse Therapie mit Stimulanzien angeboten, die beim AD(H)S-Kind eine gegenteilige, beruhigende Wirkung entfalten. Eltern tragen die Verantwortung für die körperliche und psychische Gesundheit ihrer Kinder. Die Entscheidung für oder gegen eine mehrjährige medikamentöse Therapie ist schwer. Umso bedauerlicher ist, dass in Deutschland Forschungsergebnisse vorwiegend aus den USA und England zu AD(H)S kaum bekannt sind und somit Eltern wirksame und ungefährliche Behandlungsalternativen vorenthalten bleiben.

Was bedeutet die Abkürzung AD(H)S?

Der Begriff AD(H)S ist seit Anfang der 1980er-Jahre gebräuchlich, er steht für Aufmerksamkeitsdefizit und Hyperaktivitätsstörung. Andere gebräuchliche Namen sind ADS = Aufmerksamkeits-Defizit-Syndrom (ein Syndrom bezeichnet eine Gruppe von Beschwerden), MCD = Minimale Cerebrale Dysfunktion, POS = Psychoorganisches Syndrom (vorwiegend in der Schweiz gebräuchlich) und im englischen Sprachraum ADD = attention deficit disorder oder ADHD = attention deficit and hyperactivity disorder. Die offizielle Definition stammt von der American Psychiatric Association, die ein Handbuch mit Definitionen und Beschreibungen herausgibt, weshalb man auch von AD(H)S nach DSM IV spricht.[1]

Dennoch beschreiben die Namen allesamt nur unzulänglich, worum es bei diesem Krankheitsbild eigentlich geht. Sprunghaftigkeit, ständig in Bewegung zu sein, zwanghaftes Reden ohne Pause, Mangel an Konzentration, sich ständig ablenken zu lassen, fehlende Ausdauer, nichts zu Ende zu bringen und jeden Termin zu verpassen – das sind die am stärksten ins Auge fallenden Anzeichen für AD(H)S.

Oft zeigen die Kinder ein unstetes Spielverhalten. Mehrere Spiele werden angefangen, sind aber nur wenige Minuten interessant. Ein AD(H)S-Kinderzimmer sieht dementsprechend aus. Es herrscht keine Ordnung, sondern »Chaos«.

Info

AD(H)S ist eine weltweit verbreitete Krankheit mit entsprechend vielen Namen und Abkürzungen. In Deutschland ist sowohl die Abkürzung ADS (Aufmerksamkeits-Defizit-Syndrom) wie auch ADHS gebräuchlich. ADS ist die Krankheitsvariante ohne ausgeprägte Hyperaktivität, die man auch als »Träumervariante« bezeichnet, ADHS die Bezeichnung für das kombinierte Auftreten der Symptome.

Es gibt verschiedene Varianten von AD(H)S

Neben diesem vorwiegend hyperaktiven Typ existiert aber noch eine weitere AD(H)S-Spielart. Sowohl das Aufmerksamkeitsdefizit (1) als auch die Hyperaktivität (2) können nämlich jeweils einzeln oder auch zusammen auftreten, und zwar in unterschiedlicher Intensität. Dementsprechend unterscheidet man den AD(H)S-Mischtypus mit beiden Symptomen in etwa gleicher Ausprägung, den vorwiegend unaufmerksamen Typus, bei dem die Hyperaktivität nur schwach, die Unaufmerksamkeit aber stark ausgeprägt ist (Tagträumer), und den vorwiegend hyperaktiv-impulsiven Typus, bei dem die Hyperaktivität das hervorstechende Problem ist.

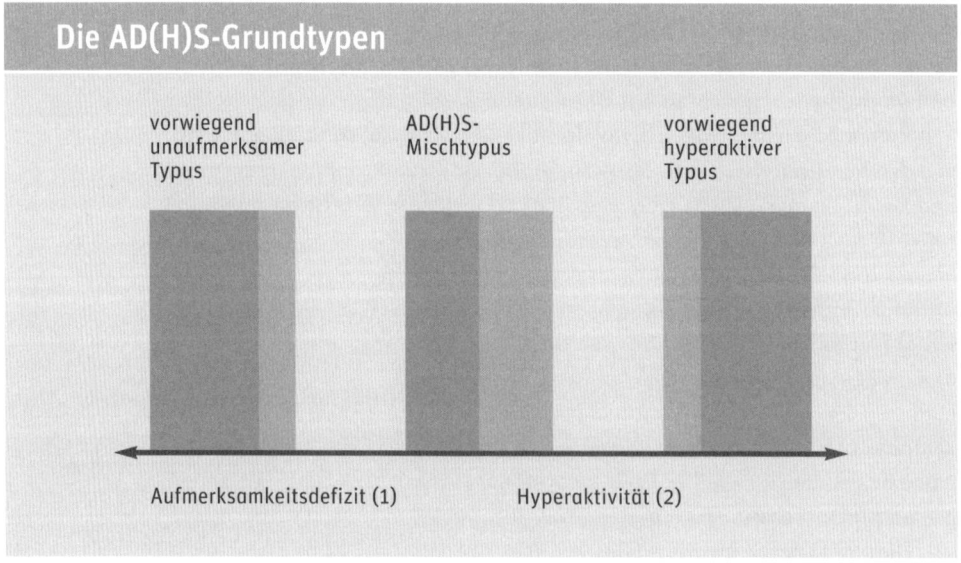

Die AD(H)S-Grundtypen

vorwiegend
unaufmerksamer
Typus

AD(H)S-
Mischtypus

vorwiegend
hyperaktiver
Typus

Aufmerksamkeitsdefizit (1)   Hyperaktivität (2)

Auffällig sind erhebliche Unterschiede zwischen Jungen und Mädchen. Während bei Jungen der hyperaktive Typ vorherrscht, überwiegt bei Mädchen die eher unaufmerksame, verträumte, bewegungsmüde Variante. Mädchen sind insgesamt nur geringfügig seltener betroffen als Jungen. Nach einer umfassenden englischen Studie liegt das Verhältnis, anders als bislang angenommen, bei 1:1,5 (Mädchen : Jungen).

Ist AD(H)S eine Modekrankheit?

Nun könnten Sie einwenden, dass die AD(H)S-Beschwerden im Grunde auf jeden mehr oder weniger zutreffen können. Ist AD(H)S also nur eine moderne Scheinkrankheit, sozusagen ein Sinnbild unseres zunehmend hektischen gesellschaftlichen Lebens, oder vielleicht auch nur eine Charakterschwäche? Keineswegs, denn der entscheidende Unterschied zwischen einer gesunden und einer von AD(H)S betroffenen Person besteht darin, dass die AD(H)S-typischen Symptome ständig und in allen Lebenssituationen auftreten und die Betroffenen auch nicht mit Disziplin oder aufgrund von Ermahnungen Außenstehender dagegen angehen können. Denn AD(H)S basiert auf einer ererbten Stoffwechselstörung, die unter bestimmten Bedingungen zum Ausbruch kommt (siehe Seite 47 f.).

AD(H)S ist eine Krankheit, die bereits vor 2500 Jahren vom griechischen Arzt Hippokrates beschrieben wurde. Die erste systematische medizinische Untersuchung stammt von dem britischen Kinderarzt George Frederic Still, der 1902 in einer Artikelserie des Londoner Royal College of Physicians das Krankheitsbild beschrieb.[2] Inzwischen liegen weltweit knapp 19 000 Forschungsarbeiten zum Thema vor, von denen leider bisher nur wenige die Betroffenen erreichen. Wir haben uns zum Ziel gesetzt, dies zu ändern.

AD(H)S – eine Kinderkrankheit?

Lange Zeit wurde angenommen, AD(H)S trete nur in der Kindheit auf und würde sich mit zunehmendem Alter von selbst legen. Dem ist aber leider nicht so. Nur bei einem Drittel der Patienten verschwinden die Beschwerden, zwei Drittel leiden auch im Erwachsenenalter darunter. Mit zunehmendem Alter tritt allerdings ein Wechsel der Symptome ein. Die Hyperaktivität nimmt in der Regel ab, das Aufmerksamkeitsdefizit wird größer.

1994 widmete das amerikanische *Time Magazine* dem Thema AD(H)S eine Titelgeschichte und stellte als höchstwahrscheinlich von AD(H)S betroffene Erwachsene unter anderem Benjamin Franklin, Winston Churchill, Albert Einstein, John F. Kennedy, Bill Clinton und Bill Gates heraus. Besonders im amerikanischen Sprachraum beschäftigt man sich seit einigen Jahren intensiv mit der Diagnose, den Beschwerden und der Therapie von AD(H)S bei Erwachsenen.

AD(H)S – bei Erwachsenen weiter verbreitet, als wir annehmen

Es wird geschätzt, dass die Krankheit im Erwachsenenalter bei bis zu sechs Prozent der Bevölkerung auftritt – das sind knapp fünf Millionen betroffene Menschen allein in Deutschland. Im Vergleich dazu: Diabetes mellitus, eine Erkrankung, unter der laut Statistik vier Prozent der Bevölkerung leiden, wird als Volkskrankheit bezeichnet! Man kann also durchaus von einer AD(H)S-Epidemie sprechen.

Bei Erwachsenen, die die Diagnose AD(H)S gestellt bekommen, ist die Reaktion meistens anders als bei Eltern betroffener Kinder. Statt eines Schocks setzt eine große Erleichterung ein, dass es für die jahrelang aufgetretenen Probleme und das damit verbundene Gefühl der Hilflosigkeit und Unzulänglichkeit, das Gefühl, hinter dem eigenen Potenzial zurückzubleiben, endlich einen Namen gibt. Sie sind meist froh zu erfahren, dass Hilfs- und Behandlungsmöglichkeiten existieren. In Deutschland gibt es – anders als in den USA – allerdings kaum professionelle Behandlungsmöglichkeiten für Erwachsene.

 Info

Bei AD(H)S treten altersunabhängig die folgenden Beschwerden auf:
1. Fehlende Konzentration (Aufmerksamkeitsdefizit)
2. Unfähigkeit, still zu sitzen (Hyperaktivität)
3. Mangelhafte Selbstkontrolle (Impulsivität)
4. Fehlende Organisation
5. Schlechte Meinung von sich selbst
6. Schwierige Beziehungen
7. Abrupte Stimmungsumschwünge
8. Niedrige Frustrationsschwelle

Die Kernsymptome

Wenn Kinder lebhaft sind und einen starken Bewegungsdrang haben, ist das meist nur ein natürlicher Ausdruck von Lebensfreude. Ebenso natürlich ist es, dass Kinder, die viel sitzen und keine Möglichkeit zum Toben haben, oft zappelig werden. Die Diagnose AD(H)S sollte daher niemals vorschnell gestellt werden, sie bedarf in jedem Fall umfangreicher Befragungen, um die Kernsymptome abzuklären. Die Diagnose ist nicht einfach, sie erfordert viel Erfahrung und setzt sich aus verschiedenen Diagnoseverfahren zusammen. Hilfreich sind neuere Methoden wie z.B. die Videodiagnostik oder der Qb-Test.

1. Fehlende Konzentration (Aufmerksamkeitsdefizit)

Es ist den Patienten nicht möglich, sich längere Zeit auf ein Thema zu konzentrieren. Das betrifft alle Lebensbereiche: das Spielen, Hausaufgaben oder im Erwachsenenalter den Beruf. Die Betroffenen sind extrem leicht ablenkbar, schon durch kleinste Nebengeräusche oder durch einen Blick aus dem Fenster. Sie wirken dadurch sprunghaft. Die Aufmerksamkeit ist zwar vorhanden, kann aber nicht gezielt, willentlich auf ein Thema gerichtet werden, sondern sie wandert unstet von einem Punkt zum anderen. Insofern ist der Begriff Aufmerksamkeitsdefizit eigentlich falsch, weil kein Mangel vorliegt.

Chaos im Kopf

Die Aufmerksamkeit bei AD(H)S-Patienten lässt sich nicht steuern. Es handelt sich vielmehr um eine diffuse Aufmerksamkeit. Jeder Sinnesreiz, egal, ob er über das Auge, das Ohr, den Tastsinn, die Geschmacks- oder die Geruchsnerven übermittelt wird, zieht die Aufmerksamkeit auf sich. Da wir einer Unzahl von solchen Sinnesinformationen ausgesetzt sind, wandert die Konzentration von einem Ereignis unkontrolliert zum nächsten. Ein geordnetes Verhalten wird dadurch schier unmöglich. So werden Arbeiten zwischendurch abgebrochen und unvollständig umgesetzt, weil gerade etwas anderes lockt oder eine andere Tätigkeit plötzlich spannender ist.

Oft werden Einzelheiten nicht beachtet und Flüchtigkeitsfehler gemacht. Viele von AD(H)S betroffene Erwachsene arbeiten daher nachts, um von äußeren Reizen möglichst abgeschottet zu sein.

Typisch ist auch eine ausgeprägte Vergesslichkeit bei Alltagsaufgaben: Schlüssel, Taschen oder Kleidungsstücke werden verlegt.

Bei Kindern ist häufig zu beobachten, dass sie nicht zuhören, wenn andere sie ansprechen, und dadurch verträumt und geistesabwesend wirken. Nun sind die meisten Kinder hin und wieder ablenkbar, unkonzentriert oder unruhig. Der entscheidende Unterschied bei AD(H)S besteht darin, dass dieser Zustand dauerhaft und besonders stark ausgeprägt ist.

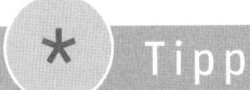

* Tipp

Um konzentriert arbeiten oder spielen zu können, sollten AD(H)S-betroffene Menschen ein möglichst reizarmes Umfeld suchen.

2. Unfähigkeit, still zu sitzen (Hyperaktivität)

Es fällt den Betroffenen extrem schwer, sich bewusst körperlich ruhig zu verhalten. Irgendein Körperteil ist stets aktiv. So bewegen sich die Kinder z. B. im Klassenzimmer unentwegt auf ihrem Stuhl oder stehen plötzlich unaufgefordert auf und wandern herum. Ein typisches Beispiel hierfür ist der Grundschüler Thomas. Schon bevor morgens die zweite Schulstunde beginnt, beklagen sich Mitschüler über ihn, weil er ihnen die Mützen vom Kopf reißt.[3]

Eine typische Schulstunde

Uhrzeit:		
	8:50 Uhr	Thomas dreht sich verkehrt herum und schreit laut.
	8:51 Uhr	Er rutscht auf seinem und dem freien Nachbarstuhl hin und her, steht auf und schiebt die Stühle wie Kinderwagen vor sich her.
	8:52 Uhr	Er spannt ein Gummi zwischen die Hände und spielt damit.
	8:53 Uhr	Er ruft grundlos den Namen eines Mädchens.
	8:55 Uhr	Er legt sich auf den Tisch.
	8:56 Uhr	Er spielt wieder mit dem Gummi und zielt auf Kinder. Nach einer Ermahnung steckt er ihn wieder in den Ranzen.
	8:58 Uhr	Thomas steht auf und schlägt um sich. Er zieht Grimassen dazu.
	8:59 Uhr	Er durchwühlt seinen Ranzen.
	9:10 Uhr	Er steht auf und schlägt Charlotte.
	9:15 Uhr	Thomas fällt vom Stuhl.
	9:22 Uhr	Er schlägt Anne ohne ersichtlichen Grund, rennt im Klassenzimmer herum und wischt Tische ab.
	9:27 Uhr	Er schiebt seinen Tisch den vor ihm sitzenden Kindern in den Rücken.
	9:30 Uhr	Thomas legt die Beine auf den Stuhlrücken, dreht der Tafel den Rücken zu.
	9:32 Uhr	Er steht auf und schreit plötzlich: »Superman!«
	9:34 Uhr	Thomas zieht Grimassen und legt sich auf seinen Tisch.
	9:35 Uhr	Ende der Stunde, und man hört förmlich das Aufatmen der Lehrerin.

Es ist eine Qual für die Betroffenen, sich gezwungenermaßen körperlich ruhig zu verhalten, egal ob in der Schule, bei einer Krankheit im Bett oder auf einer Bus- oder Flugreise, weshalb Erwachsene oft Langstreckenflüge meiden. Umgekehrt fühlen sich viele Patienten wohl, wenn sie sich intensiv körperlich betätigen können, also mehrmals wöchentlich joggen oder einen Fitnessclub besuchen. Insbesondere die seelische Entspannung durch intensiven Sport tut gut, denn mit AD(H)S steht man im Grunde ständig »unter Strom«. Bemerkenswerterweise besteht trotz des Bewegungsdranges eine auffallende Ungeschicklichkeit bei Bewegungsabläufen. So fehlt oft die Fähigkeit, Balance zu halten, und die Bewegungen wirken eckig. Die Kinder rennen offenen Auges andere um oder fahren so mit dem Fahrrad, dass die anderen Kinder sich lieber schnell in Sicherheit bringen. Sie wippen mit dem Stuhl und stürzen. Manche Kinder schwimmen nicht wie ihre Altersgenossen, sondern paddeln wie ein Hund im Wasser und können im zweiten Schuljahr noch keine Schleife binden. Das

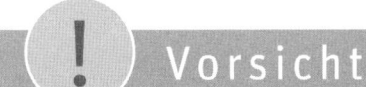

! Vorsicht

AD(H)S-Kinder können Gefahren zumeist nicht richtig einschätzen, sodass sie für sich und andere ein Unfallrisiko darstellen können.

Schriftbild ist häufig ungleichmäßig und krakelig. Beim Schreiben bewegen sich der Mund, die Zunge, die freie Hand oder die Füße, die Kinder schneiden scheinbar grundlos Grimassen, alles ist in Bewegung. Das Ausmalen von Bildern im Kindergarten oder das Ausschneiden von Figuren fällt ihnen sichtlich schwer. Bei Erwachsenen wird unter Zeitdruck das Schriftbild zunehmend undeutlich. Diese Symptome treten aber nicht in jedem Fall auf.

3. Mangelhafte Selbstkontrolle (Impulsivität)

Gedanken, die durch den Kopf schießen, werden sofort zwanghaft mitgeteilt. Die Patienten sagen, auch zu den unpassendsten Gelegenheiten, was sie denken. Sie reden ohne Punkt und Komma und nehmen nicht wahr, dass es anderen zu viel wird. Sie platzen in Gespräche oder bei Kindern in Spiele hinein. Sie drängeln sich vor, sind ungeduldig und können nicht abwarten. AD(H)S-Kinder rennen, einem inneren Impuls folgend, ohne zu schauen über die Straße und begeben sich damit in gefährliche Situationen. So verwundert es nicht, dass der Anteil von AD(H)S-Kindern an Verkehrsunfällen übermäßig hoch ist.

Auch im Erwachsenenalter ist dieses impulsive Verhalten in vielen Zusammenhängen zu beobachten. Die Betroffenen fahren über rote Ampeln, verursachen häufig Unfälle und treffen Entscheidungen, ohne vorher ausreichend zu überlegen. Öfter als der Durchschnitt wechseln hyperaktive Erwachsene die Arbeitsstelle oder auch die Partner.

Info

Folgendes Beispiel aus einer Tageszeitung ist typisch:
Wer zahlt, wenn ein Kind ein Auto zerkratzt hat?
In einem Wohngebiet wurden insgesamt neun parkende Fahrzeuge durch Kratzzeichen auf Motorhauben, Türen und Dächern beschädigt. Eine Anwohnerin beobachtete einen sechsjährigen Jungen, der in ihrer Straße längere Zeit auf einem Autodach herumhüpfte (...)
Der kleine Junge heißt Benni und hat AD(H)S.

4. Fehlende Organisation

AD(H)S-Betroffene sind oft überdurchschnittlich intelligent. Trotzdem brauchen sie in der Regel unverhältnismäßig lange, um Aufgaben zu lösen, da bei ihnen eine strukturierte Vorgehensweise zur Lösung fehlt. Die Kinder sind vollkommen desorganisiert. Sie schlagen in der Schule das falsche Buch auf der falschen Seite auf und finden das richtige erst, wenn andere bereits die Aufgaben lösen. Diese fehlende Ordnungsstrategie zeigt sich auch im Kinderzimmer, in dem zumeist keine Unordnung, sondern ein beeindruckendes Chaos herrscht.

Aus dem unaufgeräumten Kinderzimmer wird später der chaotische Schreibtisch mit mehreren Lagen übereinander getürmter Briefe, Papiere, Zeitschriften und Bücher. Hyperaktive Menschen können oft Wichtiges von Unwichtigem nicht unterscheiden. Angefangene Arbeiten werden unvermittelt abgebrochen und immer wieder neue aufgenommen. Wichtige Aufgaben, z.B. das Schreiben eines Referates für die Schule oder eine Präsentation im Berufsleben, werden bis auf die allerletzte Sekunde aufgeschoben und nur unter größter Mühe erledigt. Auch im Haushalt kann diese Desorganisation überall beobachtet werden: Im übervollen Kühlschrank stapeln sich beispielsweise längst verdorbene Lebensmittel und die Wäsche türmt sich wochenlang vor der Waschmaschine. AD(H)S-Patienten haben schlichtweg Schwierigkeiten, ihre Gedanken zu strukturieren und eine logische Abfolge herzustellen und das zeigt sich auch in der äußeren Ordnung.

Lesen – für AD(H)S-Betroffene eine besondere Herausforderung

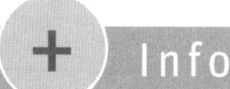

Info

Da die Aufmerksamkeit sich ständig auf neue Dinge richtet, wird zudem verhindert, dass Verhaltensmuster entstehen, also ein geordnetes Vorgehen, das immer wieder angewendet werden kann. Dies macht sich auch beim Lesen und Lernen bemerkbar, denn gerade Lesen erfordert ein solches Muster,

AD(H)S tritt oft gemeinsam mit einer Lese-Rechtschreib-Schwäche auf. Deshalb beim ersten Verdachtsmoment gleich testen lassen, um keine Fördermöglichkeiten zu verpassen.

ebenso wie alle anderen Gedächtnisleistungen. AD(H)S-Betroffene beklagen oft, dass sie Schwierigkeiten haben, längere Texte zu lesen. Nach drei Sätzen schwindet die Aufmerksamkeit, und sie finden sich plötzlich am Ende einer Seite wieder, ohne zu wissen, wie sie dorthin gekommen sind oder was sie da gelesen haben.

5. Schlechte Meinung von sich selbst

Kleine und große AD(H)S-Patienten leiden oft unter einer negativen Selbsteinschätzung. Die Betroffenen können nicht glauben, eine gute Leistung aus eigener Kraft vollbracht zu haben, selbst dann, wenn sie objektiv aus einem Wettbewerb als Sieger hervorgehen. Sie meinen, ungeheure Defizite zu haben, und erleben sich, als könnten sie keine ihren Fähigkeiten entsprechende Leistung erbringen. Da eigene Leistungen stets negativ bewertet werden, entsteht daraus ein schlechtes Selbstwertgefühl. Negative Rückmeldungen aus der Umgebung können diesen Eindruck verstärken. Die oft über Jahre erfahrenen Rückmeldungen wie »Du bist nicht in Ordnung«, »Dieses oder jenes ist schon wieder falsch« etc. hinterlassen in den kleinen Seelen tiefe Wunden.

6. Schwierige Beziehungen

Die Kinder wissen häufig nicht, wie eine Freundschaft aufgebaut und aufrechterhalten werden kann, obgleich sie ihrem Gefühl nach große Anstrengungen dafür unternehmen. Viele körpersprachliche Botschaften wie die Mimik oder Gestik des anderen werden nur eingeschränkt wahrgenommen, was unweigerlich zu Missverständnissen führt.

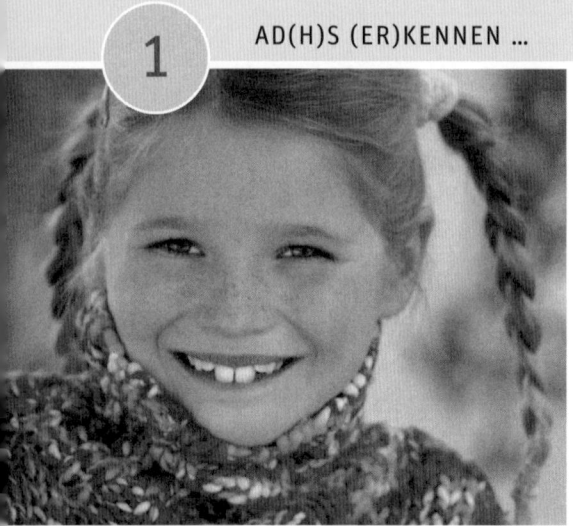

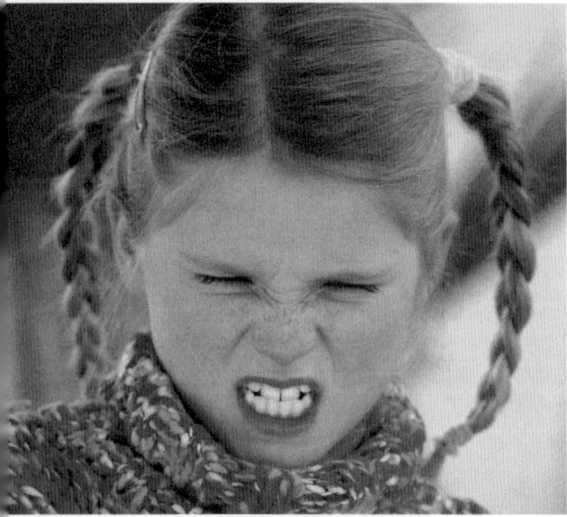

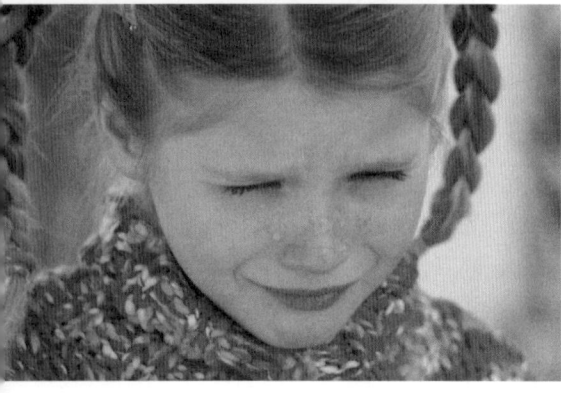

Bei Erwachsenen treten Beziehungsprobleme gehäuft auf. Ganz typisch sind auch ein ausgeprägtes Trotzverhalten, Probleme mit der Anerkennung von Hierarchien und Autoritäten sowie ein permanenter Verstoß gegen Konventionen.

7. Abrupte Stimmungsumschwünge

AD(H)S-Betroffene fallen durch häufige und starke Stimmungsschwankungen innerhalb kurzer Zeit auf. Die Stimmung kippt ohne jede Vorwarnung ab einem bestimmten Reizniveau in eine völlig anndere Richtung ab. Gerade wenn dann mehrere Personen versuchen, ihn zu beruhigen, wird der AD(H)S-Patient noch aufgeregter und schwieriger. Bei Kindern empfiehlt sich in solchen Fällen eine »Auszeit«, um das Reizniveau zu senken. Im Unterschied zur Depression treten bei AD(H)S sowohl Hoch- als auch Tiefpunkte auf dem Stimmungsbarometer auf. Vor allem junge AD(H)S-Betroffene bringen sich, um Hochgefühle zu erleben, gezielt in gefährliche Situationen. Die Pubertät ist unter diesen Gesichtspunkten eine für die Eltern überaus nervenaufreibende Zeit. Ein AD(H)S-Patient berichtete, wie er sich beim Fallschirmspringen im freien Fall immer mehr dem letztmöglichen Auslösezeitpunkt näherte, um einen maximalen Erregungszustand zu erreichen. Diese Momente werden oftmals als äußerst klar beschrieben. Es verwundert nicht, dass gefährliche Sportarten unter AD(H)S-Patienten besonders beliebt sind.

Stimmungsschwankungen und die gefühlsmäßigen Kontrollverluste mit Wutanfällen belasten oft erheblich die persönlichen Beziehungen. Interessanterweise suchen sich AD(H)S-Betroffene sehr häufig einen ebenfalls betroffenen Partner. Dass hieraus »spannende« Partnerschaften mit hoher Trennungswahrscheinlichkeit entstehen, liegt nahe. Häufig kommt es zu cholerischen Ausbrüchen und heftigen Streitigkeiten.

8. Niedrige Frustrationsschwelle

AD(H)S-Patienten können Kritik oder belastende Situationen nur schwer ertragen. Als Folge kommt es oft zu impulsiven Wutanfällen, jähzornigen Ausbrüchen mit allen negativen Folgen im Umfeld. Durch Nikotin glauben sich viele Betroffene in Stresssituationen entspannen zu können, weil Nikotin auf Botenstoffe im Gehirn einwirkt. Rauchen ist daher bei Jugendlichen und Erwachsenen mit AD(H)S weit verbreitet. Das Gleiche gilt auch für andere Drogen, die bei AD(H)S vorübergehend eine beruhigende Wirkung entfalten, langfristig aber verheerende Folgen haben. Drogenkonsum bei AD(H)S kann man daher auch als ungeeignete Selbstbehandlung bezeichnen.

Unterschiedliche Ausprägung der Kernsymptome

Bei jedem AD(H)S-Patienten finden sich diese Kernsymptome in unterschiedlicher Intensität. Es gibt Kinder, die mehrere Anzeichen in nur geringen Ausprägungen zeigen, sodass die einzelne Störung kaum wahrzunehmen ist, das Kind aber durch das Zusammentreffen der vielen kleinen Beschwerden insgesamt auffällig wird und leidet. Andere zeigen vielleicht ein oder zwei Merkmale, diese aber in so starker Ausprägung, dass die Störung leichter zu erkennen und zu beschreiben ist.

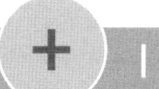

Info

Viele Eltern wissen nicht, wie sie sich bei verdächtigen Funden verhalten sollen. Einem Drogenkonsum gilt es sofort und energisch entgegenzutreten, weil die Anfälligkeit bei AD(H)S-Patienten besonders hoch ist. Verdächtige Proben können Sie in jeder Apotheke anonym abgeben und gegen eine geringe Gebühr untersuchen lassen. Die Proben werden von einem Zentrallabor analysiert und die Ergebnisse vertraulich mitgeteilt. Falls sich ein Verdacht bestätigt, sollten Sie unmittelbar einen Arzt aufsuchen und gleichzeitig den Rat einer Drogenberatungsstelle einholen.

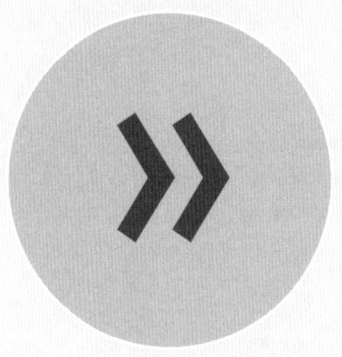

Fallbeispiele aus der Praxis

Die folgenden Beispiele zeigen, wie sich Kinder mit AD(H)S typischerweise entwickeln können und wie sie auf Therapien reagieren.

Tobias (8 Jahre)

Tobias kam nach einer harmonischen und unproblematischen Schwangerschaft als zweites von drei Kindern zur Welt. Die Geburt des Kindes war im Grunde ähnlich wie sein gesamtes Wesen: etwas hektisch und überstürzt. Als sonst recht zufriedener Säugling äußerte Tobias jedoch schon ganz zu Beginn seines jungen Lebens mit bemerkenswert ausdauerndem Schreien, wenn ihm etwas nicht passte.

Auffällig war immer sein Bewegungsdrang, Schaukeln war nur richtig schön, wenn es nicht mehr wilder ging. Mit elf Monaten lernte Tobias laufen – und von da an rannte er nur noch. Nichts war vor ihm sicher, kein Schrank war zu hoch, kein Spielzeug zu weit weg, keine Schublade zu schwer. Tobias konnte nicht aus Schaden klug werden, so verbrannte er sich zum wiederholten Mal die Finger an der heißen Herdplatte, die er zuvor selbst angedreht hatte. Weder liebevolle Zuwendung noch Schimpfen oder Strafen halten ihn von Dingen ab, die er sich in den Kopf gesetzt hat. Von einer inneren Unruhe getrieben, hastet er durchs Leben, ständig in Konkurrenz zu anderen und in dem Glauben, immer Erster sein zu müssen. Äußert man einen Gedanken, so wird er von Tobias schnell in die Tat umgesetzt. Dabei legt er mitunter eine große Kreativität an den Tag.

Gerne beschäftigt er sich mit Dingen, die neu und spannend für ihn sind, z. B. mit Lernspielen am Computer. Andererseits kann man ihn kaum dazu bewegen, Dinge zu tun, die ihn nicht interessieren. Auch zeigen lässt er sich wenig. Wutausbrüche und Geschrei sind an der Tagesordnung, alle Handlungen müssen von lauten Tönen, Geräuschen und anderen Unmutsbekundungen begleitet werden.

Aber mit seiner charmanten, fröhlichen Art weiß Tobias seine Mitmenschen auch immer wieder zu besänftigen.

Alexander (9 Jahre)

Alexander war schon vor seiner Geburt ein sehr aktives Kind, seine Mutter hatte fast den Eindruck, er schlage Purzelbäume im Bauch. Als Säugling war Alexander ein extremes Schreikind, das nur einschlief, wenn es geschaukelt oder getragen wurde. Seine Sprachentwicklung war verzögert. Er war bzw. ist auch heute noch ein risikofreudiges Kind. Als kleiner Junge konnte er sich nicht selbstständig beschäftigen, hatte aber genauso Schwierigkeiten im gemeinsamen Spiel, bei dem er entweder keine Ausdauer zeigte oder aggressiv alles beendete. Freundschaften zu schließen und vor allem auch zu halten war für ihn fast unmöglich, Grenzen akzeptierte er überhaupt nicht.

Nach verschiedenen Untersuchungen erhielten Alexanders Eltern endlich eine klare Diagnose: AD(H)S. Zunächst wollten sie Alexander auf keinen Fall mit Methylphenidat behandeln, denn bis dahin hatte er es immerhin noch geschafft, sich mit eindeutigen Regeln und Strukturen einigermaßen zu arrangieren. Doch sehr bald begannen sie, Alexander Ritalin® zu geben, da sein seelischer Zustand immer beängstigender wurde.

Heute, zwei Jahre später, geht es Alexander sehr gut. Seine schulische Leistung wurde besser, sodass er nun in die dritte Klasse einer Regelschule geht. Er hat endlich Freunde und ist sogar im Sportverein integriert. Ritalin® ist für Alexanders Eltern nicht die alleinige Lösung, sie halten vor allem auch begleitende Therapien für wichtig.

Fabian (13 Jahre)

Fabian fiel schon im Alter von zwei Jahren dadurch auf, dass er offensichtlich grundlos und unvermittelt aggressiv gegenüber anderen Kindern reagierte. Im Kindergarten wie in der Familie zeigte er dasselbe Verhalten.

Die Schulzeit verlief für den heute 13-Jährigen weiterhin problematisch. Er wurde regelmäßig des Unterrichts verwiesen, da er sich von den Lehrern nichts sagen ließ und durch Zwischenrufe, Herumlaufen und aggressives Verhalten seinen Mitschülern gegenüber störte. Es war für ihn unmöglich, sich in das Klassenkollektiv einzufügen.

Durch seine Aggressivität, seine geringe Frustrationstoleranz und Impulsivität hatte er kaum Kontakte zu Gleichaltrigen. Dazu kamen massives Übergewicht und eine über der Altersnorm liegende Größe, die ihn älter erscheinen ließen. Auch die im Alter von zehn Jahren begonnene Ritalin®-Therapie zeigte keine deutliche Verhaltensänderung, sodass diese nach sechs Monaten beendet wurde.

Sehen Sie auch die Sonnenseiten!

Wo Schatten ist, da ist auch Licht. Hinter den Schattenseiten von AD(H)S verbergen sich auch Sonnenseiten mit vielen überaus positiven Akzenten. Obwohl AD(H)S eine Menge Probleme verursacht, bringt es auch Vorteile, etwa eine schier unerschöpfliche Energie, eine oft überdurchschnittliche Intelligenz und Kreativität oder auch die Fähigkeit, sich und andere zu begeistern. Beeindruckend ist ferner, wie ungewöhnlich einfühlsam AD(H)S-Patienten trotz der vorübergehenden Wutausbrüche sein können. Es scheint fast, als könnten sie die verborgensten Gefühle anderer Menschen wahrnehmen. Zunehmend wird AD(H)S daher auch als Talent eingestuft; jedoch muss der Betroffene lernen, es richtig und nutzvoll einzusetzen. Das Entscheidende dabei ist die Organisation. Wenn Patienten sich durch ein striktes Reglement selbst zu organisieren lernen, kann das vorhandene Potenzial eindrucksvoll genutzt werden.

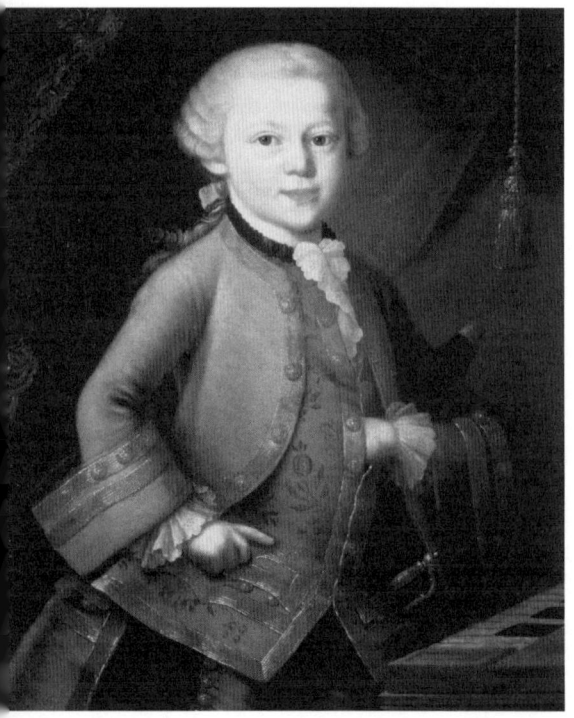

AD(H)S als Chance

Man geht heute davon aus, dass eine ganze Reihe berühmter Persönlichkeiten von AD(H)S betroffen war oder ist. Neben den bereits auf Seite 11 Erwähnten sind dies beispielsweise Wolfgang Amadeus Mozart, Ludwig van Beethoven, Edgar Allan Poe, George Bernhard Shaw, Salvador Dalí, Thomas Alva Edison, Abraham Lincoln, Henry Ford oder auch aktuell berühmte Schauspieler wie Whoopi Goldberg, Dustin Hoffman und Robin Williams.

Es lässt sich nachträglich zwar nicht beweisen, aber vieles spricht dafür, dass z. B. Mozart ein ganz exemplarischer Fall von AD(H)S war. Er wurde als ungeduldig, impulsiv, provokativ, energetisch, kreativ, leicht ablenkbar, respektlos, emotional anlehnungsbedürftig und eigenwillig beschrieben – typischen Eigenschaften eines AD(H)S-Patienten.

Die starke Persönlichkeit von Mozarts Vater dürfte als strukturierendes Element zur Entfaltung der außergewöhnlichen Talente des Sohnes von entscheidender Bedeutung gewesen sein.

Edison dürfte sowohl unter AD(H)S als auch unter Legasthenie gelitten haben. Als Kind wurde er als aufbrausend und schwierig beschrieben, im Erwachsenenalter hat er dank seines fieberhaft arbeitenden Verstands tausende von Ideen produziert, von denen viele unser tägliches Leben auch heute noch beeinflussen, z. B. das elektrische Licht und den Plattenspieler.

Auch in der Biografie von Benjamin Franklin und in einigen Briefen von Johann Wolfgang von Goethe tauchen zahlreiche auf AD(H)S hindeutende Eigenschaften und Symptome auf. Als Betroffener befindet man sich also in allerbester Gesellschaft – ein angesichts der vielen Einschränkungen durch AD(H)S doch tröstlicher Gedanke.

Persönlichkeiten mit AD(H)S: die kreativen Wegbereiter

Die unendliche Energie, Frische und Dynamik von AD(H)S-Betroffenen, die wie ein Fernschnellzug mit Höchstgeschwindigkeit 24 Stunden am Tag durchs Land rasen, sind die Basis für außergewöhnlich erfolgreiche Persönlichkeiten wie Schauspieler, Industrielle oder Politiker.

AD(H)S-Patienten sind oft charmant, spontan, humorvoll und können ganze Runden unterhalten. Sie interessieren sich für alles Neue im Leben und entwickeln oft selbst viele innovative Ideen und Produkte. Sie finden neue Ansätze oder Wege, alte Dinge zu betrachten oder Probleme andersartig zu lösen. Sie träumen und setzen bei entsprechender Organisation diese Träume oft auch in die Tat um. Dabei werden Risiken, vor denen andere zurückschrecken, nicht gescheut. Sie sind die Erfinder und sehr häufig die Macher, die Dinge angehen und umsetzen.

Ein ganz klassisches Beispiel für dieses Persönlichkeitprofil ist der britische Unternehmer und Milliardär Richard Branson, der durch den riskanten Versuch einer Weltumrundung mit einem Ballon und den ersten privaten Weltraumflug bekannt wurde. Er lernte als Kind nur langsam und konnte erst im Alter von acht Jahren einigermaßen lesen, war jedoch später ein Regeln brechender Draufgänger, der keine Grenzen kannte, was ihm im Geschäftsleben offensichtlich zum Vorteil gereichte. Sein Büro sieht AD(H)S-typisch aus, sein Schreibtisch wie unter einem Meer von Papieren begraben.

23

Der rastlose Unternehmer machte seine erste Million mit 23 und gründete unter anderem das Plattenlabel Virgin, zwei Fluggesellschaften, Radiostationen und einen Mobilfunkanbieter; darüber hinaus verkauft er Brautmoden, Cola, Motorräder, Hubschrauber und Wein. Die englische Tageszeitung *The Mirror* beschrieb eine Woche im Leben von Richard Branson wie folgt: »(…) drei internationale Flüge, sieben Geschäftsessen, 100 Interviews, zehn geschäftliche Besprechungen, vier Ansprachen, 29 1/2 Stunden Schlaf (…) und ein indischer Elefant, und dies war eine langsame Woche für Branson.«

Man kann sich vorstellen, welche Energie vonnöten sein muss, um ein solches Mammutprogramm durchzustehen!

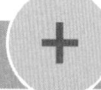

+ Info

AD(H)S-Betroffene sind oft außergewöhnliche Persönlichkeiten. Sie sind kreativ, ungeduldig, stecken voller Energie und bewältigen einen Alltag, der anderen Menschen schier unmöglich erscheint.

Wie wird AD(H)S bei Kindern festgestellt?

Die Diagnose von AD(H)S erfordert viel Erfahrung, denn es fehlen eindeutige körperliche Anzeichen. Es treten zwar eine Vielzahl von Symptomen auf, jedes einzelne aber ist unspezifisch und auch bei gesunden Menschen zumindest gelegentlich zu beobachten. Es ist unbedingt sicherzustellen, dass die AD(H)S zugeordneten Beschwerden nicht durch andere Faktoren wie Stress oder ein belastendes Umfeld entstanden sind. Wenn die Diagnose AD(H)S fälschlicherweise gestellt wird und eine medikamentöse Therapie mit Stimulanzien erfolgt, dann ist dies gefährlich.

Es gibt kein eindeutiges Diagnoseverfahren

AD(H)S wird, wie man heute weiß, zwar vererbt, dennoch ist es noch nicht gelungen, ein auf der Gentechnik basierendes, eindeutiges Diagnoseverfahren zu entwickeln. Auch moderne Untersuchungsmethoden wie die Computertomografie (CT), die Kernspintomografie (MR) oder die Hirnstrommessung (EEG) lassen bislang eindeutige Anzeichen für AD(H)S nicht erkennen. Deshalb ist die persönliche Lebensgeschichte der Betroffenen zur Diagnose die entscheidend wichtige Informationsquelle. Erschwert wird die Diagnose durch Begleiterkrankungen, die häufig auftreten und das zu Grunde liegende AD(H)S-Krankheitsbild verdecken können. So findet man bei jedem dritten hyperaktiven Kind zusätzlich eine Lese-Rechtschreib-Schwäche (Legasthenie) oder das Gegenstück, die Rechenschwäche (Dyskalkulie).

Der Arzt braucht also viel Erfahrung mit der Krankheit, um AD(H)S sicher diagnostizieren zu können. In der Regel werden zunächst die Art und bisherige Dauer der aktuellen Beschwerden erfragt. Danach werden die acht Kernsymptome (siehe Seite 12 f.) im Interview beleuchtet. Bei der Krankheitsgeschichte im Kindesalter gibt ein verzögerter Beginn von Laufen und Sprechen Hinweise auf AD(H)S. Anpassungs- und Lernstörungen treten zumeist erst in der Grundschulzeit auf. Schwierigkeiten in der Schule finden sich bei AD(H)S fast immer. Zwei entscheidende Kriterien für die Diagnose sind neben den Kernsymptomen wichtig:

- ein frühes und dauerhaftes Auftreten von Symptomen sowie
- ein Auftreten in allen Lebenssituationen: in der Schule, im Beruf, zu Hause, in der Freizeit.

Die AD(H)S-Kernsymptome müssen sich wie ein roter Faden durch die Lebensgeschichte ziehen. Die Intensität kann wechseln, das Problem muss jedoch dauerhaft bestehen, sonst ist die Diagnose nicht gerechtfertigt. Laut Definition müssen die Beschwerden bereits vor dem siebten Lebensjahr aufgetreten sein und mindestens ein halbes Jahr anhalten. In der Praxis wird man aber niemanden finden, bei dem die Beschwerden nur einige Monate bei ansonsten unauffälligem Verlauf angedauert haben. Es bleibt also festzuhalten, dass die Störungen bereits vor Eintritt in die Schule aufgetreten und permanent vorhanden sein müssen.

Info

Weitere oft auftretende Begleiterscheinungen können sein:
- Depressionen
- Angststörungen (Panikattacken, z. B. Platzangst)
- Zwangsstörungen (z. B. zwanghaftes Hygienebedürfnis)
- antisoziale Persönlichkeitsstörungen (z. B. extrem reduzierte Kooperationsbereitschaft, große emotionale Defizite)
- Borderline-Persönlichkeiten (niedrige Frustrationsschwelle, Selbstzerstörung, starke Gefühlsschwankungen)
- tickartige Zuckungen, vor allem im Gesichtsbereich
- Drogenmissbrauch

Individuelle Diagnose durch Fragebögen

Da die Anlage für AD(H)S vererbt wird, ist es besonders wichtig, den Familienhintergrund genau zu beleuchten. Es finden sich fast immer Verwandte mit ähnlichen Beschwerden! Zur Diagnosestellung wird ein ausführliches Interview mit international standardisierten Fragebögen durchgeführt. Der Arzt hält sich an die Fragen, geht aber trotzdem weitestmöglich auch individuell auf den Patienten ein.

Ein recht detaillierter Fragebogen dieser Art ist der K-SADS-Fragebogen. Er kann aus dem Internet von unserer Homepage als deutsche Übersetzung heruntergeladen werden.[4] Er beinhaltet einen kurzen Übersichtsteil und mehrere Vertiefungsteile, die abgefragt werden, wenn sich im Übersichtsteil Hinweise ergeben. Für ein Interview werden in der Regel zwischen ein und drei Stunden Zeit benötigt. Das erscheint viel, aber angesichts der Gefahr einer möglicherweise falschen Diagnose und Behandlung lohnt sich diese Arbeit in jedem Fall!

Zusätzlich ist es wichtig, neben den Eltern auch andere Betreuungspersonen im Kindergarten oder in der Schule zu befragen, um eine vergleichende Einschätzung mit den übrigen Befunden zu ermöglichen. Da der Arzt jedoch selten ein persönliches Gespräch mit ihnen führen kann, wurden speziell zu diesem Zweck Fragebögen entwickelt. Der bekannteste Fragebogen hierfür ist der von Prof. Keith Conners (Conners-Eltern-Fragebogen[5]), der bereits Ende der 1960er-Jahre entstand und inzwischen mehrfach überarbeitet und weiterentwickelt wurde. Die aktuelle Kurzversion finden Sie im Anhang auf Seite 118 f. Sie kann in wenigen Minuten

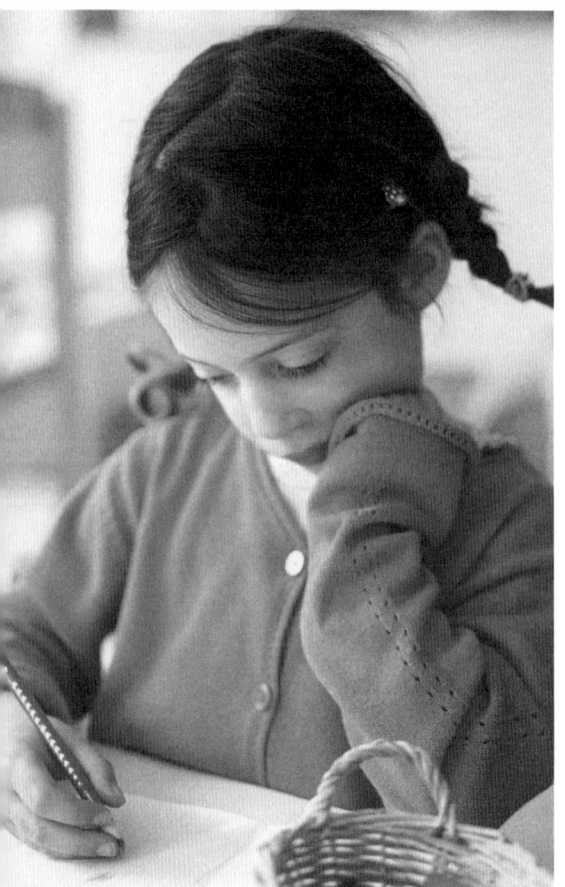

Mithilfe von Tests kann die Diagnose AD(H)S erhärtet werden.

ausgefüllt werden. Der Vorteil beider Fragebögen ist, dass sie international ver-
einheitlicht sind, was ihre Zuverlässigkeit erhöht.

Qb-Testverfahren

Relativ neu in Deutschland ist das so genannte Qb-Testverfahren, bei dem die
Aufmerksamkeitsspanne und die Hyperaktivität objektiver bestimmt werden
können, als dies mit Fragebögen möglich ist. Die Kinder werden dabei vor
einem Bildschirm platziert und haben die Aufgabe, 15 Minuten lang die Bewegungen von Figuren mit einer Maus zu verfolgen. Eine auf dem Bildschirm
montierte Infrarotkamera zeichnet hierbei die Bewegungen der Probanden auf.
Die in dem Test gesammelten Informationen werden elektronisch an einen
Zentralrechner in Schweden weitergeleitet, dort ausgewertet und an die Arzt-
praxis zurückgesandt.
Aussagen über den Grad der Hyperaktivität ergeben sich daraus, dass über die
Infrarotkamera die Bewegungsstrecken der Kinder aufgezeichnet und mit Nor-
malwerten verglichen werden. Als Maß für die Aufmerksamkeitsspanne gilt die
Genauigkeit, mit der die Kinder den Bewe-
gungen der Figuren auf dem Bildschirm fol-
gen konnten.

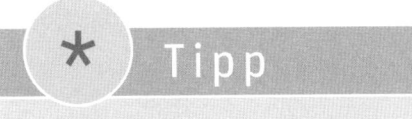

Der Qb-Test ermöglicht also einerseits Aussagen zur Konzentrationsfähigkeit und andererseits zur Hyperaktivität.
Er erlaubt zwar präzisere Aussagen, braucht
aber auch eine große Sorgfalt bei der Einwei-
sung der Patienten und der Durchführung,
da manche Kinder aus Langeweile den Test
abbrechen oder falsch durchführen.

Tipp

Weitere Informationen zu wichtigen
Diagnoseverfahren erhalten Sie unter
folgenden Internetadressen:
www.adhs-legasthenie.de
www.qbtech.se

Videodiagnostik

Die Videodiagnostik wird in Deutschland bislang noch recht selten eingesetzt.
Sie erlaubt es, die spezifischen Patientenprobleme wesentlich besser zu erfassen
als die Fragebogendiagnostik, insbesondere bei Aufmerksamkeitsstörungen.
Patienten mit ausgeprägter Hyperaktivität fallen in ihrem Umfeld rasch auf
und sind leichter zu diagnostizieren.

Zudem bietet diese Methode eine ideale Grundlage, um geprägte Verhaltensmuster und Interaktionen zwischen Eltern und Kindern zu analysieren. Dies stellt die Voraussetzung für eine Verhaltenstherapie dar, die sich zur ergänzenden Behandlung erfolgreich bewährt hat. Des Weiteren können die Dosierungen für Psychostimulanzien mithilfe der Videodiagnostik optimiert werden.

In der Regel werden bei dieser Methode die folgenden fünf Standardsituationen gefilmt und im Anschluss ausgewertet.

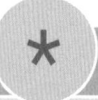

* Tipp

Die Diagnose AD(H)S erfordert vom Arzt viel Erfahrung und Fingerspitzengefühl.

1. Spielsituation

Hierbei wird eine Situation mit einem Lieblingsspiel der Kinder simuliert. Beteiligt ist in der Regel die gesamte Familie. Sofern die Aufmerksamkeit bei dieser für das Kind attraktiven Situation abschweift, ergeben sich Hinweise auf ein Aufmerksamkeitsdefizit. Körperhaltungen, Blickkontakt und Muskelanspannungen (unnatürliches Überdehnen der Muskulatur) können dabei Aufschluss geben.

2. Karten-Schreibtest

Die Kinder erhalten eine Karte mit verschiedenen, alterstypischen Begriffen, die auf einer zweiten Karte abgeschrieben werden sollen. Ein gesundes Kind schaut sich die Begriffe einzeln an und überträgt diese der Reihe nach auf die andere Karte. Die Blickfrequenz zwischen der alten und neuen Karte ist dabei relativ niedrig. Patienten mit einer Aufmerksamkeitsstörung wandern mit den Blicken immer wieder zwischen beiden Karten hin und her, weil die Aufmerksamkeit nicht lange genug gehalten werden kann, um den gesamten Begriff zu erfassen. So wird teilweise buchstabenweise übertragen.

3. Gedächtnistest

Die Kinder erhalten eine Karte mit mehreren Begriffen und/oder Zahlen und den Auftrag, sich diese Angaben einzuprägen. Kinder mit einer Aufmerksamkeitsstörung haben oftmals ein ungewöhnlich großes Kurzzeitgedächtnis, sind aber kaum in der Lage, diese Angaben in das Langzeitgedächtnis zu übernehmen. Die Kinder werden daher mehrfach aufgefordert, die Angaben auf den Karten zu wiederholen, was zumeist fehlerfrei gelingt. Danach erfolgt eine Frage zu einem anderen Thema (Hausaufgaben oder Mahlzeiten vom Vortag), um das Kurzzeitgedächtnis mit neuen Inhalten zu füllen. Aufmerksamkeitsgestörte Kinder sind im Unterschied zu gesunden Kindern danach nicht mehr in der Lage, die Angaben zu wiederholen.

4. Körperkontakt

Gefilmt wird eine Umarmung zwischen der Mutter bzw. dem Vater und dem Kind. Hieraus können wiederum Rückschlüsse über die sozialen Interaktionen in der Familie gezogen werden. Viele AD(H)S-Patienten scheuen einen engen körperlichen Kontakt.

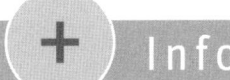

Info

Mithilfe von Videodiagnostik lassen sich eingeschliffene und daher oft selbstverständlich gewordene Verhaltensmuster von Eltern und Kindern sehr gut analysieren.

5. Kritikgespräch

Eine typische Problemsituation aus dem Familienalltag wird nachgestellt. Das Problemverhalten zwischen einem Elternteil und dem AD(H)S-Kind wird thematisiert und das übliche Reaktionsmuster untersucht.
Die Auswertung der Aufzeichnungen mit den Eltern zusammen ist bereits Teil einer Therapie und nicht sehr angenehm, aber effektiv.

Die Diagnose AD(H)S bei Erwachsenen

Auch im Erwachsenenalter bleiben die Probleme bestehen, die Beschwerden unterscheiden sich allerdings im Vergleich zu jenen bei Kindern, es findet ein Symptomwechsel statt. Im Erwachsenenalter wird das Aufmerksamkeitsdefizit in der Regel sehr viel größer, während die Hyperaktivität nachlässt. Für Erwachsene werden zwei Arten von Fragebögen verwendet, um die Betroffenheit im Kindesalter einerseits (WURS[6]) und die aktuellen Symptome im Erwachsenenalter (CAARS[7]) andererseits zu ermitteln.

1

WURS-Fragebogen für Erwachsene

(Auszug, sinngemäße Übersetzung)[8]

Als Kind im Alter von 6 bis 10 Jahren war ich (oder hatte ich)

	nicht oder sehr gering	gering	mäßig	deutlich	stark aus- geprägt
1. Konzentrationsprobleme, war leicht ablenkbar	0	1	2	3	4
2. ängstlich, besorgt	0	1	2	3	4
3. nervös, zappelig	0	1	2	3	4
4. unaufmerksam, verträumt	0	1	2	3	4
5. rasch wütend, aufbrausend	0	1	2	3	4
6. Wutanfälle, Gefühlsausbrüche	0	1	2	3	4
7. geringes Durchhaltevermögen	0	1	2	3	4
8. hartnäckig, willensstark	0	1	2	3	4
9. oft traurig, depressiv, unglücklich	0	1	2	3	4
10. ungehorsam, rebellisch, aufsässig	0	1	2	3	4
11. ein geringes Selbstwertgefühl, eine niedrige Selbsteinschätzung	0	1	2	3	4
12. leicht zu irritieren	0	1	2	3	4
13. starke Stimmungsschwankungen	0	1	2	3	4
14. häufig ärgerlich	0	1	2	3	4
15. impulsiv (handeln, ohne nachzudenken)	0	1	2	3	4
16. Tendenz zu Unreife	0	1	2	3	4

Als Kind im Alter von 6 bis 10 Jahren war ich (oder hatte ich)

	nicht oder sehr gering	gering	mäßig	deutlich	stark ausgeprägt
17. häufige Schuld- und Reuegefühle	0	1	2	3	4
18. Verlust der Selbstkontrolle	0	1	2	3	4
19. Neigung zu unvernünftigen Handlungen	0	1	2	3	4
20. Probleme mit anderen Kindern (keine langen Freundschaften, schlechtes Auskommen)	0	1	2	3	4
21. Unfähigkeit, Dinge vom Standpunkt des anderen aus zu betrachten	0	1	2	3	4
22. Probleme mit Autoritäten (Ärger mit Lehrern)	0	1	2	3	4
23. insgesamt mäßiger Schüler mit langsamem Lerntempo	0	1	2	3	4
24. Probleme mit Zahlen und Rechnen	0	1	2	3	4
25. meine Möglichkeiten nicht ausgeschöpft	0	1	2	3	4

Bei einer Gesamtsumme von mehr als 36 Punkten aus diesen Fragen ist AD(H)S wahrscheinlich. Bei Erwachsenen können auch die Schulzeugnisse und Schriftproben eine gute Hilfe zur Festigung der Diagnose sein.

WURS-Fragebogen für Erwachsene

Mit einem zweiten Fragebogen, der sich auf die Zeit als Erwachsener bezieht, werden die folgenden Kriterien A bis E überprüft. Die Beispiele für Symptome der Erwachsenen sind dem Buch ADHS im Erwachsenenalter[9] entnommen:

A) Sechs oder mehr der aufgeführten Symptome müssen während der letzten sechs Monate ständig vorhanden gewesen sein.

Kriterien für ein Aufmerksamkeitsdefizit im Erwachsenenalter

1 Unfähigkeit, sich an zurückliegende Handlungen zu erinnern (z.B.: Wo habe ich meinen Schlüssel abgelegt?), schriftliche Aufgaben so lange zu lesen, bis die Arbeitsanweisung verstanden ist, bei mündlicher Auftragserteilung so lange konzentriert zu bleiben, bis die Handlungsanweisung verinnerlicht ist.

2 Subjektiv langweilige Aufgaben wie z.B. Routinearbeiten am Arbeitsplatz, intellektuell wenig fordernde Aufgaben, regelmäßige Arbeitsabläufe oder uninteressant erscheinende Aufträge lösen eine erhöhte Ablenkbarkeit aus und führen damit zum Wechsel der Tätigkeit, wichtige und unwichtige Dinge sind gleichrangig.

3 Erwachsene sind häufig mit eigenen Gedanken beschäftigt, oft noch von Vorkommnissen beeindruckt, bei denen scheinbar etwas schlecht gelungen ist, und haben deshalb kein Ohr für die Umgebung.

4 Erwachsene erfassen Aufgabenstellungen nur unvollständig und fühlen sich schnell von zu erledigender Arbeit überfordert; weil keine Gliederung der Arbeit vorgenommen werden kann, wechseln sie deshalb zu einer anderen, »interessant« erscheinenden Tätigkeit.

5 Mangelnder Überblick bei der Organisation von Arbeiten; wichtig und unwichtig werden bei der Planung von Arbeitsabläufen nicht beachtet.

6 Mangelnde Fähigkeit zur Gliederung von Arbeitsabläufen führt zu schnell eintretenden Überforderungsgefühlen; häufiger Stimmungswechsel verhindert konstante Arbeitsleistung, dies führt zur häufig zu beobachtenden Selbstentwertung.

7 Bei starker Reizoffenheit Verlust der Fähigkeit, geplant vorzugehen. Deshalb keine Erinnerung an Ausgangssituationen; damit verbunden der Eindruck, sich ständig in einer unvorhergesehenen Situation zu befinden.

8 Hohe Ablenkbarkeit durch schlecht steuerbare Konzentration und ausschließliche Fokussierung auf die aktuelle Gesprächs- oder Arbeitssituation.

9 Häufig vorhandenes Gefühl, an vorzeitigem »Alzheimer« zu leiden, weil der Tagesablauf als eine Aneinanderreihung von unvorhersehbaren Ereignissen wahrgenommen wird und damit die eigentlich geplanten Vorhaben in Vergessenheit geraten.

Kriterien für Hyperaktivität im Erwachsenenalter

1 Erwachsene zappeln mit den Füßen, lassen häufig das ganze Bein zittern, trommeln mit den Fingern auf die Tischplatten oder Armlehnen von Stühlen, gelegentlich verknoten sie ihre Beine, schlingen sie um Stuhlbeine oder schlagen beim Sitzen ein Bein unter, um die motorische Unruhe zu kontrollieren.

2 Erwachsene meiden Langstreckenflüge, weil sie die erzwungene körperliche Ruhe nicht ertragen; Restaurant-, Theater- und Kinobesuche führen zu großer innerer Anspannung, wenn wenig Gelegenheit zu Bewegung existiert.

3 Erwachsene lieben Berufe mit der Möglichkeit, sich zu bewegen; sie sind häufig in Außendienstpositionen mit wechselnden Gesprächspartnern oder Orten zu finden, sie verzichten ungern auf ihr Handy, da dann eine Reizquelle entfällt; sie möchten dauernd beschäftigt sein; sie haben oft Probleme mit Nägelkauen.

4 Erwachsene betreiben gerne Sportarten, die mit einem Risiko verbunden sind, wie Drachenfliegen, Bungee-Jumping oder Motorradfahren; die extreme Reizsituation führt zu einer intensiven Konzentrationsleistung, was von den Betroffenen als angenehm erlebt wird.

5 Hektisches Rennen vermittelt ein Gefühl von Lebendigkeit, deshalb auch der Versuch, ständig mehrere Arbeiten gleichzeitig zu bewältigen; das Hasten von Arbeit zu Arbeit entlastet von starker innerer Unruhe.

6 Hyperaktive Erwachsene sprechen oft schnell und artikulieren undeutlich. Sie werden daher von der Umgebung häufig als aggressiv erlebt. Gesprächspartner kommen kaum zu Wort, da der Betroffene sich schnell an einem Thema »festbeißt«. »Smalltalk« wird als langweilig empfunden.

Kriterien für Impulsivität im Erwachsenenalter

1 Die überbordenden Ideen müssen schnell formuliert werden, bevor sie vergessen sind.

2 Die andauernde innere Spannung äußert sich in Ungeduld gegenüber der Langsamkeit anderer; betroffene Mütter leiden unter der langsamen Auffassungsgabe ihrer Kinder bei den Hausaufgaben; Schlangestehen oder Stau beim Autofahren führen zu aggressiven Verhaltensweisen.

3 Der Betroffene mischt sich häufig ungefragt in Gespräche ein und unterbricht andere; wenn er selbst nicht handeln soll, kommt schnell eine innere Unruhe in ihm auf, die ihn dazu verleitet, die Arbeit selbst zu übernehmen (z.B. die tüchtige Mutter, deren Tochter keine Chance erhält, eigene Fertigkeiten zu entwickeln).

Zusätzlich müssen die folgenden Kriterien erfüllt sein:

B) Einige Symptome der Hyperaktivität, der Impulsivität oder Unaufmerksamkeit, die Beeinträchtigungen verursachen, treten bereits vor dem Alter von sieben Jahren auf.

C) Beeinträchtigungen durch diese Symptome zeigen sich in mindestens zwei Lebensbereichen (z.B. in der Schule bzw. am Arbeitsplatz und zu Hause).

D) Es müssen deutliche Hinweise auf schwer wiegende Beeinträchtigungen der sozialen, schulischen oder beruflichen Funktionsfähigkeit vorhanden sein.

E) Die Symptome treten nicht ausschließlich im Verlauf einer tief greifenden Entwicklungsstörung oder einer anderen psychischen Erkrankung auf.

Achten Sie auf körperliche Hinweise!

Bei AD(H)S-Patienten ist häufig eine Reihe von körperlichen Anzeichen zu beobachten, die zwar nicht spezifisch für AD(H)S sind, aber eine Diagnose stützen können. Recht häufig sind trockene, brüchige Haare, Kopfschuppen, spröde Nägel und trockene Haut. Hautkontakt wird als unangenehm empfunden, viele Patienten klagen über übermäßigen Durst und häufiges Wasserlassen, und im Bereich der Augen ist oft ein Überhängen der Oberlider zu beobachten. AD(H)S-Kinder besitzen ferner häufig ein hochfeines Gehör und sind nicht selten sehr schüchtern und verträumt.

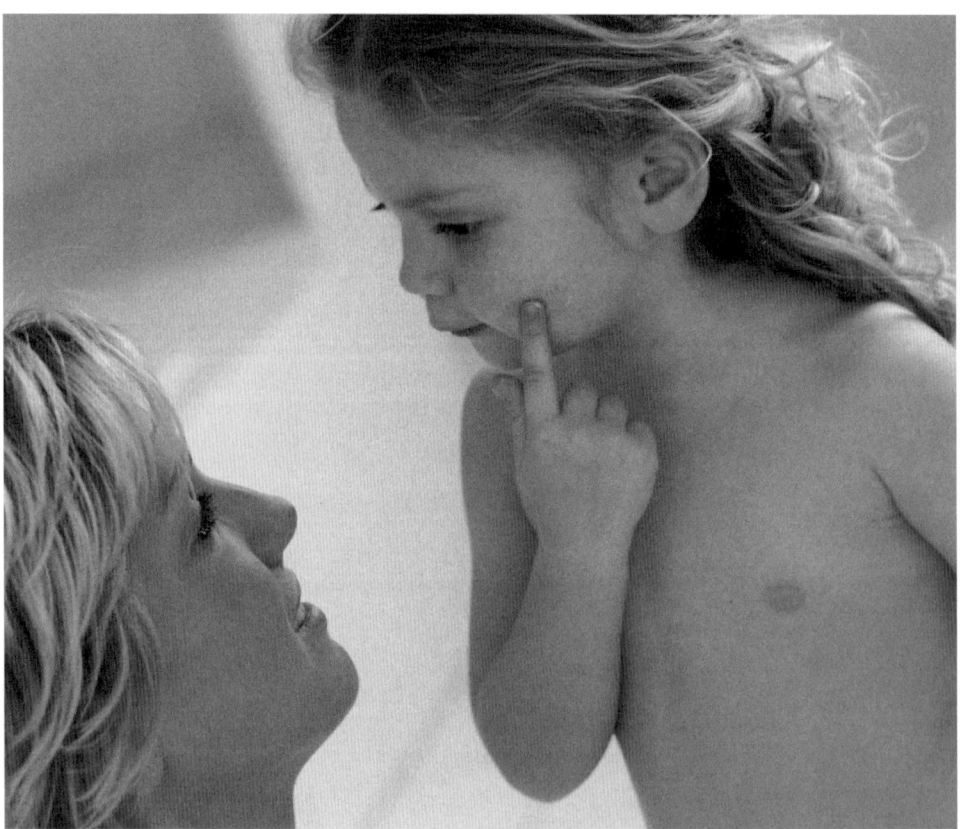

Kleine AD(H)S-Patienten leiden häufig unter trockener Haut und brüchigen Haaren.

Ursache: Nährstoffmangel

Typisch für die Krankheit ist außerdem ein ausgeprägter Mangel an bestimmten Fettsäuren sowie an Zink und Magnesium im Blut. Die Ursachen hierfür werden auf Seite 59 ff. näher beleuchtet.

AD(H)S-Kinder haben häufiger als ihre Altersgenossen gesundheitliche Probleme wie z. B. Allergien, Asthma, Ekzeme und Neurodermitis. Insbesondere Infektionskrankheiten, vor allem Mittelohrinfektionen, treten überdurchschnittlich oft auf. Häufig sind auch Schlafprobleme, Kopfschmerzen und Bauchschmerzen zu beobachten. Diese Anfälligkeiten stehen mit Nährstoffmangel in engem Zusammenhang. Allein das allergische Geschehen lässt sich recht positiv beeinflussen.

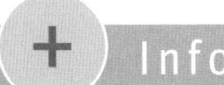

Info

Die Überempfindlichkeit von AD(H)S-Patienten zeigt sich häufig auch an der Haut. Daher können auch Hautreizungen und -krankheiten Anzeichen der Störung sein. Außerdem empfinden Betroffene Hautkontakt häufig als unangenehm.

Nahrungsmittelunverträglichkeiten und Allergien

Viele hyperaktive Kinder reagieren empfindlich auf Weizen und Kuhmilch, denn diese enthalten Stoffe (Glutene und Caseomorphine), welche die Bildung körpereigener entzündungshemmender Hormone blockieren können. Auf jeden Fall sollte beim Arzt ein großes Blutbild unter Berücksichtigung der Schilddrüsenfunktion (was nicht standardmäßig der Fall ist) angefertigt werden, da eine Hyperaktivität auch durch eine Überfunktion der Schilddrüse ausgelöst werden kann.

Schu

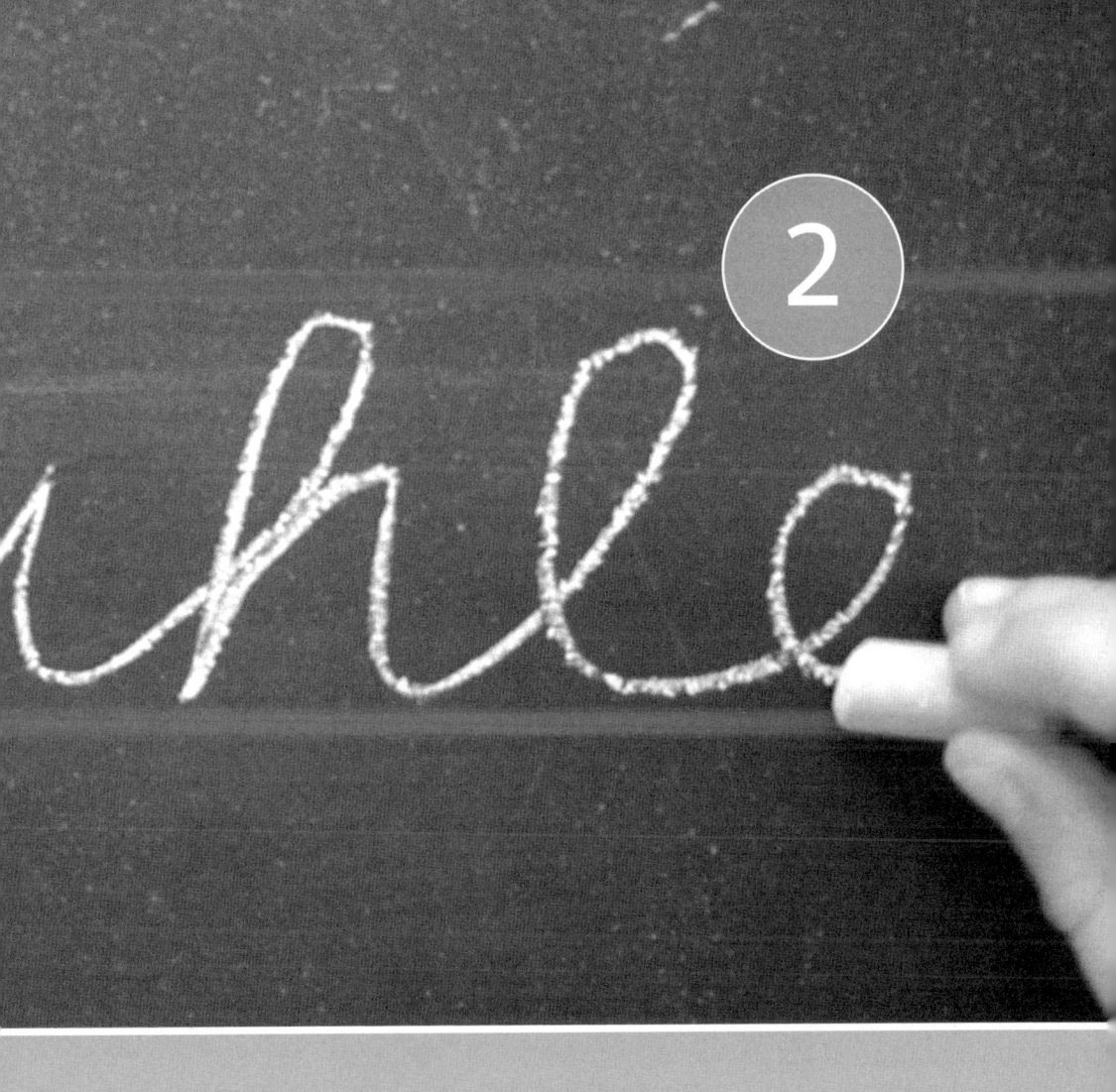

AD(H)S und
Legasthenie ...

2

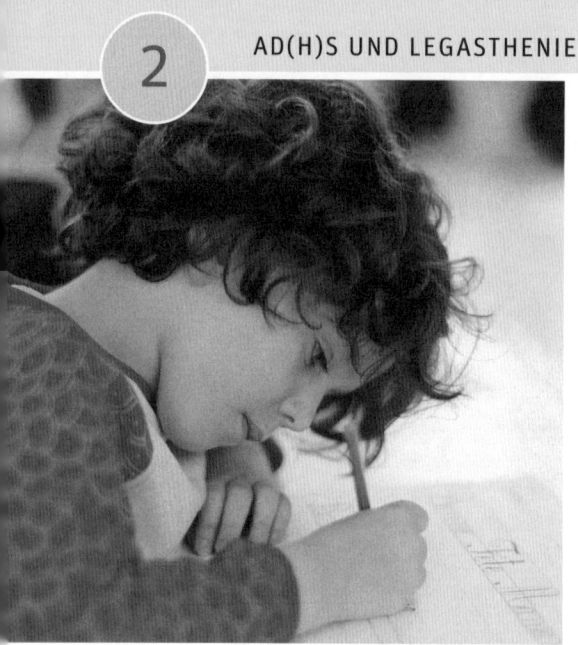

... *haben vieles gemeinsam*

Wussten Sie, dass die Lese-Rechtschreib-Schwäche, in der Fachsprache Legasthenie genannt, häufig zusammen mit AD(H)S auftritt? Jeder dritte AD(H)S-Patient leidet gleichzeitig unter Legasthenie oder dem Gegenstück, der Rechenschwäche (Dyskalkulie), denn teilweise sind die gleichen Gene für beide Störungen verantwortlich.

Die Legasthenie ist von AD(H)S insofern abzugrenzen, als hier nur ganz bestimmte Lernbereiche beeinträchtigt sind. Nach Untersuchungen von Prof. David Horrobin, einem der weltweit führenden Genforscher, sind aber teilweise die gleichen Gene für AD(H)S und Legasthenie verantwortlich, sodass das gemeinsame Auftreten und auch die zum Teil sehr ähnlichen Beschwerden nicht verwundern. Die mangelnde Organisation von Lebensbereichen und Aufgaben oder auch das Problem der leichten Ablenkbarkeit ist bei AD(H)S-Patienten ebenso zu finden wie bei Legasthenikern. Die Unordnung im Zimmer eines Kindes mit Lese-Rechtschreib-Schwäche oder AD(H)S kann bemerkenswerte Ausmaße annehmen.

Welche Anzeichen deuten auf eine Legasthenie hin?

Eine Mutter aus Bayern beschreibt den Weg zur Erkenntnis »Unser Kind ist Legastheniker« wie folgt:[10]
Bilderbücher anschauen? Gerne. Geschichten hören? Immer wieder. Nur selber lesen, das möchte Lukas nicht. In der ersten Klasse, als seine Sandkastenfreundin mit Begeisterung erste Bücher liest, bolzt Lukas auf dem Fußballplatz. Wir finden das in Ordnung. Schließlich gehört er in der Schule zu den Besten – die Lust am Lesen wird sicher noch kommen.

Erste Zweifel kommen uns am Ende des zweiten Schuljahres. Am Abend beherrscht Lukas das Diktat noch perfekt, am nächsten Tag macht er zehn Fehler. Auch mit neun Jahren liest er noch nicht einmal Comics. Die Krise bricht kurze Zeit später über uns herein. Mit einem kurzen, lapidaren Telefonanruf teilt uns die Schulpsychologin das Ergebnis eines Tests mit: »Lukas ist Legastheniker, Sie sollten sich um Fördermaßnahmen bemühen.«

»Das kann doch nicht sein«, lautet die erste Reaktion meiner Schwiegermutter, »bei uns in der Familie ist keiner dumm.« Ich reagiere gelassener: »Es gibt Schlimmeres.« Dann mache ich mich auf die Suche nach Erklärungen.

Für Eltern kommt die Diagnose Lese-Rechtschreib-Schwäche ähnlich wie in diesem Fall oft unerwartet, denn in der Regel handelt es sich um recht begabte Kinder. Erst in der Schule, wenn man die Lese-Rechtschreib-Fähigkeit mit Altersgenossen vergleicht, wird ein Unterschied sichtbar. Trotzdem wird die Diagnose oft erst mit neun Jahren gestellt, obgleich schon vorher deutliche Signale erkennbar sind.

Wenn das Kind in die Schule kommt, fällt den Lehrerinnen und Lehrern auf, dass es Schwierigkeiten hat, Anforderungen im Bereich Lesen und Schreiben zu erfüllen.

Ausschnitt aus dem standardisierten Rechtschreibtest eines Legasthenikers aus der sechsten Schulklasse:

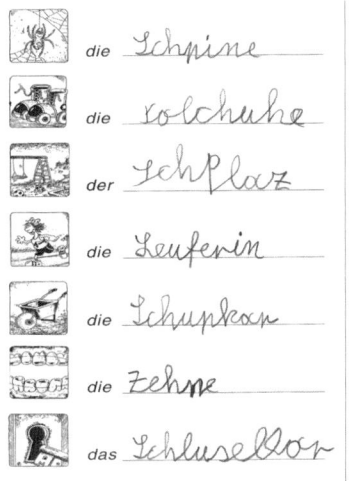

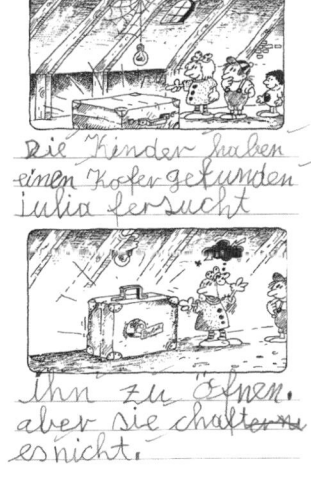

Quelle:
Hamburger
Schreibprobe

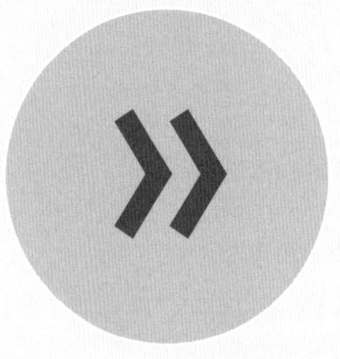

Legasthenie-Symptome im Überblick

Ebenso wie AD(H)S muss auch eine Lese-Rechtschreib-Schwäche von Experten untersucht und diagnostiziert werden. Folgende Anzeichen weisen typischerweise auf Legasthenie hin:

Typisch sind die folgenden Anzeichen:

- Es fällt den Kindern schwer, sich zu konzentrieren, sie lassen sich besonders leicht ablenken.

- Die Lese- und Schreibgeschwindigkeit ist deutlich geringer als bei nicht betroffenen Altersgenossen, die Kinder stocken häufig und verlieren die Zeile im Text. Wörter, Silben oder einzelne Buchstaben werden ausgelassen, vertauscht, verwechselt oder hinzugefügt. Es fällt den Kindern schwer, bestimmte Buchstaben mit den entsprechenden Lauten zu verbinden, oder es bestehen Schwierigkeiten im Zusammenziehen der Buchstaben zu Wörtern. Ähnlich klingende Begriffe, z. B. Tanne und Kanne oder Nadel und Nagel, werden verwechselt, beim Lesen vor allem ähnliche Buchstaben wie b, d und q, w und m, h und n vertauscht. Die Kinder sind extrem schlechte Buchstabierer. Viele umschreiben das Leseproblem folgendermaßen: »Die Wörter oder Buchstaben tanzen auf dem Papier herum.«

So sieht ein von AD(H)S oder Legasthenie betroffenes Kind den Text:

Sosieht ein ᵛᵒₙ ADS eder Legasthenie beöffenes Kin ddenT ext.

- Das Gelesene wird kaum verstanden und kann kaum wiederholt werden. Gravierende Probleme in der Rechtschreibung treten bei Diktaten, aber auch schon beim Abschreiben von Texten auf. Gleiche Wörter im selben Text werden unterschiedlich, aber stets falsch geschrieben.

- Die Kinder können die seitenverkehrten Spiegelbilder der Texte oftmals besser lesen als das Original.

- Trotz häufigen und intensiven Übens machen die Kinder nur geringe oder gar keine Fortschritte.

- Eine echte Lese-Rechtschreib-Schwäche ist keinesfalls vorübergehend, sondern stets ein dauerhaftes Problem.

- Stottern, Sprachbehinderungen und langsames Sprechenlernen sind typisch.

- Eltern haben oft das Gefühl, das Kind hört nicht richtig, obgleich keine organische Erkrankung feststellbar ist.

- Die Kinder haben Schwierigkeiten, links und rechts, oben und unten oder innen und außen auseinander zu halten. Auffallend häufig ist das Auftreten von Links- oder Beidhändigkeit. Wenn man die Kinder bittet, aus einem Buch vorzulesen, fragen sie beispielsweise, wo das Buch denn anfängt.

- Die Kinder haben kein Zeitgefühl. Sie wissen nicht, wie lange es her ist, seit sie die letzte Frage gestellt haben, oder haben Schwierigkeiten, Zukunft und Vergangenheit auseinander zu halten. Sie fragen z. B., ob »vorgestern der Tag nach morgen« ist, oder: »Was werden wir denn übergestern unternehmen? «

- Das Binden von Schuhschleifen gelingt auch im Alter von acht Jahren nur schwer. Kinder mit Lese-Rechtschreib-Schwäche sind vergleichsweise langsam und ungeschickt.

- Generell fehlen diesen Kindern, ähnlich wie bei AD(H)S-Betroffenen, Ordnungsstrategien. Sich nach einer Landkarte zu orientieren oder einen Namen im Telefonbuch zu finden ist daher mit größten Schwierigkeiten verbunden.

Diese Anzeichen sind, wenn sie jeweils allein auftreten, nicht spezifisch und können auch bei jedem gesunden Kind phasenweise auftreten. Auch wenn sämtliche Punkte zutreffen, kann man daraufhin noch keine sichere Diagnose erstellen. Aber sie können als Anhaltspunkte dienen. Man schätzt, dass etwa acht Prozent der Kinder unter Legasthenie leiden, bei einem Geschlechterverhältnis von etwa 3:1 (männlich:weiblich).[11] Ähnlich wie auch bei AD(H)S sind Jungen häufiger betroffen als Mädchen.

Man weiß heute, dass erbliche Faktoren bei Legasthenie eine ebenso große Rolle spielen wie bei AD(H)S. Ob und wie intensiv die Störung auftritt, hängt auch von der Nährstoffzufuhr ab. Ein schlechtes soziales oder psychologisches Umfeld kann eine Legasthenie nicht auslösen!

Wann tauchte die Legasthenie erstmals auf?

Die Legasthenie ist keine neue Krankheit, sie wurde bereits im frühen 19. Jahrhundert von dem praktischen Arzt W. Pringle Morgan beschrieben. Er veröffentlichte im *British Medical Journal* einen Artikel über den 14-jährigen Jungen Percy, der in all seinen Fähigkeiten den durchschnittlichen Begabungen seiner Altersklasse entsprach, mit einer Ausnahme: Er konnte trotz größter Bemühungen nicht lesen. Einige Jahre später beschrieb der schottische Augenarzt Hinshelwood mehrere Fälle von Kindern, die bei guter körperlicher und geistiger Gesundheit trotz Unterrichts nicht lesen und schreiben lernten. Er bezeichnete dieses Phänomen als Wort-Blindheit und veröffentlichte wenige Jahre später das erste Buch über dieses Thema.

Der Begriff Legasthenie wurde allerdings erst 1916 von dem Mediziner Paul Ranschburg eingeführt (Asthenie = Schwäche).

Biologische Ursachen

Gegen Ende der 1970er-Jahre wurde von dem amerikanischen Neurobiologen Albert Galaburda durch Hirnschnitte verstorbener Legastheniker nachgewiesen, dass übereinstimmende Anomalien im Sprachzentrum und im Sehzentrum vorliegen, der Defekt also eindeutig biologische Ursachen hat. Spätere Untersuchungen aus den 1990er-Jahren belegen, dass erwachsene Legastheniker bei visuellen Tests auf langsame und kontrastreiche Reize ebenso schnell reagieren wie gute Leser. Bei schnellen und sich bewegenden Reizen mit niedrigem Kontrast aber schnitten die Legastheniker deutlich schlechter ab als die gesunden Versuchspersonen. Da beim Lesen eine sehr rasche Informationsverarbeitung erforderlich ist, erklären sich hiermit die Leseschwierigkeiten.

Die Diagnose Legasthenie

Die Kriterien zur Diagnose einer Legasthenie variieren von Land zu Land ein wenig. Generell wird zunächst die Geschichte des Kindes erfragt, anschließend werden einige Tests durchgeführt. Im Kern geht es darum, den deutlichen Unterschied zwischen allgemeiner Intelligenz einerseits und den Leistungen beim Lesen und Schreiben andererseits zu ermitteln. Hierbei werden standardisierte Testverfahren eingesetzt.

Die Diagnose einer Lese-Rechtschreib-Störung wird durch Ärzte für Kinder- und Jugendpsychiatrie und -psychotherapie oder Diplompsychologen gestellt. Ein einfacher Lese- und/oder Rechtschreibtest allein reicht auf keinen Fall aus, um eine Legasthenie von allgemeinen Lese- und Rechtschreib-Schwierigkeiten abzugrenzen; die Diagnose muss durch verschiedene Parameter erhärtet werden.

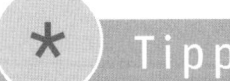

Tipp

Folgende Untersuchungen sollten in jedem Fall durchgeführt werden:
- die Erfassung der Sprachentwicklung und des Sprachverständnisses
- Tests zu allgemeinen intellektuellen Fähigkeiten, vor allem zur nicht sprachlichen Intelligenz
- ein Abgleich dieser Resultate mit den Lese- und Rechtschreib-Fertigkeiten

Gängige Testverfahren

Ein standardisiertes Testverfahren zur Früherkennung ist das Bielefelder Screening zur Früherkennung von Lese- und Rechtschreib-Fähigkeit (BISC), das Mitte der 1990er-Jahre von Professor Martin Ptok von der Abteilung Phoniatrie und Pädaudiologie der Medizinischen Hochschule Hannover entwickelt wurde. Dieses Verfahren kann schon in der zweiten Hälfte des letzten Kindergartenjahres eingesetzt werden, also bevor das Kind lesen und schreiben lernt. Im Mittelpunkt stehen hier die Wahrnehmung und Unterscheidung von Silben und Lauten.

Info

Zusätzlich können weitere Untersuchungen durchgeführt werden, z. B. Untersuchungen

- zur allgemeinen Konzentration und Aufmerksamkeit
- zur motorischen Entwicklung (Grob- und Feinmotorik)
- zur visuellen und akustischen Wahrnehmung und zu Differenzierungsleistungen
- zum räumlichen Sehen
- zum Kurzzeitgedächtnis für äußere Reize

Ein bei Älteren häufig verwendetes Testverfahren ist der Hamburg-Wechsler-Intelligenztest für Kinder. Der Sprach-Intelligenzquotient (IQ), der altersabhängige Entwicklungs-IQ und der Gesamt-Durchschnitts-IQ werden hierbei verglichen. In der Regel liegt der sprachliche IQ deutlich unter den anderen beiden. Klafft zwischen sprachlicher Intelligenz und Gesamtintelligenz eine große Lücke, so ist dies ein deutliches Signal für eine Legasthenie. Exakte Werte, wie groß diese Lücke sein muss, existieren aber nicht. Die Diagnose erfordert daher Übung und Erfahrung!

Hilfreich ist gegebenenfalls auch eine Untersuchung in einem Blick-Labor, bei der die Bewegungsrichtungen der Augen beim Lesen eines Textes geprüft werden.

Bekannte Persönlichkeiten mit Legasthenie

Berühmte Legasthenie-Patienten sind z. B. die großen wissenschaftlichen Erfinder und Entdecker Thomas Alva Edison und Albert Einstein, die beide, wie bereits erwähnt, auch von AD(H)S betroffen waren (siehe Seite 22). Edisons Schriftbild sah im Erwachsenenalter noch immer so aus wie das eines kleinen Kindes. Er hatte intensive Tagträume mit deutlichen und kreativen Bildern, die ihn zu neuen Erfindungen inspirierten. Ähnliches wird von Albert Einstein berichtet, der in der Kinder- und Schulzeit als langsam, verträumt und faul beschrieben wurde, weil er seine Aufgaben nicht zu Ende führte.

Auch von Leonardo da Vinci nimmt man an, dass er Legastheniker war. Allein die Tatsache, dass er die Ergebnisse seiner Untersuchungen in Spiegelschrift protokollierte, spricht für eine entsprechende Veranlagung.

Weitere berühmte Persönlichkeiten sind z. B. Winston Churchill und Hans Christian Andersen. Churchill überstand die Schulzeit nur, weil seine Mutter ihm alle Bücher vorlas. Seine berühmten Reden hat er einem Stab von Sekretärinnen diktiert und selbst niemals gelesen. Andersen half ein Freund, die fantasievollen Märchen aufzuschreiben. Legastheniker sind oft recht kreativ, um ihr Handicap zu verbergen. Nicht oder nicht richtig lesen zu können ist in einer schreibenden Gesellschaft ein gravierender Nachteil. So erklärt sich auch das dreimal häufigere Auftreten von Depressionen bei Legasthenikern gegenüber der gesunden Vergleichsgruppe.

Auch Tom Cruise hat eine Lese-Rechtschreib-Schwäche. Weil sein Vater als Mechaniker häufiger den Arbeitsplatz wechselte, besuchte der kleine Tom 15 verschiedene Schulen, was das Problem Legasthenie zu einer persönlichen Katastrophe werden ließ. Ebenso hat sich der in Deutschland populäre Fernsehmoderator Jürgen Fliege öffentlich zu seiner Krankheit bekannt.

Wodurch entstehen AD(H)S und Legasthenie?

AD(H)S und Legasthenie wurden bislang in jeder Nation und jeder Kultur entdeckt, in der danach gesucht wurde. Es sind Erkrankungen, die es schon lange gibt, die früher aber offensichtlich deutlich seltener ausbrachen. Es steht fest, dass AD(H)S eine Erkrankung ist, deren Anlage von Generation zu Generation weitergegeben wird. Zwillingsstudien bei ein- und zweieiigen Zwillingen liefern hierzu Belege. Wenn bei eineiigen Zwillingen mit identischem Erbgut ein Zwillingskind an AD(H)S erkrankt, hat das Geschwisterkind mit 90-prozentiger Wahrscheinlichkeit ebenfalls AD(H)S. Wenn die Anlage für AD(H)S

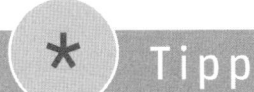

Tipp

Wissentliche Studien haben bewiesen: Bei der Entstehung von AD(H)S spielen auch genetische Faktoren eine entscheidende Rolle.

nicht vererbt würde, müsste diese Wahrscheinlichkeit deutlich niedriger ausfallen. Bei zweieiigen Zwillingen stimmen noch 25 Prozent der Gene überein. Die Wahrscheinlichkeit, dass beide an AD(H)S erkranken, beträgt immerhin noch zwischen 32 und 50 Prozent, sie ist also viel größer als bei nicht verwandten Kindern.

25 Prozent der Eltern von AD(H)S-Kindern haben ebenfalls AD(H)S. Prof. David Horrobin und sein Kollege Crispin Bennett haben die Forschungsliteratur durchgesehen und festgestellt, dass mindestens 15 Gene auf drei Chromosomen AD(H)S auslösen können.

Man schätzt, dass etwa 50 000 Gene insgesamt die Informationen für den Bau des menschlichen Körpers beinhalten. Gene sind einzelne Baupläne in unserem Erbgut, die wie etwa beim Zusammenbau eines Pkw Aussehen, Größe und Funktion bestimmter »Teile« (z. B. von Nerven, Organen, Enzymen und Muskeln) bestimmen. Damit wird auch verständlich, warum die Krankheit einerseits vererbbar ist, aber andererseits nicht bei jeder Generation in vollem Maße auftritt. Außerdem spielen bestimmte Umweltfaktoren (z. B. die Zufuhr von Nährstoffen) für das Ausbrechen eine Rolle. Stellen Sie sich die einzelnen Gene als Teile eines Puzzles vor. Nur alle Teile zusammen ergeben ein deutliches Bild von AD(H)S und führen zu einer ausgeprägten Form.

Das AD(H)S-Gen-Puzzle

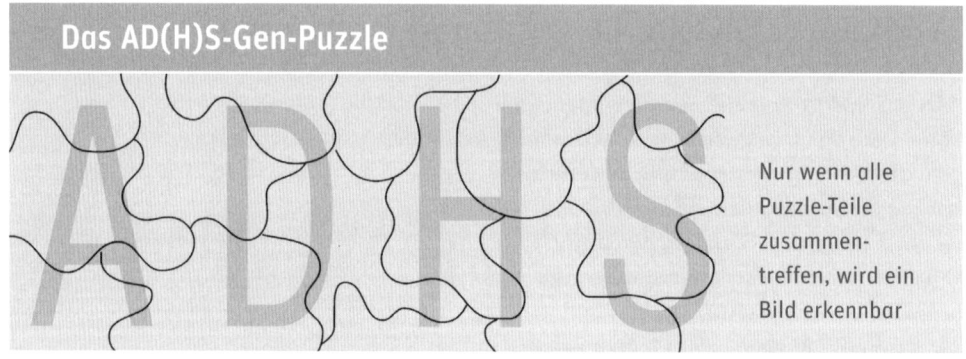

Nur wenn alle Puzzle-Teile zusammentreffen, wird ein Bild erkennbar

Wie wird AD(H)S vererbt?

Wenn beide Elternteile nur einen Teil der erforderlichen Erbinformation, also des Puzzles, liefern, tritt bei ihnen selbst AD(H)S nicht auf. Vielleicht ist die eine oder andere Verhaltensauffälligkeit bei den Eltern feststellbar, aber eben nicht das vollständige Bild von AD(H)S. Treffen die erforderlichen Teile von beiden Eltern in den Kindern zusammen, kann AD(H)S unter bestimmten Bedingungen ausbrechen.

Durch dieses Modell wird auch verständlich, dass AD(H)S-Krankheitsfälle zwar viele Gemeinsamkeiten aufweisen, aber vom Beschwerdebild her nie identisch sind. Je nachdem, wie viele Gene in welcher Kombination im individuellen Fall vorliegen, verschiebt sich das Beschwerdebild in die eine oder andere Richtung.

Inwiefern hängen die Krankheitsmerkmale mit den Genen zusammen?

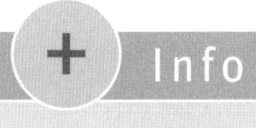

Funktionieren die Verbindungsstellen nicht einwandfrei, geraten die Verkehrsströme wie bei einem Autounfall ins Stocken.

Die Forschungsergebnisse der letzten Jahre zeigen folgenden Zusammenhang zwischen den Genen und den Krankheitsmerkmalen: Für die Symptome ist bei ausgebrochenem AD(H)S eine gestörte Reizweiterleitung im Gehirn verantwortlich. Die Reizverarbeitung steuert unser Verhalten und alle bewussten und unbewussten Vorgänge. Man kann sich das Nervengewebe im Gehirn modellhaft vorstellen wie ein komplexes Netz von Verkehrswegen, also etwa Autobahnen, Bundesstraßen, Landstraßen, Seitenstraßen und Wanderwegen. Zwischen den Verkehrswegen existieren Verbindungsstellen. An diesen Verbindungsstellen stehen jeweils Ampeln, Verkehrspolizisten oder Schilder, die den Verkehr regeln.

Diese Verbindungsstellen sind im menschlichen Gehirn chemische Botenstoffe, die so genannten Neurotransmitter. Sie steuern den »Straßenverkehr«, die Reizweiterleitung. Die drei bekanntesten und wichtigsten Verbindungsstellen heißen Noradrenalin, Serotonin und Dopamin, die jeweils unterschiedliche Funktionen haben (siehe Grafik rechts). Bei AD(H)S-Patienten ist das Gleichgewicht dieser Botenstoffe in unterschiedlicher Ausprägung gestört.

Man kann sich das modellhaft so vorstellen, als ob im Straßenverkehr die falschen Verkehrszeichen an der richtigen Stelle stehen. Wenn die Ampel Grün statt Rot anzeigt oder andere Verkehrszeichen falsch platziert sind, entstehen mehr Verkehrsunfälle; die gesamte Verkehrsführung gerät ins Stocken. Ähnlich sieht es in einem AD(H)S-Gehirn aus.

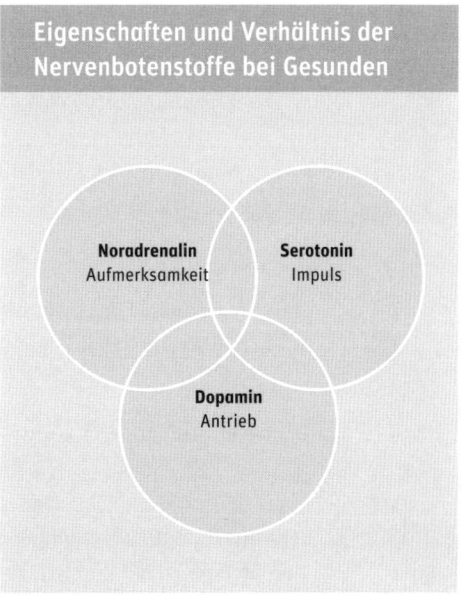

Eigenschaften und Verhältnis der Nervenbotenstoffe bei Gesunden

Noradrenalin
Aufmerksamkeit

Serotonin
Impuls

Dopamin
Antrieb

Abbildung modifiziert nach Holsboer-Trachsler 1998[13]

49

Störung der Botenstoffe = Störungen im Nervenverkehr

Der Neurotransmitter Dopamin steuert den Antrieb, Noradrenalin die Aufmerksamkeit und Serotonin das Impulsverhalten und die Stimmung. Das bedeutet, dass sie die drei Hauptbeschwerden verursachen, die das AD(H)S-Krankheitsbild ausmachen:

- Ein Mangel an Serotonin senkt die Frustrationsgrenze, was zu Wutausbrüchen und aggressivem Verhalten führen kann, ferner können Depression und Angststörungen auftreten. Bei Kindern mit schwer ausgeprägter AD(H)S wurde ein Mangel an Serotonin festgestellt.[12] Serotonin steuert also im weitesten Sinne das Sozialverhalten, Aggressionen und die Stimmung.

- Weiterhin konnte eine erhöhte Dichte an Dopamintransportern nachgewiesen werden, die Dopamin aus dem Verbindungsspalt zwischen den Nervenendigungen herausfischen und in die Nervenendigung zurücktransportieren. Im Ergebnis herrscht daher ein Mangel an Dopamin vor, was als Ursache für die Hyperaktivität und die Koordinationsschwierigkeiten angesehen wird. Der Dopaminstoffwechel ist also ebenfalls gestört.

- Ein Mangel an Noradrenalin dürfte für die verminderte Aufmerksamkeit verantwortlich sein.

Die drei AD(H)S-Grundtypen (Träumervariante, Mischtyp, vorwiegend hyperaktive Variante) lassen sich mit der Mangelsituation bei jedem Nervenbotenstoff in Verbindung bringen. Patienten vom vorwiegend hyperaktiven Typus haben also offensichtlich in besonderem Maße Probleme mit dem Nervenbotenstoff Dopamin, wohingegen die Träumervariante vorwiegend ein Problem im Bereich des Botenstoffes Noradrenalin aufweist. Beim Mischtypus sind offensichtlich Probleme bei beiden Neurotransmittern vorhanden. Je nach

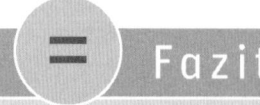

= Fazit

Bei AD(H)S liegt eine gravierende Störung im Bereich der Botenstoffe Serotonin, Noradrenalin und Dopamin vor.

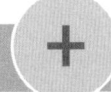 **Info**

> Je nachdem, ob alle drei Kreise gleich oder unterschiedlich betroffen sind, ist das Krankheitsbild in die eine oder andere Richtung verschoben. Mit Medikamenten lassen sich Störungen im Bereich der Neurotransmitter ausgleichen, allerdings wirken die Mittel immer nur jeweils auf einen bestimmten Nervenbotenstoff.

Impulsivität ist der Serotoninstoffwechsel beeinflusst. Besorgte Eltern fragen häufig nach dem Zusammenhang zwischen einer Parkinson-Erkrankung und AD(H)S. Verschiedentlich wurde die Vermutung geäußert, eine AD(H)S-Erkrankung führe zu einem erhöhten Risiko im späteren Alter an Parkinsonismus zu erkranken. Bei der Parkinson-Erkrankung liegt zwar ebenfalls ein Mangel am Nervenbotenstoff Dopamin vor, was zu Bewegungs- und Koordinationsstörungen führt, jedoch ist das Krankheitsgeschehen ein völlig anderes. Bei der Parkinson-Erkrankung kommt es zu einem Abbau von Dopamin produzierendem Nervengewebe (Substanzia nigra). Alle bisher verfügbaren wissenschaftlichen Daten zeigen, dass kein Zusammenhang zum Krankheitsbild AD(H)S besteht.

Was bewirken die bei AD(H)S eingesetzten Medikamente?

Die bei AD(H)S verabreichten Medikamente normalisieren das Ungleichgewicht der Neurotransmitter. Stimulanzien wie z.B. Ritalin® wirken fast nur auf Dopamin, folglich lässt die Hyperaktivität wesentlich nach. Antidepressiva erhöhen die Serotoninmenge, das Impulsverhalten wird normalisiert und die Stimmung stabilisiert. So genannte Noradrenalin-Wiederaufnahmehemmer erhöhen die verfügbare Noradrenalinmenge, sodass die Aufmerksamkeit sich verbessert.

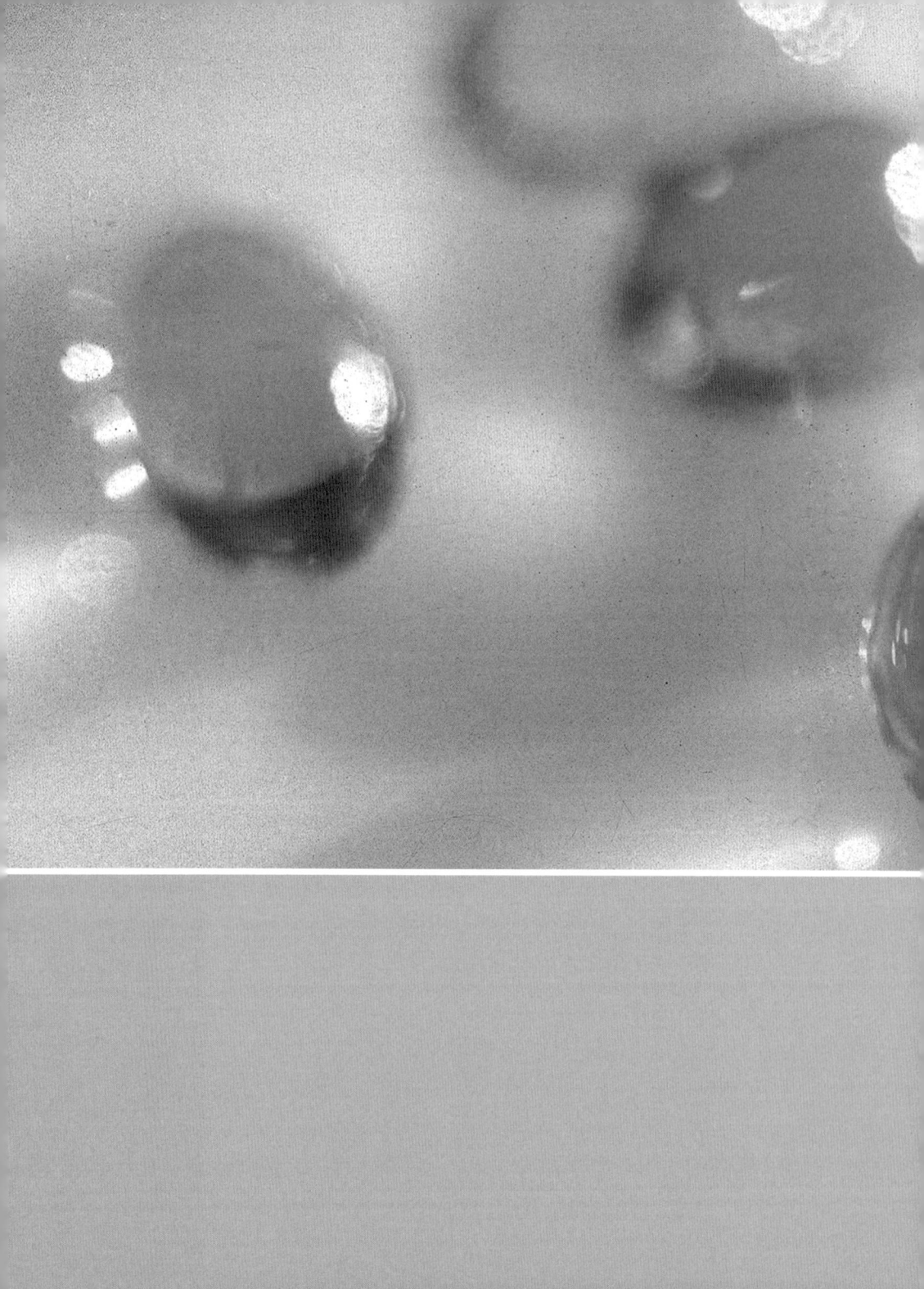

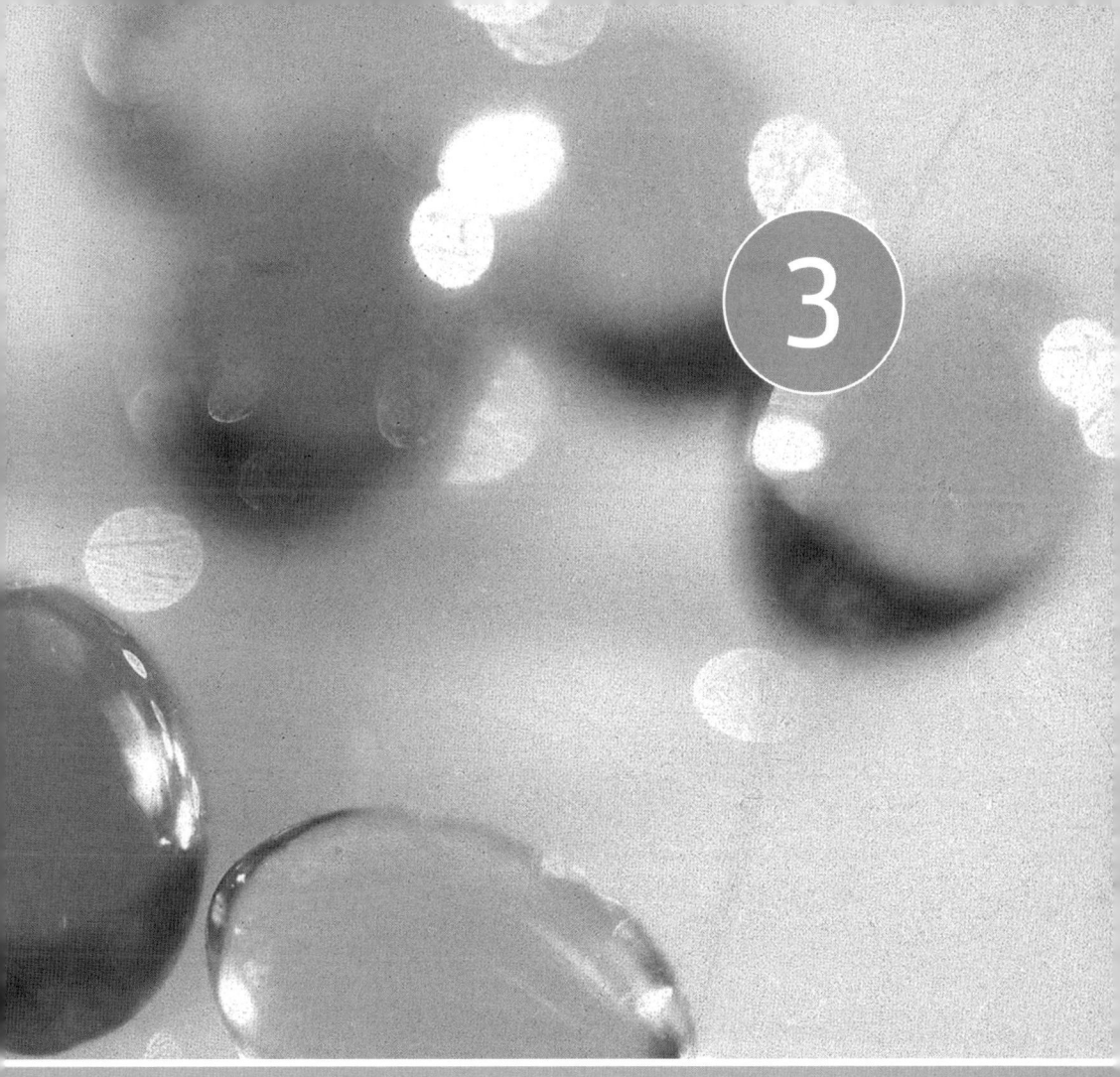

3

Die Therapie ...

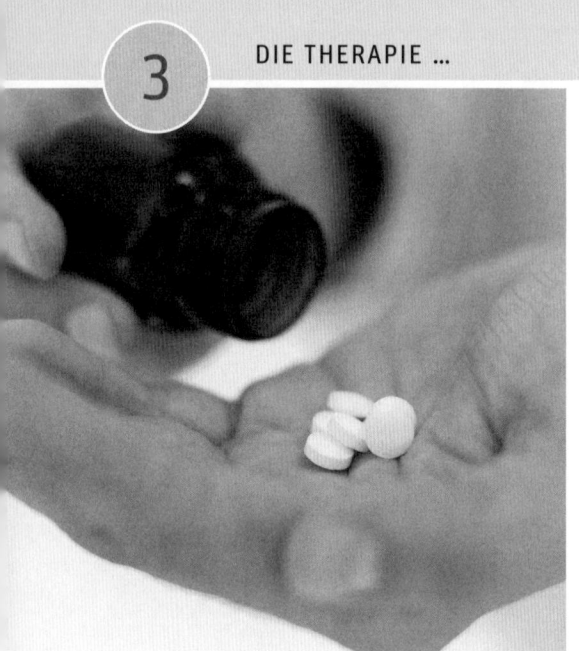

... mit Stimulanzien und Nährstoffen

Medikamente zur Linderung der AD(H)S-typischen Symptome verfehlen meist ihre Wirkung nicht. Dennoch sollten sie nicht leichtfertig verschrieben werden: Bisher existieren keine Langzeitstudien, die Risiken für mögliche Spätfolgen ausschließen. Und es gibt mittlerweile andere viel versprechende Therapieansätze, z. B. die Nährstofftherapie.

Wunderwaffe Ritalin®?

Eine medikamentöse Therapie ist nur bei AD(H)S bzw. beim kombinierten Auftreten von AD(H)S und Legasthenie möglich. Legasthenie allein kann nicht medikamentös behandelt werden. Die erste Möglichkeit, das Ungleichgewicht der Neurotransmitter zu normalisieren, besteht darin, durch Medikamente in den Neurotransmitterstoffwechsel einzugreifen. Rund 75 000 von AD(H)S betroffene Kinder erhalten aktuell Methylphenidat (Handelsnamen: Ritalin®, Medikinet®, Equasym®, Concerta®).[14] In den USA und England ist bereits seit einigen Jahren ein weiterer Wirkstoff (Atomoxetin, Handelsname: Strattera®) im Handel, für den seit 2005 in Deutschland eine Zulassung erteilt ist.

Der bedenkliche Aufstieg eines Medikaments

Chemisch gesehen, gehört Methylphenidat (Ritalin®) zu den Stimulanzien (Amphetaminen), nicht aber bei AD(H)S-Patienten. Die bei AD(H)S-Patienten vorhandene Gefährdung für einen Drogenkonsum wird durch die medikamentöse Behandlung sogar gesenkt. Es hat bei nicht bestimmungsgemäßem Gebrauch ein Suchtpotenzial. Dass ein anregendes Stimulans bei AD(H)S die Patienten beruhigt, erscheint nicht gerade logisch. Wie diese Wirkung zu Stande kommt, ist bis heute auch nicht gänzlich geklärt.

In den späten 30er-Jahren des vorigen Jahrhunderts haben Mediziner des Bradley Hospitals in Rhode Island AD(H)S-Kinder mit Amphetaminen aus Testgründen behandelt und dabei überraschenderweise den beruhigenden Effekt festgestellt. Dieser kleine Versuch mit nur wenigen Kindern war der Ausgangspunkt für den heutigen breiten Einsatz dieser Amphetamine.

Der Anstieg der Verschreibungen war in den vergangenen Jahren enorm. 1993 wurden insgesamt 39 kg Ritalin® verschrieben, 2001 bereits 693 kg. Das verstärkte Auftreten von AD(H)S dürfte einerseits mit der zunehmenden Aufklärung über die Störung zusammenhängen, andererseits mit der erheblichen Zunahme an Fast Food in der Kinderernährung und der ständig abnehmenden Zufuhr an Gehirnfettsäuren zu tun haben. Die Drogenbeauftragte der Bundesregierung, Marion Caspers-Merk, zeigte sich bereits im August 2001 über diesen Anstieg der Ritalin®-Verordnungen besorgt, weil sich die Hinweise häufen, dass Methylphenidat (Ritalin®) nicht immer nach dem aktuellen Stand der medizinischen Wissenschaft eingesetzt wird.[15]

Methylphenidat wurde bereits 1944 entdeckt und ist seit 1954 im Verkehr. Zunächst wurde es wegen seiner nachhaltig anregenden Wirkung bei chronischen Ermüdungserscheinungen, bei depressiven Verstimmungen und in der Rekonvaleszenz eingesetzt, später wegen seiner appetithemmenden Eigenschaften zur Gewichtsreduktion. Wegen seines Suchtpotenzials wurde es in den 1970er-Jahren dem Betäubungsmittelgesetz unterstellt. Seit 1971 wird es bei AD(H)S eingesetzt, amtlich zugelassen für diesen Anwendungsbereich ist es aber erst seit 1997.

Die Wirkdauer

Ritalin® wird in Form von Tabletten verabreicht und beginnt nach etwa einer halben Stunde für etwa dreieinhalb Stunden zu wirken. Eine längere Wirkungsdauer, nämlich über sechs Stunden, haben Ritalin SR® (nur in den USA, in Kanada und in der Schweiz erhältlich) oder Concerta®, welches zwölf Stunden lang wirkt. Eine vergleichbare Substanz ist Pemolin (Tradon®), das bei Kindern etwa sieben bis acht Stunden wirkt.

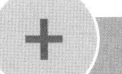

Info

Anders als bei gesunden Kindern wirkt Ritalin® bei AD(H)S-Patienten ausgleichend und beruhigend. Die Aufmerksamkeit und soziale Kontaktfähigkeit werden positiv beeinflusst. Ein weiterer Vorteil ist die rasche Wirkung. Dennoch: Bei immerhin 25 bis 30 Prozent der Patienten bleibt die Stimulanzienbehandlung völlig wirkungslos.[16]

Heute wird Pemolin in Deutschland nur noch selten eingesetzt, da es unter der Therapie zu einigen Fällen von Leberversagen gekommen ist. Falls es dennoch verschrieben wird, müssen in zweiwöchigem Rhythmus die Leberwerte streng überwacht werden.

Wirkungen und Nebenwirkungen von Methylphenidat

Unter Ärzten, Psychologen und Betroffenen herrscht eine heftige Debatte über die Wirkungen, Nebenwirkungen und möglichen Spätfolgen von Methylphenidat (Ritalin®) auf ein sich in der Entwicklung befindliches kindliches Gehirn. Der entscheidende Nachteil von Ritalin® ist, dass mögliche Spätfolgen einer Dauerbehandlung nicht hinreichend untersucht sind. Ritalin® wird zwar schon viele Jahre lang eingesetzt, aber es existiert bisher keine Langzeitbeobachtungsstudie von der Pubertät bis ins Erwachsenenalter, die ein geringes Risiko eindeutig belegen würde. Dies gilt ebenso für die chemisch verwandten anderen Stimulanzien, die gegen AD(H)S eingesetzt werden. Es sind zwar bislang von behandelnden Ärzten keine gravierenden, dauerhaften Gehirnveränderungen oder Schäden beschrieben worden, aber die Bedenken bleiben.

Langzeitstudien fehlen

Da das Präparat schon viele Jahre im Handel ist, hätten entsprechende Studien eine Gefahrlosigkeit inzwischen belegen können. Man muss sich in der Tat fragen, warum der Hersteller solche Studien nicht durchführt.

Vorsicht

Selbst der Hersteller bemerkt in der gesetzlich vorgeschriebenen »Information für Fachkreise«, die nur Ärzten und Apothekern zugänglich ist, dazu:
»Die Langzeit-Sicherheits- und -Wirksamkeitsprofile von Ritalin SR® sind noch nicht gänzlich bekannt. Deshalb sollten Patienten unter Langzeitbehandlung sorgfältig überwacht werden.«[17]
Das schreibt, wohlgemerkt, der Hersteller!

Methylphenidat ist sicher ein hochwirksames Medikament, es birgt aber durchaus gesundheitliche Gefahren beim Dauereinsatz über viele Jahre. Aus Tierversuchen geht hervor, dass die Substanz das Potenzial hat, die Struktur und Funktionsfähigkeit des Gehirns zu beeinflussen. Versuche an Ratten zeigen, dass Nervenzellen im Wachstum gehemmt werden. Inwieweit diese Ergebnisse auf den Menschen übertragbar sind, ist nicht klar, aber sie stimmen nachdenklich. Immerhin werden Tierversuche in der Pharmaindustrie eingesetzt, um die Wirksamkeit und mögliche Risiken von neuen Arzneimitteln beim Menschen einschätzen zu können.

Was Sie vor der Einnahme von Methylphenidat wissen sollten

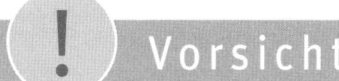

! Vorsicht

Beim Einsatz von Stimulanzien kann der Blutdruck ansteigen und die Reizweiterleitung im Herzen beeinträchtigt werden, was zu Herzjagen und sogar Herzrhythmusstörungen auch schon bei Kindern führen kann. Bei einem Herzfehler des Patienten muss eine Therapie mit Ritalin® daher unterbleiben. Auch die Körpergröße ist ein wichtiger zu berücksichtigender Faktor. Durch die regelmäßige Einnahme von Amphetaminen wird das Längenwachstum oftmals eingeschränkt, sodass eine geringere Körpergröße im Vergleich zum Altersdurchschnitt oder/und ein geringeres Körpergewicht die Folge sein können. Ursache ist der appetithemmende Effekt.

Da Ritalin® bei Tierversuchen zu Missbildungen geführt hat, ist ein Einsatz während einer Schwangerschaft unzulässig. Bei Frauen im gebärfähigen Alter muss auf eine strikte Empfängnisverhütung geachtet oder die Behandlung während der Schwangerschaft unterbrochen werden.

Weitere mögliche Nebenwirkungen sind Schlafstörungen, verstärkte Reizbarkeit, aggressives Verhalten, Magenbeschwerden, Kopfschmerzen, Schwindel, gesteigerte Herzfrequenz, Mundtrockenheit, Übelkeit, Erbrechen, übermäßiges Schwitzen, Fieber und Gelenkschmerzen.

Anna Baumgaertel von der kindermedizinischen Abteilung der Vanderbilt-Universität in Nashville, Tennessee, schreibt dazu:

»Viele Eltern wenden sich alternativen Behandlungsmethoden zu, weil sie besorgt sind über das Risiko einer starken psychoaktiven Medikation über eine unbestimmbare und lange Periode ... «[18]

Ritalin® – für Kleinkinder ungeeignet!

Risikobehaftet ist der Einsatz bei Kleinkindern unter sechs Jahren, weil hier keinerlei Untersuchungen vorliegen, das Medikament für diese Altersstufe nicht zugelassen und eine exakte Diagnose des Krankheitsbildes in diesem Alter nur schwer möglich ist.

Zudem ist der Einfluss einer starken psychoaktiven Medikation auf ein noch jüngeres und daher empfindlicheres Gehirn größer als bei älteren Kindern.

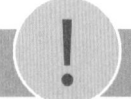 **V o r s i c h t**

Kindern unter sechs Jahren sollte kein Ritalin® verschrieben werden.

Eine amerikanische Studie aus dem Jahr 2000 zeigt dennoch einen dramatischen Anstieg der Verschreibungen in dieser Altersgruppe. Über einen Zeitraum von fünf Jahren erhielten 200 000 amerikanische Kinder zwischen zwei und fünf Jahren Ritalin®. Genaue Zahlen liegen für Deutschland leider nicht vor.

Strattera®

Strattera® ist ein in England und den USA bereits zugelassenes Medikament, das anders als Methylphenidat selektiv auf den Nervenbotenstoff Noradrenalin wirkt. Es kann sowohl bei Kindern (ab sechs Jahren) als auch bei Erwachsenen eingesetzt werden und wird stufenweise aufdosiert, um die Nebenwirkungen zu beherrschen.

Diese Nebenwirkungen fallen, wie bei Psychopharmaka allgemein üblich, umfangreich aus. So können u. a. Blutdrucksteigerungen, Magersucht, Krampfanfälle (Epilepsie), Verstopfung, Mundtrockenheit, Verdauungsbeschwerden, Übelkeit, Benommenheit, Kopfschmerz, Schlaflosigkeit, Stimmungsschwankungen, Menstruationsstörungen, Prostatabeschwerden, Impotenz, Harnverhalten, Herzrasen, Taubheitsgefühle und ein Kribbeln in den Gliedmaßen auftreten. Zumeist sind diese Beschwerden aber von kurzer Dauer.

Zusammenfassend lässt sich feststellen, dass Strattera® über einen anderen Mechanismus wirkt als Methylphenidat. Es kann eingesetzt werden, wenn andere therapeutische Maßnahmen nicht ausreichend greifen. Die Patienten müssen sorgfältig überwacht werden (Blutbild, Blutdruck, Puls, Körpergewicht, Körpergröße), da Daten über die Langzeitanwendung bislang nicht vorliegen.[19]

AD(H)S – eine Stoffwechselstörung

In den Genen sind unter anderem die Baupläne für Enzyme festgelegt. Enzyme sind Werkzeuge, die wir für einen einwandfrei funktionierenden Stoffwechsel benötigen. Kehren wir zur Verdeutlichung zu unserem Beispiel vom Auto zurück: Man kann sich den Stoffwechsel vorstellen wie eine industrielle Fabrikationshalle, in der Autos am Fließband hergestellt werden. Nur wenn alle Werkzeuge (z.B. Bohrer, Schrauber, Schweißgeräte) perfekt funktionieren, verlassen fehlerfreie Pkws die Fabrikationshalle. Als Endprodukt des »Fließbandes im Gehirn« entstehen die Botenstoffe Dopamin, Noradrenalin und Serotonin. Bei AD(H)S sind durch fehlerhafte Gene (Baupläne) einige der Werkzeuge am Fließband nicht voll funktionstüchtig. Als Folge kommt es zu einem gravierenden Ungleichgewicht zwischen den drei Überträgerstoffen, und schon ist das Chaos perfekt. Stellen Sie sich nun vor, Sie liefern genau die fehlenden Zwischenprodukte, um die Arbeitsstationen mit den defekten Werkzeugen zu überbrücken. In diesem Fall können wieder funktionstüchtige Pkws die Halle verlassen. Beim AD(H)S-Patienten bedeutet dies, dass ausreichende und normale Mengen an Botenstoffen (Neurotransmittern), nämlich Dopamin, Noradrenalin und Serotonin, gebildet werden.

 Fazit

Stimulanzien sind hochwirksame Arzneimittel mit einem entsprechenden Spektrum an Nebenwirkungen. Nicht ohne Grund unterstehen diese Stoffe dem Betäubungsmittelgesetz. Entscheidend wichtig für den medikamentösen Einsatz sind daher eine gründliche und sorgfältige Diagnose und ein Abwägen nach dem AD(H)S-Schweregrad. In welchem Maße ist die Entwicklung eines Kindes gefährdet (Sonderschule, selbstgefährdendes Risikoverhalten, dekompensierte Familiensituation)? Stimulanzien haben ihren Stellenwert bei schweren Formen von AD(H)S, die auf andere therapeutische Maßnahmen nicht ausreichend ansprechen. Eine sorgfältige medizinische Überwachung ist Voraussetzung für die Behandlung. Wenn irgend möglich, sollten Sie eine Dauerbehandlung Ihres Kindes sorgfältig abwägen und durch andere therapeutische Verfahren (Nährstofftherapie, Verhaltenstherapie) begleiten.

Wirkweise der Nährstofftherapie

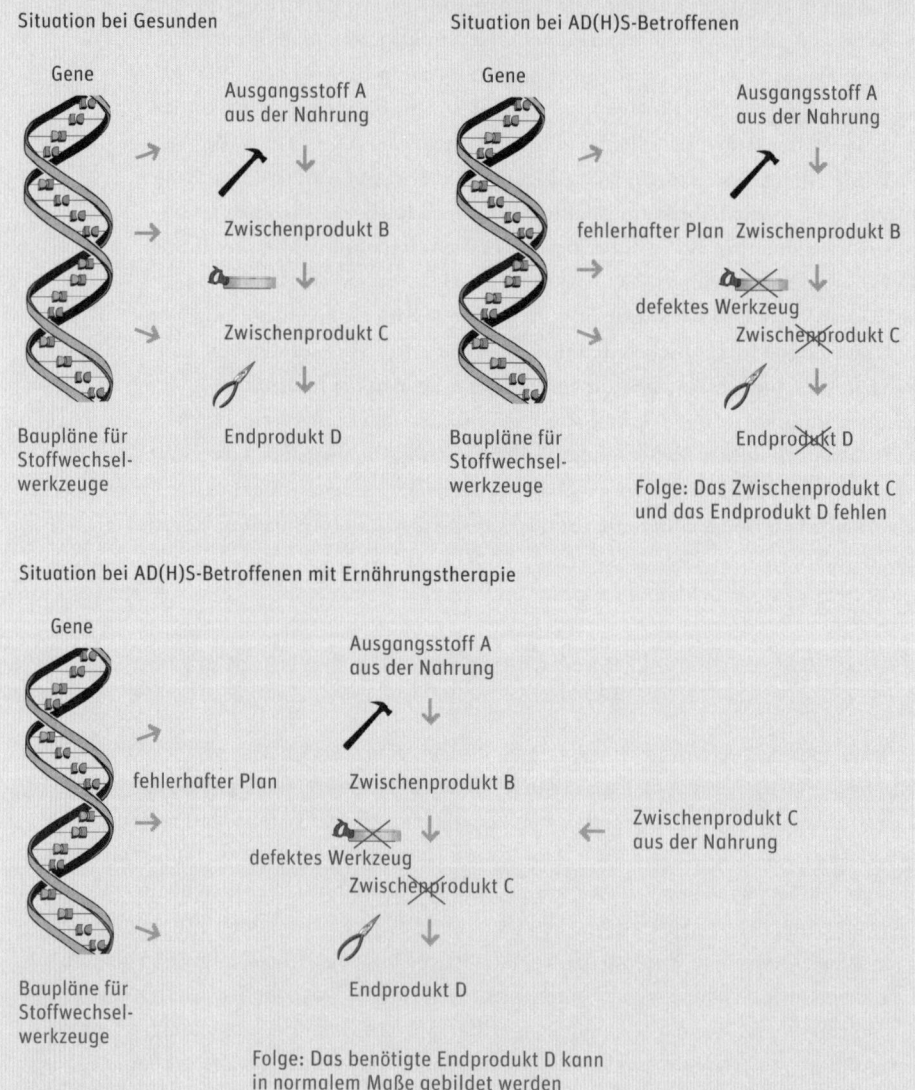

Situation bei Gesunden

Gene → Ausgangsstoff A aus der Nahrung

Zwischenprodukt B

Zwischenprodukt C

Baupläne für Stoffwechselwerkzeuge

Endprodukt D

Situation bei AD(H)S-Betroffenen

Gene → Ausgangsstoff A aus der Nahrung

fehlerhafter Plan Zwischenprodukt B

defektes Werkzeug

Zwischenprodukt C

Baupläne für Stoffwechselwerkzeuge

Endprodukt D

Folge: Das Zwischenprodukt C und das Endprodukt D fehlen

Situation bei AD(H)S-Betroffenen mit Ernährungstherapie

Gene → Ausgangsstoff A aus der Nahrung

fehlerhafter Plan Zwischenprodukt B

defektes Werkzeug

Zwischenprodukt C

Zwischenprodukt C aus der Nahrung

Baupläne für Stoffwechselwerkzeuge

Endprodukt D

Folge: Das benötigte Endprodukt D kann in normalem Maße gebildet werden

Die Abbildungen auf Seite 60 zeigen schematisch die Situation bei Gesunden und bei AD(H)S-Patienten ohne und mit Lieferung der Zwischenprodukte. Dies ist die Situation bei AD(H)S und ganz ähnlich auch bei der Legasthenie: Tritt eine mangelhafte Versorgung mit einem Zwischenprodukt durch den Gendefekt ein, kann das benötigte Endprodukt nicht mehr in ausreichendem Maße gebildet werden. Bei ausreichender Nährstoffversorgung, die auch die betreffenden Zwischenprodukte liefert, treten die Krankheitsbeschwerden deutlich schwächer auf, denn das benötigte Endprodukt D kann mithilfe der fehlenden Nährstoffe gebildet werden. Die ungünstige erbliche Anlage ist nach wie vor vorhanden, aber die Symptome und Beschwerden werden deutlich abgemildert.

Nährstofftherapie bei AD(H)S

Bei der Nährstofftherapie von AD(H)S sind zwei Aspekte von entscheidender Bedeutung:
1. An welche Nährstoffe ist unser Körper von Natur aus angepasst? Was ist erforderlich, was eher schädlich?
2. Wie stellt sich die Situation bei AD(H)S dar? Was ist anders als bei Gesunden und was folgt daraus für die Behandlung?

Der Mensch hat im Vergleich zu seiner Körpermasse ein einzigartig großes Gehirn. Die Gehirnmasse einer erwachsenen Person beträgt etwa 1500 g. Während die Körperlänge in den letzten drei Millionen Jahren um etwa ein Drittel zugenommen hat, ist das menschliche Gehirn in dieser Zeit um das Dreifache gewachsen! Das Gehirn der uns am nächsten verwandten Tierarten, Gorilla und Schimpanse, wiegt gerade einmal 300 bis 400 g. Ein zweijähriges Kind hingegen hat bereits eine Hirnmasse von gut einem Kilogramm.

Welche Rolle spielen Nährstoffe für das Gehirn?

Ein großes Gehirn kann nur dann ausgebildet werden, wenn auch ausreichend Baustoffe zur Verfügung stehen. Das menschliche Gehirn muss also infolge einer über lange Zeiten gleich bleibend reichhaltigen und optimalen Ernährung gewachsen sein. Archäologische Befunde belegen, dass diese rasante Entwicklung des menschlichen Gehirns ihren Höhepunkt mit dem Cromagnon-Menschen zum Ende der letzten Eiszeit vor ungefähr 18 000 Jahren erreichte. Dieser wies mit etwa 1650 g das bisher größte Gehirn auf.

Schaut man auf die geologische Zeittafel, dann fällt auf, dass in die letzten 2,5 Millionen Jahre fast alle Eiszeiten der Erdgeschichte fallen. Die Jahresdurchschnittstemperatur in Nordamerika, Eurasien und weiten Teilen Afrikas lag zwischen −5 und −10 °C, selbst am Äquator wurden nur −1 bis −2 °C erreicht. Die Sommer waren sehr kurz, die Vegetation spärlich und die Überlebensbedingungen extrem hart. Welche Nahrung hat unter diesen Umweltbedingungen eine solch dauerhafte Gehirnentwicklung ermöglicht und warum schrumpft das menschliche Gehirn seit der letzten Eiszeit wieder?

Unser Gehirn ist in Bezug zum Körpergewicht nicht nur größer als jenes aller Tierarten, es verbraucht auch deutlich mehr Energie, ist also wesentlich aktiver. Im Ergebnis bedeutet dies, dass wir ein im Vergleich zu allen anderen Lebewesen einzigartig großes, aktives und daher Energie zehrendes Gehirn haben. Gleichzeitig haben sich in den letzten 2,3 Millionen Jahren der Magen und der Darm im Vergleich zu unseren vegetarisch lebenden Vorfahren erheblich verkleinert. Dies deutet darauf hin, dass Nährstoffe in hoher Konzentration und in leicht aufschließbarer Form zur Verfügung gestanden haben müssen. Die Verkleinerung des Verdauungssystems auf die heutige Größe war also in diesem Eiszeitumfeld mit keinerlei Nachteilen verbunden. Unsere Vorfahren entwickelten sich daher dank einer Gehirnaufbauspezialkost zusehends prächtiger.

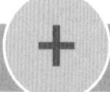

Info

Urmenschen deckten ihren Nährstoffbedarf zu einem nicht geringen Teil mit tierischen Nahrungsmitteln.

Die wichtigste Nährstoffquelle für unsere Vorfahren

Pflanzliche Kost kommt als Nährstoffquelle nicht infrage, denn diese ist relativ nährstoffarm. Es gibt heute keine Zweifel mehr, dass Urmenschen, um das Überleben und die Fortpflanzung zu sichern, zunehmend auf tierische Nahrungsmittel zurückgriffen. Da Insekten und Kleingetier zwar hochwertiges Protein, aber kaum Fette liefern und saftige T-Bone-Steaks kaum zur Verfügung standen, stellt sich die Frage, was diese spezielle energiereiche und hochwertige Nahrungsquelle war. Da unsere Vorfahren erst später zu erfolgreichen Großwildjägern wurden und Aas dank hungriger Raubtiere ebenfalls kaum zur Verfügung gestanden haben kann, muss eine andere Quelle vorhanden gewesen sein. Raubtieren und Aasfressern blieb die wertvolle Nahrungsquelle der zurückbleibenden Skelette verschlossen: das vom Knochenschädel geschützte Gehirn und das Knochenmark der Beutetiere. Nur wer über ausreichend Intelligenz verfügte und Steine als Werkzeug einsetzen konnte, war in der Lage, sich diese Nährstoffquelle zu erschließen.

Unentbehrlich für die Gehirnfunktion: die Fettsäuren AA und DHA

Möglicherweise sind Sie überrascht zu hören, dass das Gehirn, genauer gesagt die Nervenzellhüllen, hauptsächlich aus Fett bestehen. Unser Gehirn ist, bezogen auf den Energiegehalt, zu etwa 40 Prozent aus Eiweiß und zu etwa 60 Prozent aus Fett aufgebaut! Wir sind also im wahrsten Sinne des Wortes Fettköpfe. Es handelt sich hierbei allerdings um andere Fette als jene in der Bauch- und Hüftregion. Die hochungesättigten Fettsäuren Arachidonsäure (AA) und Docosahexaensäure (DHA) bilden im Verhältnis 1:1 die Nervenzellhülle. Sie sind unentbehrliche Bestandteile jeder einzelnen Nervenzelle und gehören zur Gruppe der Gehirnfettsäuren. Das Verhältnis dieser Fettsäuren beträgt in allen anderen Geweben übrigens zwischen 3:1 und 6:1, was deutlich macht, wie wichtig das Verhältnis dieser Fettsäuren für die Gehirnfunktion ist.

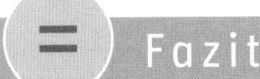

= Fazit

Das außergewöhnliche Hirnwachstum unserer Vorfahren während der letzten Eiszeiten wurde möglich durch den Verzehr von Hirnmasse, die in idealer Weise die Nervenbaustoffe in leicht aufzuschließender Form liefert. Damit war über hunderttausende von Jahren die Voraussetzung für ein vermehrtes Hirnwachstum gegeben. In Zeiten von BSE kann man diese Nährstoffquelle natürlich nicht mehr empfehlen.

Wie sich der menschliche Speiseplan im Lauf der Jahrtausende veränderte

Gegen Ende der letzten Eiszeit vor etwa 18 000 Jahren geschah etwas Bemerkenswertes: Die Temperaturen stiegen an, das Klima wurde milder und die Vegetation dichter. Gleichzeitig setzte eine Bevölkerungsexplosion ein, der Wildbestand schrumpfte und zudem starben viele Landtiere wegen mangelnder Anpassung an die neuen klimatischen Bedingungen aus. Deshalb änderten sich die Ernährungsgewohnheiten der Menschen grundlegend – von einer abwechslungsreichen Kost als Jäger und Sammler hin zu einer zwar mengenmäßig ausreichenden, dafür aber eintönigeren Ernährung, basierend auf Ackerbau und Viehzucht. Wildpflanzen, Wildfleisch und Fisch auf dem Speiseplan wurden durch Getreide und Zuchtfleisch ersetzt. Bedingt durch die Tatsache, dass Zuchttiere mit Getreide gemästet werden, fehlen hier die für die Bildung von DHA wichtigen Vorstufen aus Wildpflanzen. Dadurch kommt es zu einem Mangel an DHA in Zuchtfleisch und gleichzeitig einem Überschuss an AA. Wild lebende Hirsche, Elche, Bisons, Rinder und Hühner enthalten etwa fünfmal mehr DHA als landwirtschaftliche Zuchttiere.

Info

Mit dem Beginn von Ackerbau und Viehzucht verschlechterte sich die Nährstoffversorgung qualitativ.

Die in Getreideprodukten enthaltenen Fettsäuren können im menschlichen Körper zudem weiter zu AA umgebaut werden, sodass sich durch einen hohen Getreidekonsum indirekt der Arachidonsäurepegel erhöhen kann und das Gleichgewicht noch weiter gestört wird.

Gründe für den Mangel an Gehirnfettsäuren in unserer Nahrung

Die Gehirnfettsäuren DHA und AA existieren ausschließlich in tierischen Lebensmitteln. Die meisten Wildtiere sind in der Lage, DHA aus einer pflanzlichen Vorstufe zu bilden, die sie mit der natürlichen Nahrung aus ihrem Lebensraum aufnehmen. Zwar standen tierische Lebensmittel (Schweine-, Rinder-, Schafs- und Ziegenfleisch) mit dem Wechsel zur Verfügung, aber die Fleisch- und vor allem die Fettqualität von Zuchttieren wurde durch die Fütterung mit Getreide und anderen Futtermitteln anstatt mit den zuvor üblichen Wildpflanzen deutlich schlechter als jene von Wildtieren. Damit ist die Zufuhr an DHA mit der Umstellung auf die Viehzucht noch einmal gesunken, und das wichtige 1:1-Verhältnis von DHA zu AA, an das wir von der Evolution her angepasst sind, wird nicht mehr erreicht.

Eine weitere drastische Verschlechterung der Lebensmittelqualität setzte mit der Industrialisierung der Lebensmittelproduktion vor etwa 100 Jahren ein. Die Zufuhr von Zucker und anderen schnell verwertbaren Kohlenhydraten, an die der menschliche Körper nicht angepasst ist, nahm noch einmal zu; die Eiweißzufuhr sank und die Fettsäurezufuhr verschlechterte sich im Hinblick auf Menge und Zusammensetzung.

Heute ist bekannt, dass dieser Wechsel vom Jäger-und-Sammler-Dasein zu Ackerbau und Viehzucht treibenden Gesellschaften eine Reduktion der Körper- und Gehirngröße zur Folge hatte.

Außerdem gingen damit eine höhere Säuglingssterblichkeit, eine kürzere Lebenszeit, ein Ansteigen von Herz-Kreislauf-Erkrankungen und Infektionskrankheiten, eine Zunahme an Eisenmangelanämie (Blutarmut durch Eisenmangel), an Knochenerkrankungen wie Osteoporose und eine Zunahme von Karies einher.[20]

Mit Beginn der Sesshaftigkeit des Menschen nahm eine paradoxe Entwicklung ihren Lauf: Durch den Ackerbau konnte zwar der Hunger einer größeren Menge an Menschen gestillt werden, jedoch bei gleichzeitig deutlich schlechterer Nahrungsqualität. Zwar werden die Menschen in industrialisierten Ländern heute deutlich älter als jene Menschen vor der letzten Eiszeit, aber dies hat andere Gründe (Hygiene, Gesundheitssystem, Schutz vor Naturgewalten). Wenn zusätzlich die erforderlichen Nährstoffe in optimaler Menge zugeführt werden, können heute noch übliche und häufige Krankheiten im Vorfeld vermieden oder sogar erfolgreich therapiert werden.

Das Gehirn unterliegt wie alle anderen Organe auch einem ständigen Auf- und Umbauprozess. Wenn DHA nicht in ausreichendem Maße zur Verfügung steht, werden in die Nervenzellmembranen ähnliche, aber ungeeignete Fettsäuren eingebaut, was zu Fehlfunktionen führt.

Aus AA und aus DHA werden zudem unterschiedliche Hormonfamilien (Prostaglandine) gebildet, die sich in ihren Wirkungen erheblich unterscheiden. Mit einer Verschiebung des Fettsäuregleichgewichts wird damit auch das Hormongleichgewicht gestört, was wiederum einen zusätzlichen Einfluss auf die Nervenbotenstoffe Serotonin, Dopamin und Noradrenalin hat. Problematisch sind vor allem langfristige Verschiebungen.

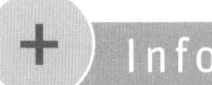

Info

Besonders problematisch sind also:
1. der Wechsel von Wildpflanzen, Früchten und Samen als pflanzlichen Lebensmitteln zu Getreideprodukten als Hauptnahrungsmitteln,
2. eine deutliche Verschlechterung der tierischen Fettqualität und
3. die zunehmend industrielle Herstellung und Verarbeitung von Lebensmitteln, welche in bestimmten Fällen mit einer Abnahme des Gehaltes an Gehirnfettsäuren einhergeht und gleichzeitig zu einer Zunahme an bestimmten Schadstoffen (trans-Fettsäuren, siehe Seite 103) führt.

Anteile der unterschiedlichen Fettsäuren in der Nahrung und ihre Veränderung von der Steinzeit bis heute[21]

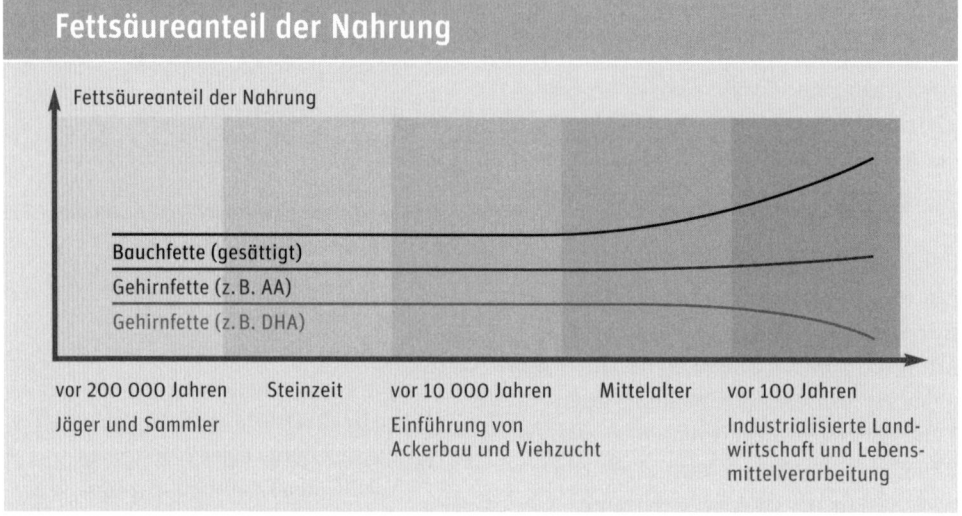

Fettsäureanteil der Nahrung

Fettsäureanteil der Nahrung

Bauchfette (gesättigt)

Gehirnfette (z. B. AA)

Gehirnfette (z. B. DHA)

vor 200 000 Jahren	Steinzeit	vor 10 000 Jahren	Mittelalter	vor 100 Jahren
Jäger und Sammler		Einführung von Ackerbau und Viehzucht		Industrialisierte Landwirtschaft und Lebensmittelverarbeitung

Fettarme Ernährung – der falsche Weg!

Durch die »Low-Fat«-Kampagnen der vergangenen 30 Jahre hat Fett in unseren Köpfen einen schlechten Ruf erworben. Wenn es einen Übeltäter für Figurprobleme, Gesundheitsstörungen und Pickel gibt, dann kann es sich wohl nur um Fett handeln, so die zwar einfache, aber falsche Annahme.

Die Ernährungsgesellschaften der meisten westlichen Industrienationen empfahlen über die letzten Jahrzehnte eine kohlenhydratreiche und fettarme Ernährung, vor allem, um des gewaltigen Problems Übergewicht Herr zu werden. Fette mit 9 kcal pro Gramm sind zwar energiereicher als ein Gramm Kohlenhydrate, das gerade einmal 4 kcal liefert. Die logisch erscheinende – aber falsche – Schlussfolgerung: Wer viel Fette isst, wird dick und krank, wer wenig Fette isst, bleibt schlank. Und so sank der Gesamtfettverzehr im Durchschnitt und damit auch die Zufuhr an Gehirnfettsäuren.

Verschlimmernd wirkte sich aber noch die Empfehlung aus, den Getreideverzehr sozusagen zur Basisernährung zu machen. Wie Sie wissen, liefern die Getreidearten vorwiegend Fette der Omega-6-Reihe. Dass die Empfehlung einer fettarmen Ernährung falsch ist, belegt die in westlichen Industrienationen gerade durch einen verminderten Verzehr von Fetten enorm angestiegene Zahl an Übergewichtigen; in den USA – der Heimat von »Low-Fat«, und »No-Fat«-Produkte – ist Adipositas mittlerweile das am schnellsten wachsende Gesundheitsproblem überhaupt.

Mit einer Einschränkung der Fettzufuhr, speziell der Gehirnfettsäuren, geht auch ein Anstieg an AD(H)S und Legasthenie einher.

Ein Mangel an Gehirnfettsäuren führt zu vielfältigen Beschwerden

Tatsächlich ist Fett ein Baustoff, ohne den Leben nicht möglich ist. Ebenso wie Eiweiß, Vitamine, Mineralstoffe oder Spurenelemente muss Fett täglich zugeführt werden. Wichtig ist hierbei, um welche Fette es sich handelt. Tatsache ist, dass Fett nicht gleich Fett ist, denn die Qualität entscheidet.

Wie Sie bereits wissen, unterscheiden wir Bauchfette und Gehirnfette. Aus DHA und AA werden die Nervenzellhüllen gebildet und eine Reihe von lebenswichtigen Reglerstoffen (Hormonen). Bei einem Mangel entstehen zunächst leichte Beschwerden und Gesundheitsstörungen, später können sich daraus schwer wiegende Krankheitsbilder entwickeln – angefangen bei nachlassender Konzentrationsfähigkeit, verminderter Frustrationstoleranz, Stimmungsschwankungen und Depressionen über ein gesteigertes Entzündungsgeschehen bis hin zu Allergien, Asthma, Ekzemen, rheumatischen Erkrankungen, erhöhten Blutfettwerten, Bluthochdruck, Thrombosen, Arteriosklerose und vielen anderen Krankheiten. Diese Vielfältigkeit macht deutlich, welche zentrale Funktion Fettsäuren im Stoffwechsel wahrnehmen.[23]

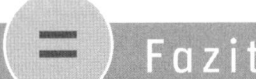

= Fazit

Wichtige Gehirnbaustoffe sind in unserer Ernährung seit der Einführung des Ackerbaus knapp geworden. Mit der Verbreitung der industriellen Landwirtschaft vor etwa 100 Jahren und der starken Verarbeitung der Lebensmittel trat eine weitere drastische Verschiebung bei den Gehirnfettsäuren und den ungünstigen gesättigten Fettsäuren ein. Der Mensch ernährt sich nicht mehr art- bzw. »gehirngerecht«. Wenn vegetarisch lebende Tierarten auf Dauer mit Fleisch gefüttert werden, entstehen Krankheiten, wofür das Auftreten von BSE durch die Tiermehlverfütterung nur ein Beispiel ist. Mit Einführung des Ackerbaus in die Jäger- und-Sammler-Gesellschaft nahm die Gehirngröße des Menschen bereits um zehn Prozent ab.[22]

Was ist bei AD(H)S-Patienten und Menschen mit Legasthenie anders?

Um die Frage nach dem Unterschied zwischen dem Stoffwechsel eines gesunden Menschen und dem eines AD(H)S-Betroffenen zu beantworten, müssen wir zunächst die unterschiedlichen Fettarten genauer kennen lernen.

Aufbau von Fetten

Glycerin

Fettsäuren

Fettsäuren

Fettsäuren

Für die Gesundheit unentbehrlich: die richtige Fettsäure

Ein Fett ist ähnlich aufgebaut wie der Buchstabe E. Es besteht aus einem langen, senkrechten Baustein und drei waagerechten Schenkeln. Den senkrechten Balken nennt man Glycerin, die drei waagerechten Schenkel sind die so genannten Fettsäuren. Das Glycerin ist also ein Bindeglied zu den Fettsäuren.

Von den Fettsäuren existieren wiederum zahlreiche Vertreter, die sich in Familien einteilen lassen. Man unterscheidet zwei große Gruppen: die gesättigten Fettsäuren und die ungesättigten Fettsäuren. Bei den gesättigten Fettsäuren gibt es zwischen den einzelnen Kohlenstoffatomen keine Doppelbindungen, bei den ungesättigten treten eine oder mehrere dieser Doppelbindungen auf. Bei den ungesättigten Fettsäuren unterscheidet man wiederum drei Untergruppen, und zwar die so genannte Omega-3-, die Omega-6- und die Omega-9-Reihe.

Zu den gesättigten Fettsäuren (Bauchfetten) gehören Bratfette wie z. B. Biskin®, Palmin® und Frittierfette zur Zubereitung von Pommes frites und Chips. Omega-3-Fettsäuren (Gehirnfette) sind in nennenswerten Mengen und in einer verwertbaren Form heute nur noch in fetten Fischsorten, Muscheln und Shrimps enthalten. Omega-6-Fettsäuren (Gehirnfette) finden sich hauptsächlich in

* Tipp

Nehmen Sie lieber Sonnenblumenstatt Olivenöl, denn Olivenöl gehört zu den Omega-9-fettsäurereichen und damit entbehrlichen Fetten.

pflanzlichen Ölen und Margarine, so besonders in Sonnenblumenöl, Maiskeimöl, Weizenkeimöl, Safloröl, Sojaöl, Walnussöl und auch in Rapsöl, ferner in Diätmargarinen und anderen Margarinearten.

Omega-9-Fettsäuren sind entbehrlich und daher wie die gesättigten Fettsäuren zu bewerten, denn sie liefern hauptsächlich Energie.

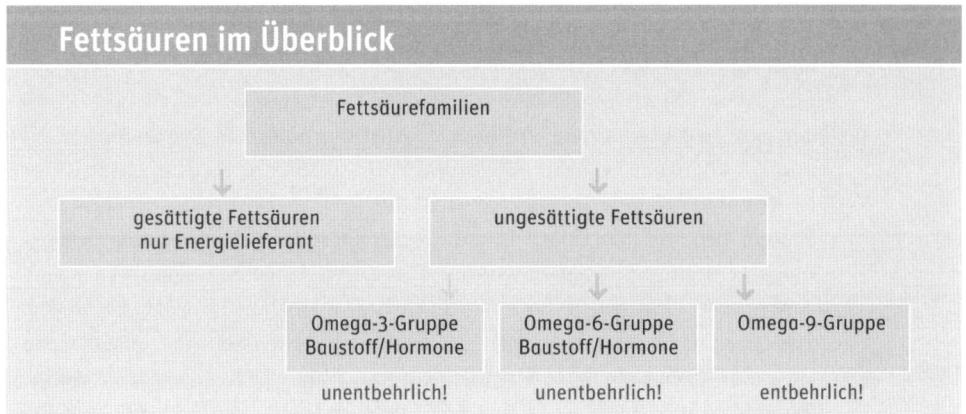

Omega-3- und Omega-6-Fettsäuren

Da die Omega-3- und die Omega-6-Fettsäuren nicht nur in Nervenzellhüllen eingebaut, sondern aus ihnen auch Hormone (Regulatorstoffe) gebildet werden, spielen diese beiden Familien eine ganz entscheidende Rolle. Über die Menge, die wir mit der Nahrung zuführen, kann nämlich das hormonelle Gleichgewicht erheblich in die eine oder andere Richtung verschoben werden. Für die Stoffwechselgesundheit insbesondere des Gehirns ist ein Gleichgewicht von 1:1 optimal. Bei der in Westeuropa typischen Ernährung liegt aber eine starke Verschiebung in Richtung zur Omega-6-Gruppe bei einem Mangel an Omega-3-Fettsäuren vor.

Für die weiteren Zusammenhänge müssen wir die Fettsäuren noch etwas genauer betrachten. Die für die Gesundheit bedeutsamen Fettsäuren gehören alle entweder zur Omega-3- oder zur Omega-6-Familie, so auch die beiden Gehirnfettsäuren Docosahexaensäure (DHA, Omega-3-Familie) und die Arachidonsäure (AA, Omega-6-Familie).

Ein gesunder Körper kann diese beiden Fettsäuren über verschiedene Stufen aus bestimmten Ausgangsfettsäuren in begrenztem Maße bilden: aus Linolsäure (LA, Omega-6) und alpha-Linolensäure (ALA, Omega-3).

Omega-3-Fettsäuren können also beim Gesunden ineinander umgewandelt werden, ebenso Omega-6-Fettsäuren, aber niemals Omega-3- in Omega-6-Fettsäuren oder umgekehrt. Man kann sich das vorstellen – um bei unserem bewährten Beispiel zu bleiben – wie bei zwei Automobilherstellern A und B, die jeweils einen Modelltyp bauen. Teile vom Fahrzeughersteller A können aber nicht für Autos des Herstellers B verwendet werden.

Der gesunde Stoffwechsel des menschlichen Körpers ist wählerisch und akzeptiert nur ganz bestimmte Fettsäuren als Ausgangsstoffe. Die Startketten ALA und LA können in bestimmter Art und Weise verändert, also umgebaut werden (siehe unten stehende Tabelle).

Entscheidend ist, dass für die Umwandlung jeweils nur eine Werkzeugausrüstung zur Verfügung steht. Sowohl die Fettsäuren der einen Reihe als auch jene der anderen hängen also von funktionstüchtigen Stoffwechselwerkzeugen (Enzymen) ab. Fällt eines dieser Werkzeuge dauerhaft aus oder funktioniert nicht einwandfrei, entstehen gravierende Probleme. Eines der Kernprobleme von Patienten mit AD(H)S und Legasthenie besteht darin, dass durch eine erbliche Besonderheit einige Stoffwechselwerkzeuge defekt sind. Für unsere Produktionsstraße hieße das: Funktionieren einige Werkzeuge nicht richtig, stoppt die Produktion.

Wie der Körper Fettsäuren verstoffwechselt

Omega-3-Weg (»Produktionsstraße 3«)	Enzyme	Omega-6-Weg (»Produktionsstraße 6«)
alpha-Linolensäure (ALA)		Linolsäure (LA)
↓	Delta-6-desaturase	↓
Stearidonsäure (SA)	Elongase	Gamma-Linolensäure (GLA)
↓		↓
Eicosatetraensäure (ETA)		Dihomogammalinolensäure (DGLA)
↓	Delta-5-desaturase	↓
Eicosapentaensäure (EPA)		Arachidonsäure (AA)
↓	Elongase	↓
Docosapentaensäure (DPA)		Docosatetraensäure (DTA)
↓		↓
Docosahexaensäure (DHA)	Delta-4-desaturase	Docosapentaensäure (DPA)

AD(H)S und Legasthenie: Folge eines gestörten Fettsäure-stoffwechsels

Dies ist, soweit bekannt, die Situation bei AD(H)S und Legasthenie. Der gesamte Fettsäurestoffwechsel ist hier aus den Fugen geraten. Es fehlen die Gehirnfettsäuren DHA und AA als Nervenbaustoffe, und zusätzlich verschiebt sich das so wichtige Gleichgewicht der aus den Fettsäuren gebildeten Hormone, was wiederum den Stoffwechsel der Nervenbotenstoffe stört.

Die Folge sind die AD(H)S-typischen Verhaltensauffälligkeiten und die körperlichen Begleitsymptome wie trockene, brüchige Haare, Kopfschuppen, spröde Nägel, trockene Haut, übermäßiger Durst, häufiges Wasserlassen, besondere Anfälligkeit für Allergien, Asthma, Ekzeme und Neurodermitis.

Die Umwandlung der Fettsäuren kann zusätzlich durch günstige oder ungünstige Lebensstilfaktoren beeinflusst werden. Die typisch westliche Ernährungsform mit einem Mangel an Omega-3-Fettsäuren einerseits und einer übermäßigen Zufuhr an Omega-6-Fettsäuren andererseits kann schon bei Gesunden zu einer Schieflage des Fettsäuregleichgewichts mit langfristig erheblichen gesundheitlichen Nachteilen führen.

Bei AD(H)S und Legasthenie wird durch den zusätzlichen Ausfall der Enzyme eine dramatische Schieflage erzeugt. Zusätzlich verschärfende Faktoren sind Stress, Virusinfektionen, verschiedene Krankheiten, Alkoholkonsum und insbesondere die Zufuhr von trans-Fettsäuren. Trans-Fettsäuren sind Schadstoffe, die z. B. beim Frittieren oder bei der Margarineherstellung entstehen und daher reichlich in Pommes frites, Chips, qualitativ schlechten Margarinen und Nuss-Nougat-Cremes enthalten sind; sie stecken aber auch in vielen Fertigprodukten wie Pizza und Hamburgern.

+ Info

Trans-Fettsäuren blockieren die Enzyme zum Umbau der Fettsäuren und damit die Produktionsstraßen 3 bzw. 6 und führen so bei AD(H)S zu einer weiteren Verschärfung des Fettsäureungleichgewichts.

Als Ausweg aus diesem Dilemma ist es Erfolg versprechend, die fehlenden Gehirnfettsäuren und Zwischenprodukte des Fettsäurestoffwechsels der Produktionsstraße über eine andere Quelle zuzuführen. Doch schauen wir uns zunächst an, was die internationale Forschung an Ergebnissen zu diesem Thema bereithält.

Die Forschungsergebnisse

Ein Zusammenhang zwischen Nährstoffen und dem Auftreten von AD(H)S und Legasthenie wird schon seit einigen Jahrzehnten vermutet. So wurden bereits chemische Lebensmittelzusätze wie Phosphate, Farb- oder Konservierungsstoffe oder auch Zucker als Auslöser diskutiert.

Keine dieser Theorien hielt bisher aber einer wissenschaftlichen Untersuchung stand. Umso interessanter sind daher die Forschungsergebnisse der letzten Jahre.

Der AD(H)S-Auslöser: ein Mangel an Gehirnfettsäuren

Die älteste Beobachtung in dieser Richtung stammt von Irene Colquhoun und ihrer Tochter Sally Bunday aus Sussex, England. Obgleich beide Frauen keine wissenschaftliche medizinische Ausbildung genossen haben, entwickelten sie durch ihre persönliche Betroffenheit ein enormes Engagement, den Ursachen von AD(H)S auf den Grund zu gehen.

Sie eigneten sich die erforderlichen Kenntnisse an und gründeten zunächst eine Selbsthilfegruppe, die so großen Zulauf hatte, dass daraus innerhalb von kurzer Zeit 70 Tochtergruppen verstreut in ganz England entstanden. Ihre Hypothesen wurden im Jahr 1981 in der Zeitschrift *Medical Hypothesis* veröffentlicht; heute sind diese Ergebnisse bestätigt.

Info

Colquhoun und Bunday schreiben:

»Wir sind zu der Überzeugung gelangt, dass diese Kinder ein Defizit an essenziellen Fettsäuren haben, weil sie Linolsäure nicht normal verstoffwechseln können (...) Ein hoher Anteil der Kinder hat abnormen Durst, was eines der Hauptanzeichen für einen Fettsäuremangel ist (...) Durch die Supplementierung mehrfach ungesättigter Fettsäuren konnten wir bei einer großen Zahl von Kindern hoffnungsvolle Resultate erzielen (...) Hyperaktive Kinder haben möglicherweise eine erbliche Störung, die eine erhöhte Fettsäurezufuhr erfordert, oder sie haben eine Störung im Fettsäurestoffwechsel.«[24]

Die drei wichtigen Gehirnfettsäuren: DHA, AA und GLA (Gamma-Linolensäure)

Erst Jahre später wurden diese Beobachtungen durch Forschungsergebnisse bestätigt: Dr. Mitchell von der kindermedizinischen Abteilung der neuseeländischen Universität Auckland verglich 48 hyperaktive Kinder mit einer ähnlich strukturierten, aber gesunden Gruppe über einen Zeitraum von zwölf Monaten. Bei AD(H)S-Kindern waren die Serumspiegel an den Gehirnfettsäuren DHA und AA deutlich niedriger als in der gesunden Kontrollgruppe. Wesentlich mehr hyperaktive Kinder hatten akustische, visuelle, Sprach-, Lese- und Lernprobleme und ein niedrigeres Geburtsgewicht.

Besonders häufig waren bei ihnen Erkältungen, gesteigerter Durst, vermehrter Harndrang und verschiedene andere Auffälligkeiten zu beobachten. Die Zahl der Unfälle in der AD(H)S-Gruppe war zudem deutlich größer als in der gesunden Kontrollgruppe.[25] Laura Stevens von der US-amerikanischen Purdue-Universität stellte im Jahr 1995 in einer Studie mit 53 an AD(H)S erkrankten Jungen fest, dass diese dramatisch niedrigere Konzentrationen an bestimmten Gehirnfettsäuren (vor allem AA, DHA) im Plasma und in den roten Blutzellen aufwiesen. Je ausgeprägter der Mangel auftrat, umso schwerer waren die AD(H)S-Symptome (siehe Grafik).[26]

Dr. Alexandra Richardson von der renommierten Oxford-Universität in England bestätigte dieses Ergebnis im Jahr 2000 für Kinder mit AD(H)S und Lese-Rechtschreib-Schwäche. Sie untersuchte 97 Kinder, die alle einen Mangel an den Gehirnfettsäuren AA und DHA aufwiesen. Massive Leseschwierigkeiten und fehlerhaftes Buchstabieren waren bei einem gravierenden Mangel an DHA und AA am ausgeprägtesten.[27]

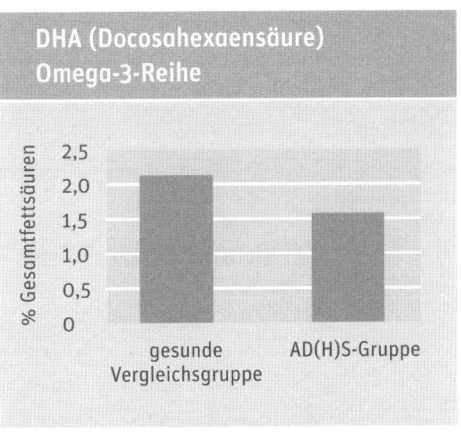

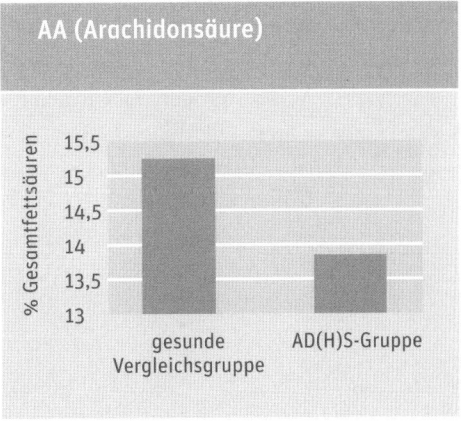

Eine besondere Rolle spielt auch die Gehirnfettsäure Gamma-Linolensäure (GLA), die für viele Körperfunktionen wichtig ist. Es wurde nachgewiesen, dass umso stärkere AD(H)S-Symptome auftreten, je niedriger die GLA-Level sind, wohingegen die Vorstufe der GLA, die Linolsäure, keinen Einfluss auf die Symptome hat.[28] Das wiederum spricht deutlich dafür, dass mindestens ein Defekt des Enzyms Delta-6-Desaturase (siehe Seite 70) vorliegt, welches Linolsäure in Gamma-Linolensäure umwandelt, sodass die dahinter liegende Produktion ins Stocken gerät. Muttermilch enthält im Vergleich zu Kuhmilch und Ziegenmilch relativ große Mengen an DHA und GLA, vermutlich weil beim Säugling die Delta-6-Desaturase noch unreif ist, was durch die Muttermilch kompensiert wird (siehe Seite 101 f.).

Tipp

Werdende Mütter sollten für eine optimale Zufuhr an Gehirnfettsäuren bereits während der Schwangerschaft und später auch in der Stillzeit sorgen und nach der Geburt möglichst lange stillen.

Zink und Magnesium – unentbehrliche Mineralstoffe!

1994 untersuchte eine polnische Arbeitsgruppe 50 Kinder mit AD(H)S im Alter zwischen vier und 13 Jahren auf den Magnesium- und Zinkgehalt im Plasma, in den roten Blutkörperchen, im Urin und in den Haaren. Es zeigten sich dramatische Defizite dieser beiden Mineralstoffe im Vergleich zur gesunden Kontrollgruppe.[29] Drei Jahre später wurden 116 mit AD(H)S diagnostizierte Kinder im Alter von neun bis zwölf Jahren (96 Jungen, 20 Mädchen) untersucht. 48 Kinder zeigten ein ausgeprägt oppositionelles Verhalten. Signifikante Magnesiumdefizite wurden bei 110 Kindern festgestellt.[30] Im Rahmen einer anderen Studie zeigte sich, dass ein Magnesiummangel nur bei zehn Prozent von 249 untersuchten gesunden Kindern, aber bei 87 Prozent der AD(H)S-Patienten zu finden war.[31] Gesunde Kinder entwickeln also deutlich seltener Mangelerscheinungen als AD(H)S-Patienten. Zink- und Magnesium steuern u.a. die Enzyme (Stoffwechselwerkzeuge) zum Umbau der Fettsäuren. Offensichtlich führt der Defekt bei den Enzymen des Fettstoffwechsels auch zu einem Verlust dieser beiden für die Enzyme notwendigen Mineralstoffe.

Nach dem Gebrauch von Stimulanzien bei AD(H)S-Kindern ließ sich ein Anstieg der Magnesiumkonzentration im Serum messen. Möglicherweise führen

Stimulanzien zu einem erhöhten Magnesiumverbrauch.[32] Klinische Studien mit AD(H)S-Kindern belegen, dass diese einen vergleichsweise hohen Mangel an Magnesium aufweisen und von einer kontinuierlichen Magnesiumzufuhr deutlich profitieren.[33]

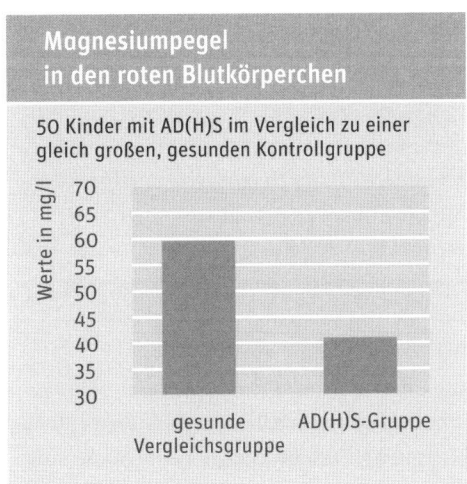

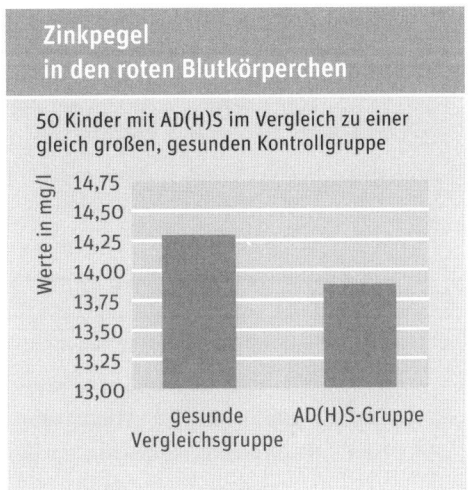

Ein ähnliches Ergebnis liegt für Zink vor. Zwei Drittel der AD(H)S-Kinder haben ein Zinkdefizit. Zink ist ein unentbehrliches Spurenelement, das für ein normales Wachstum, das Immunsystem, die Gehirnentwicklung und den Neurotransmitterstoffwechsel von entscheidender Bedeutung ist.
Ein Zinkdefizit konnte bei einer normal ernährten Gruppe von AD(H)S-Kindern im Vergleich zu einer Kontrollgruppe nachgewiesen werden. Außerdem stellte sich heraus, dass AD(H)S-Kinder mit stark erniedrigten Zinkpegeln schlechter auf eine Stimulanzientherapie ansprechen.[34]
Chris Meletis, der Chefarzt des National College of Naturopathic Medicine in Oregon, stellte fest, dass bei AD(H)S-Kindern ein deutliches Defizit an Gehirnfettsäuren und ein deutlich erniedrigter Zinkpegel im Vergleich zu gleichaltrigen gesunden Kindern vorliegen. Diese Ergebnisse wurden durch türkische Wissenschaftler bestätigt.[35] Gleiches gilt für Magnesium. Für Meletis besteht kein Zweifel, dass ein gestörter Fettsäurestoffwechsel das Kernproblem bei AD(H)S ist (s. Anm. 34).

Warum beeinflusst die Zufuhr von Gehirnfettsäuren das Verhalten von AD(H)S-Kindern?

Der Amerikaner Joseph Hibbeln untersuchte den Zusammenhang zwischen der Menge an den bei AD(H)S wichtigen Nervenbotenstoffen Serotonin und Dopamin in Abhängigkeit von der Menge an Gehirnfettsäuren im Blutplasma. Hibbeln stellte fest, dass DHA-arme Diäten die Konzentration an Serotonin im Gehirn senken, hingegen eine vermehrte DHA-Zufuhr die Konzentration erhöhen. Mit steigendem Serotoninpegel normalisiert sich bei AD(H)S-Kindern die übermäßige Impulsivität, die Stimmung hellt sich spürbar auf und aggressives Verhalten verschwindet.[36] Diese Studie wird durch eine weitere, über fünf Jahre angelegte Untersuchung bestätigt.[37] Hibbeln beobachtete ferner, dass neben DHA auch AA den Serotoninpegel und den Dopaminpegel beeinflusst.[38] Der Zusammenhang zwischen Fettsäuremenge und Neurotransmittermenge kommt über die aus den Fettsäuren gebildeten Hormone (Prostaglandine) zu Stande, welche die Neurotransmitterbildung und deren Abbau steuern.

Für AD(H)S und Legasthenie bedeutet dies, dass es sinnvoll ist, die im Mangel befindlichen Gehirnfettsäuren dauerhaft über die Ernährung zuzuführen, weil dadurch das Ungleichgewicht der Neurotransmitter ausgeglichen werden kann.

Nährstoffkonzentrate – die einfache Antwort

Eine Arbeitsgruppe um Alexandra Richardson untersuchte in einer streng kontrollierten Studie die Anwendung von Nährstoffkonzentraten mit Gehirnfettsäuren (DHA, AA und GLA) bei Kindern mit AD(H)S.[39] 41 durchschnittlich intelligente Kinder im Alter von acht bis zwölf Jahren mit Lese-Rechtschreib-Schwäche und AD(H)S wurden zwölf Wochen lang mit einem Nährstoffkonzentrat aus den Gehirnfettsäuren behandelt, die Ergebnisse wurden anschließend einer unbehandelten Vergleichsgruppe gegenübergestellt. Erstmalig wurden DHA, GLA und AA gemeinsam eingesetzt. Keines der Kinder erhielt Medikamente. Der Schweregrad der Symptome wurde mit einem standardisierten Fragebogen durch die Eltern ermittelt und die Ergebnisse als Punktwerte dargestellt. Je stärker die Beschwerden auftraten, umso höher waren die jeweiligen Punktwerte. Zu Beginn unterschieden sich die Gruppen nicht, nach zwölf Wochen waren Beschwerden im Bereich Aufmerksamkeit und generelles Verhalten bereits deutlich geringer als in der unbehandelten Gruppe. Damit stand fest: Die Zufuhr von Gehirnfettsäuren verringert die AD(H)S-Symptome nachweisbar deutlich.

In tabellarischer Auflistung sieht die Verbesserung der einzelnen Beschwerden folgendermaßen aus:

Beschwerden	Verbesserung der Beschwerden in Prozent vom Ausgangswert nach drei Monaten
Psychosomatische Beschwerden	– 18
Angst, Schüchternheit	– 12
Unaufmerksamkeit	– 9,3
Ruhelosigkeit, Impulsivität	– 8,2
Hyperaktivität	– 6,6
Konzentrationsprobleme	– 8,2
Emotionale Labilität	– 7,4
Perfektionismus	– 5,5
Symptomschwere insgesamt	– 8

Die Fettsäurepegel im Blut stiegen während der Behandlung an, entsprechend schwanden die AD(H)S-Symptome. Eine derartige Nährstofftherapie ist mindestens drei Monate erforderlich, weil der Fettstoffwechsel des Gehirns nur langsam abläuft.[40] Die Studie belegt eindrucksvoll die Vorteile einer nebenwirkungsarmen Supplementierung mit natürlichen Nährstoffen.

Weitere Untersuchungen zu Nährstoffkonzentraten

In einer weiteren kleinen Studie mit 16 an AD(H)S erkrankten Jungen im Alter von sechs bis zwölf Jahren verglich Eugene Arnold, der ehemalige Chef des National Institute of Mental Health in Ohio, die Wirksamkeit von Amphetamin, GLA und einem Scheinmedikament. Er fand heraus, dass stärkere AD(H)S-Symptome bei den Jungen auftraten, die niedrigere GLA-Pegel aufwiesen. Arnold konnte auch nachweisen, dass unter der GLA-Therapie die Hyperaktivität wie auch die anderen Symptome deutlich abnahmen.[41]

An der berühmten Mayo-Klinik in Minnesota wurden 63 mit Ritalin® behandelte Kinder vier Monate lang mit 345 mg DHA zusätzlich pro Tag versorgt. Es handelte sich um gentechnisch hergestelltes DHA aus Algen, das weder AA noch GLA enthielt. Ergebnis: Die Spiegel an DHA vor dem Test waren erniedrigt, nach der Behandlung hingegen normal.[42] In diesem Fall war kein Effekt

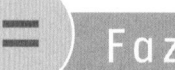

Fazit

Ursachen

Bei AD(H)S liegt ein in der Regel ausgeprägter Mangel an Gehirnfettsäuren (DHA, GLA und AA) und an Magnesium und Zink vor. AD(H)S ist daher eine psychiatrische Erkrankung auf Basis einer Stoffwechselkrankheit. Der wichtigste Defekt besteht in einer eingeschränkten Fähigkeit, Gehirnfettsäuren zu verstoffwechseln. Dies führt zu einer gestörten Struktur der Nervenzellmembranen und zu einem Mangel an Prostaglandinen. Ergebnis: Das Gleichgewicht der Nervenbotenstoffe Noradrenalin, Dopamin und Serotonin ist verschoben, was Verhaltensauffälligkeiten auslöst.

Effekte der Nährstofftherapie

Fest steht, dass durch eine gezielte und dauerhafte Zufuhr der fehlenden Nährstoffe die Symptome von AD(H)S deutlich gemildert werden können. Am eindrucksvollsten sind die Veränderungen im Bereich des Sozialverhaltens. Aggressionen, oppositionelles Verhalten und Stimmungsschwankungen werden reduziert, Körperkontakt ist leichter möglich. Die Familien- und Schulsituation entspannt sich, die Kinder sind ausgeglichener. Im gleichen Maße schwindet die übermäßige körperliche Aktivität. Das Essverhalten normalisiert sich. Etwas weniger effektiv ist die Nährstofftherapie im Bereich Aufmerksamkeitsdefizit.

Kombination mit Medikamenten

In leichteren Fällen kann man auf eine medikamentöse Behandlung verzichten, in schweren Fällen können Stimulanzien auf Grund einer in einigen Fällen verbesserten Wirksamkeit niedriger dosiert werden. Gerade in der Kombination mit einer medikamentösen Behandlung zeigen sich die Stärken der Nährstofftherapie; die Verträglichkeit von Stimulanzien wird verbessert. AD(H)S kann man nicht heilen, aber man kann die Beschwerden reduzieren oder sogar ganz zum Verschwinden bringen.

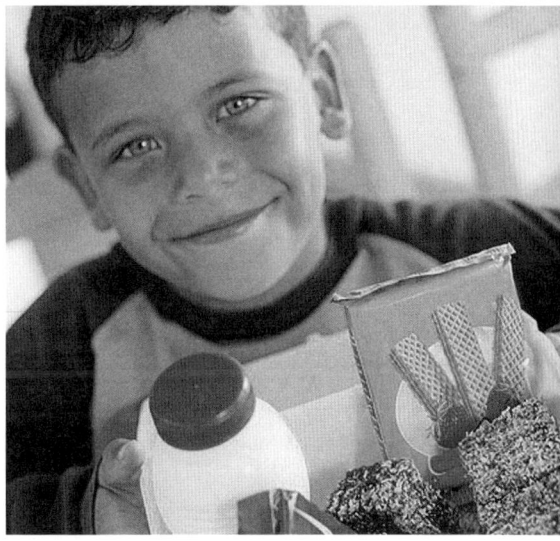

auf die AD(H)S-Symptome feststellbar, was auf ein Fehlen der ebenso wichtigen GLA und AA zurückzuführen ist. Es ist also von entscheidender Bedeutung, dass Supplemente alle fehlenden Zwischenprodukte des Fettsäurestoffwechsels wie auch die erwähnten Mineralstoffe liefern.

Aus dieser Studie geht außerdem hervor, dass die in Laienkreisen weit verbreitete Anwendung von AFA-Algen bei einer AD(H)S-Störung nutzlos ist, weil hier die für eine Therapie erforderlichen Gehirnfettsäuren GLA und AA fehlen. Im Übrigen warnt das Bundesinstitut für gesundheitlichen Verbraucherschutz auch deshalb vor der Einnahme von Algen bei AD(H)S, weil »(…) bestimmte Stämme Gifte bilden, die das Nervensystem

Kinder lieben Süßes – deshalb ist die Nährstoffzufuhr durch Nahrungsergänzungsmittel meist einfacher als die Versorgung allein über die Ernährung.

angreifen und schädigen können. Außerdem können die Algen mit anderen Cyanobakterien verunreinigt sein, die leberschädigende Microcystine erzeugen.«[43]

Wie führt man eine Nährstofftherapie durch?

Grundsätzlich können Sie die betreffenden Nährstoffe Ihrem Kind auch durch ein striktes tägliches Ernährungsregime in ausreichender Menge zuführen. Das Problem dabei ist nur, dass gerade AD(H)S-Kinder oftmals eine gestörte und einseitige Nahrungsmittelauswahl treffen. Es ist daher in der Praxis schwierig, täglich ein Stück frisch geräucherter Makrele »an den Mann zu bringen«, wenn die Kinder nach Schokoriegeln verlangen. Aus diesem Grund ist die Nährstofftherapie mit Konzentraten einfacher und sicherer, denn so können Sie Ihrem Kind die relevanten Nährstoffe in exakt festgelegter Dosis täglich zukommen lassen.

Welche Öle sind für eine Nährstofftherapie geeignet?

Eine Kombination aus Thunfisch- und Nachtkerzenöl oder Borretschsamenöl, den reichhaltigsten Quellen für DHA, AA und GLA, ist optimal.

Arachidonsäure (AA) ist in Thunfischöl bereits in optimaler Menge enthalten. Die Gamma-Linolensäure hingegen stammt aus dem Nachtkerzenöl. Eine optimale Kombination erhält man also durch eine Mischung der beiden Öle unter Zugabe von Vitamin E zum Schutz der Fettsäuren und von Magnesium und Zink. Solche Präparate werden in Form von fertigen Mischungen in Kapseln für Kinder und Erwachsene in England, den USA und Holland bereits seit vielen Jahren vertrieben und sind inzwischen auch in Deutschland erhältlich.

Info

Ungeeignet sind hingegen Lachsölkapseln, die nur sehr wenig DHA enthalten, sowie auch Leinöl, das von AD(H)S-Betroffenen nicht ausgewertet werden kann. Gentechnisch produzierte Öle aus Mikroalgen sind wegen des Fehlens von AA und GLA nicht zu empfehlen.

Muss man den Spiegel von Gehirnfettsäuren vor einer Therapie bestimmen?

Durch eine Messung des Gehalts an Gehirnfettsäuren, Magnesium und Zink im Blut würde man zwar einen genauen Überblick über das tatsächliche Ausmaß des Defizits bekommen, aber für die Therapie ist das nicht unbedingt notwendig. Generell gilt, je größer das Defizit ist, umso länger dauert es, bis Erfolge sichtbar werden. Da eine Überdosierung der Gehirnfettsäuren ohne Nebenwirkungen bleibt und eine Messung auf der anderen Seite aufwändig und teuer ist, ist diese Messung nicht erforderlich. Wenn Sie die Möglichkeit haben und die Kosten nicht scheuen, spricht allerdings auch nichts dagegen. Kinderarztpraxen bieten auf Nachfrage diesen Service an. Am sinnvollsten ist die Messung vor und nach einer dreimonatigen Nährstofftherapie.

Ab welchem Alter kann man mit der Nährstofftherapie starten?

Menschen jeder Altersgruppe profitieren von einer zusätzlichen Zufuhr an Gehirnfettsäuren und Mineralstoffen. Generell kann mit einer Therapie ab einem Alter von drei Jahren begonnen werden. Bei einem früheren Einsatz sollten Sie dies mit dem Kinderarzt besprechen. Da die Einnahme von Kapseln bei kleineren Kindern schon einmal problematisch sein kann, empfiehlt es sich in diesen

Fällen, die Kapseln mit einer Stecknadel anzustechen und auszudrücken oder auf Öllösungen auszuweichen. Sie können das Öl problemlos mit Fruchtsäften, Milch, in Joghurt oder Müsli oder unter herzhaftere Speisen, z. B. Suppen, mischen. Diese Vorgehensweise empfiehlt sich auch, wenn die Einnahme beispielsweise in der Schule erfolgen muss.

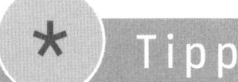

Tipp

Um die Kinder nicht zu stigmatisieren, können Sie die Nährstoffe ohne viel Aufhebens mit anderen Lebensmitteln kombiniert zuführen.

Dosierungen im Erwachsenen- und Kindesalter

Am effektivsten ist es, wenn die Nährstoffsupplemente morgens und abends unmittelbar zu einer Mahlzeit eingenommen werden, weil dann die Aufnahme in den Körper optimal ablaufen kann. Man kann mit einiger Sicherheit heute sagen, dass sowohl für Erwachsene als auch für Kinder ab dem fünften Lebensjahr die tägliche Zufuhr von insgesamt 480 mg DHA, 95 mg GLA und 40 mg AA Wirkung zeigt. Ferner sollten 200 mg Magnesium und 10 mg Zink täglich aufgenommen werden. Kinder sind bedeutend leichter als Erwachsene, sodass diese Dosierung relativ gesehen höher ist. Das ist auch sinnvoll, da der Nährstoffbedarf bei Kindern bezogen auf das Gewicht um ein Vielfaches größer ist als bei Erwachsenen. Kindern im Alter von drei bis fünf Jahren empfehlen wir die halbe Dosierung.

Wie lange sollte die Therapie dauern?

Die Nährstoffkonzentrate sollten mindestens drei Monate eingenommen werden. Erst dann sind deutliche Erfolge messbar, weil der Stoffwechsel der Gehirnfettsäuren relativ langsam abläuft. Durch den Mangel an Gehirnfettsäuren ist die Struktur der Nervenzellmembranen bei AD(H)S-Kranken massiv gestört, sodass der Stoffwechsel im Vergleich zu Gesunden zusätzlich deutlich verlangsamt ist. Die oben genannten Mengen sind für die ersten drei Monate empfehlenswert, danach kann man stufenweise von Woche zu Woche reduzieren, bis die halbe Dosierung erreicht ist. Dies ist die dauerhaft empfehlenswerte Zufuhrmenge (siehe Dosierungsschema S. 87). Einige Kinder kommen sogar mit einer niedrigeren Zufuhr aus, andere benötigen höhere Mengen. Es empfiehlt sich, die nötige Dosis individuell auszutesten.

Auch wenn einige Patienten bereits nach 14 Tagen eine deutliche Wirkung feststellen, ist das keineswegs immer so. In der Regel dauert es eben drei Monate, bis entsprechende Pegel in den einzelnen Körpergeweben aufgebaut sind. Besonders rasch reagieren oft die mit Stimulanzien behandelten kleinen Patienten. Offensichtlich führt eine medikamentöse Behandlung zu einer Verarmung der Nährstoffspeicher.

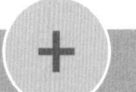

Info

Es ist wichtig, dass Sie Durchhaltevermögen beweisen, denn es handelt sich um eine Dauertherapie, die ihre optimalen Effekte nur dann erzielt, wenn sie wirklich längere Zeit konsequent durchgeführt wird.

Burn-out – Nährstofftherapie für überlastete Mütter

Der Burn-out ist eine körperliche und seelische Erschöpfung durch ständige Anspannung und Überanstrengung. Die Auswirkungen des Burn-out sind dann besonders tief greifend, wenn Anerkennung und mitmenschliche Unterstützung durch Partner oder Freunde fehlen. Gerade in AD(H)S-Familien ist das »Burn-out-Syndrom« sehr häufig anzutreffen, ebenso Depressionen. Da die Kinder die ständige Aufmerksamkeit der Eltern fordern, unterdrücken die Eltern ihre eigenen Bedürfnisse zunächst zeitweise, später dann ständig. Der Verlauf ist individuell unterschiedlich, dennoch gibt es Warnsymptome schon in der Anfangsphase. Die Burn-out-Symptome sind zunächst von einer leichten Überarbeitung nicht zu unterscheiden. Erst nach und nach kommt es zu chronischer Müdigkeit, Unausgeschlafenheit und Energiemangel. Dieser führt allmählich zu der Unfähigkeit, sich zu entspannen. Folge davon sind Schlafstörungen, Konzentrationsstörungen, diffuse Kopfschmerzen und schließlich Depressionen. Oft ist auch ein Nervenzusammenbruch ein plötzliches, dammbruchartiges Zeichen für eine lange vorausgehende Entwicklung.

Welche Rolle spielen Gehirnfettsäuren bei der Entstehung von depressiven Verstimmungen und Depressionen?

Neben der psychisch belastenden Situation als Auslöser spielen die Gehirnfettsäuren auf der Stoffwechselebene bei der Entstehung von Depressionen eine zentrale Rolle. In mehreren Beobachtungsstudien wurde ein niedriger Pegel an

DHA als Mitauslöser für Depressionen und Aggressionen entdeckt. Depressionen treten stets gemeinsam mit aggressivem Verhalten auf. Die Entstehung von Depressionen wird durch einen Mangel an dem Nervenbotenstoff Serotonin verursacht. Insbesondere der Dopamin- und Serotoninstoffwechsel in der Hirnrinde wird wiederum durch die DHA-Zufuhr positiv beeinflusst.

Im Rahmen einer jüngeren Studie wurden in den Membranen der roten Blutkörperchen von depressiven Personen deutlich niedrigere Konzentrationen von DHA nachgewiesen als bei der Kontrollgruppe. In einer englischen Studie aus dem Jahr 2003 wurden Patienten mit schwerer Depression über acht Wochen mit DHA behandelt und mit einer unbehandelten Kontrollgruppe verglichen. Es zeigte sich eine deutliche Reduktion der Beschwerden. Allein in den letzten zwei Jahren wurden 29 Untersuchungen dazu durchgeführt, leider keine davon in Deutschland. Offensichtlich werden hier lieber teure und nebenwirkungsbehaftete Antidepressiva verordnet, als dass zunächst von einer preisgünstigen, ursächlichen und nebenwirkungsfreien Nährstoffzufuhr Gebrauch gemacht wird.

Nährstoffkonzentrate schützen vor Depression

Wir empfehlen daher die Nährstofftherapie auch für den betroffenen Elternteil, weil bei regelmäßiger Einnahme die Stimmung, die Konzentrationsfähigkeit und die Stressresistenz steigen.

Falls eine medikamentöse Behandlung mit Antidepressiva erfolgt, sollte diese Maßnahme mit dem behandelnden Arzt abgesprochen werden, da Antidepressiva durch die Nährstoffkonzentrate eingespart werden können. Bei der Behandlung empfehlen wir die oben angegebenen Dosierungen für Erwachsene. Besonders spannend ist auch der Zusammenhang zwischen der Schwangerschaftsdepression und einem DHA-Mangel. Es wird angenommen, dass der mütterliche Organismus DHA-Reserven für den Aufbau des kindlichen Gehirns zur Verfügung stellt. Durch die Leerung des DHA-Speichers der Mutter erklären sich die niedrigen Serotonin-Pegel und damit das Auftreten der Depression.

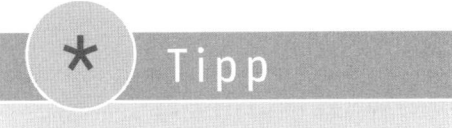

✱ Tipp

Für den Therapieerfolg ist eine Daueranwendung wichtig, denn wenn die Gehirnfettsäuren abgesetzt werden, fallen die Pegel wieder auf das ursprüngliche Niveau.

Gibt es Nebenwirkungen?

Gehirnfettsäuren und Mineralstoffe einzusetzen ist nicht nur sicher, sondern auch notwendig für das körperliche Wohlbefinden! Der gesunde Körper benötigt diese Nährstoffe für einen normalen Stoffwechsel, der von AD(H)S betroffene Patient hat durch die dramatischen Defizite einen noch höheren Bedarf. Wenn die Dosis deutlich überschritten wird, werden die zugeführten Fettsäuren nicht in Hormone umgewandelt und in Nervenzellen eingebaut, sondern einfach wie gesättigte Fettsäuren verbrannt. Ist die Dosierung zu niedrig, bleibt ein Effekt aus. Es existieren Untersuchungen, in denen die Gehirnfettsäuren Frühgeborenen, Säuglingen, Kleinkindern, Kindern und Erwachsenen, sogar schwangeren und stillenden Müttern gegeben wurden, was als vorbeugende Maßnahme sinnvoll und in keiner Weise schädlich ist. In einigen Fällen kann in den ersten Tagen wegen der erhöhten Magnesiumzufuhr der Stuhl weicher oder dünnflüssiger werden, was sich rasch normalisiert. Ganz vereinzelt kann es insbesondere in den ersten Tagen zu einer Verstärkung der AD(H)S-typischen Symptome kommen. Auch das legt sich binnen kurzer Zeit wieder.

Worauf Sie achten sollten: die Qualität der Präparate

Die natürliche DHA- und AA-Quelle ist Fischöl. Allerdings gibt es hierbei erhebliche Unterschiede im Hinblick auf die Fischart und den Reinheitsgrad der jeweiligen Öle, vor allem was den Gehalt an Schadstoffen einerseits und den Vitamin- A- und -D-Gehalt andererseits betrifft.

Vorsicht

Problematisch ist Lebertran wegen des hohen Gehalts an den Vitaminen A und D, was bei einem Dauereinsatz problematisch werden kann. Wichtig ist auch, dass die eingesetzten Öle regelmäßig auf Schadstoffe überprüft werden.

Ein minderwertiges Fischöl ist z.B. Lebertran. Er wird aus der Dorschleber gewonnen, was in zweierlei Hinsicht ungünstig ist: Zum einen sammeln sich Schadstoffe in der Leber der Fische viel stärker an als in allen anderen Geweben. Mit dem Lebertran werden sie dann in konzentrierter Form aufgenommen. Zum anderen enthält die Dorschleber große Mengen der fettlöslichen Vitamine A und D. Grundsätzlich benötigt der Körper die beiden Vitamine für einen einwandfrei funktionierenden Stoffwechsel. Allerdings können, wenn man regelmäßig größere Mengen zuführt, hierdurch ungünstige Effekte auftreten, weil diese beiden Vitamine bei übermäßiger Zufuhr vom Körper nicht ausgeschieden werden.

Beim qualitativ viel höherwertigen Thunfischöl ist die Zusammensetzung günstiger, die Menge an Gehirnfettsäuren wesentlich höher und das Problem mit den Vitaminen A und D tritt auch bei Daueranwendung nicht auf. Nachtkerzenöl sollte, falls ein zentrales Anfallsleiden wie z.B. Epilepsie besteht, nur nach Rücksprache mit dem Arzt angewendet werden.

Welche Präparate sind empfehlenswert?

Zur Behandlung von AD(H)S wird mittlerweile eine Fülle von Nährstoffpräparaten angeboten, die über Apotheken, aber auch über das Internet bezogen werden können. Es ist gar nicht so einfach für den medizinischen Laien, die verschiedenen Präparate im Hinblick auf die Qualität der verwendeten Inhaltsstoffe, die Dosierung, die Reinheit und den Preis zu bewerten. Daher möchten wir an dieser Stelle einige geeignete Beispiele vorstellen.

Omefa-Plus®

Omefa-Plus® enthält eine Mischung aus Thunfischöl und Nachtkerzenöl, zusätzlich Vitamin E zum Schutz der Fettsäuren sowie Magnesium und Zink in Form von rotbraunen Kapseln.

Eine Kapsel enthält 60 mg DHA, 12 mg GLA, 5 mg AA, 25 mg Magnesium und 1,25 mg Zink, sodass mit acht Kapseln pro Tag, also zweimal vier zu den Mahlzeiten, in idealer Weise die Nährstoffe zugeführt werden. Das Präparat ist auf Schadstoffe geprüft und erfüllt alle Kriterien.

+ Info

Das Präparat ist über Apotheken erhältlich unter der Pharmazentralnummer (PZN): 0646819 Alternativ kann man es auch direkt beim Hersteller unter www.omefa-plus.com oder unter der Bestellannahme Tel.: 03841-758314 beziehen. Omefa® wird als Monats- und Dreimonatspackung angeboten. Die Lieferzeit beträgt In der Regel zwei bis drei Tage.

Die Kosten belaufen sich in den ersten drei Monaten auf etwa einen Euro pro Tag und fallen danach auf ca. 50 Cent pro Tag, da die Dosis in der Regel heruntergesetzt werden kann.

Focus IQ®

Dieses Präparat ist über Apotheken erhältlich. Es handelt sich um eine aromatisierte Mischung von Thunfischöl und Nachtkerzenöl, wovon täglich 3 ml eingenommen werden sollten. Hierin sind 480 mg DHA, 96 mg GLA und 40 mg AA enthalten. Eine Pipette erleichtert das Abmessen. Das Öl kann Joghurt, Quark, Süßspeisen, Fruchtsäften oder Milch untergemischt werden. Für kleinere Kinder ist diese Zubereitung gut geeignet.

Die Mineralstoffe Zink und Magnesium sind in einer kleinen Kapsel enthalten (200 mg Magnesium, 10 mg Zink), von der täglich eine eingenommen wird.

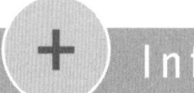

Info

Neben den Einmonatspackungen (PZN für die Apotheke: 0708302) ist auch hier eine günstigere Dreimonatspackung erhältlich (PZN für die Apotheke: 0918985).

Addy plus®

Addy plus® ist ein Präparat in Form von kindergeeigneten weißen Kapseln. Die Zusammensetzung ist noch etwas besser als bei Focus IQ® und Omefa®. Neben den bedeutsamen Inhaltsstoffen DHA, GLA, AA, Magnesium und Zink sind hier noch zusätzlich Mangan und die Nervenvitamine B1 und B6 im Tagesbedarf enthalten, sodass mit acht Kapseln pro Tag, also zweimal vier zu den Mahlzeiten, die entsprechenden Nährstoffe optimal zugeführt werden. Es handelt sich um ein diätetisches Lebensmittel. Eine auch für Kinder empfehlenswerte Seite mit Lernspielen und einem kostenfreien Kinderkochbuch finden Sie im Internet unter www.addy-dein-freund.com.

Alle drei Präparate eignen sich auch gut zur Versorgung mit den essenziellen Gehirnfettsäuren und Mikronährstoffen im Rahmen der Schwangerschaft, der Stillzeit sowie zur unterstützenden Behandlung von Depressionen.

Im individuellen Fall können auch höhere Dosierungen nötig sein. Nach drei Monaten wird die Dosierung der Präparate reduziert.

Info

Die Monatspackung mit 240 Kapseln ist über Apotheken erhältlich unter der PZN 0918991, die Dreimonatspackung unter der PZN 0999417.

Dosierungsschema/tägliche Zufuhrempfehlung

	Präparate	In den ersten drei Monaten	13. Woche	14. Woche	Dauertherapie
Kinder von 3 bis 5 Jahren	Omefa plus®	morgens 2, abends 2	morgens 2, abends 1	morgens 2, abends 1	morgens 1, abends 1
	Focus IQ®	1,5 ml Öl und 1 Kapsel abends alle zwei Tage	1,25 ml Öl und 1 Kapsel abends alle zwei Tage	1,00 ml Öl und 1 Kapsel abends alle zwei Tage	0,75 ml Öl und 1 Kapsel abends alle zwei Tage
	Addy plus®	morgens 2, abends 2	morgens 2, abends 1	morgens 2, abends 1	morgens 1, abends 1
Kinder ab 5 Jahre und Erwachsene	Omefa plus®	entspr. 8 Kapseln tägl. morgens 4, abends 4	morgens 4, abends 3	morgens 3, abends 2	morgens 2, abends 2
	Focus IQ®	entspr. 3 ml Öl und 1 Kapsel täglich abends	entspr. 2,5 ml Öl und 1 Kapsel täglich abends	entspr. 2 ml Öl und 1 Kapsel alle zwei Tage abends	entspr. 1,5 ml Öl und 1 Kapsel alle zwei Tage abends
	Addy plus®	entspr. 8 Kapseln tägl. morgens 4, abends 4	morgens 4, abends 3	morgens 3, abends 2	morgens 2, abends 2

Was ist, wenn Ihr Kind bereits Medikamente einnimmt?

Eine der häufigsten Fragen, die gestellt werden, ist folgende: Kann man die Nährstofftherapie auch einsetzen, wenn Ritalin® oder andere Stimulanzien eingenommen werden? Grundsätzlich sollten Sie diese Maßnahme mit dem behandelnden Arzt absprechen, weil mit der Nährstoffbehandlung die erforderliche Dosierung anderer Medikamente in vielen Fällen gesenkt werden kann.

Die Dosisanpassung muss der behandelnde Arzt vornehmen. In der Regel lässt sich Ritalin® völlig problemlos mit den Gehirnfettsäuren kombinieren. Während Ritalin® oder andere Medikamente eine halbe Stunde nach der Einnahme ihre Wirkung entfalten, die für knapp vier Stunden anhält (Ritalin SR® oder LA ca. sechs bis acht Stunden), beeinflussen die Gehirnfettsäuren langfristig die Zusammensetzung der Nervenzellmembranen und den Neurotransmitterstoffwechsel. Die Effekte einer Nährstofftherapie setzen langsam ein und zeigen sich gleichmäßig. Es ist daher wichtig, dass Sie das Verhalten Ihres Kindes genau beobachten. Normalerweise entfaltet Ritalin® nach zwei Stunden seine maximale Wirksamkeit, die danach kontinuierlich abfällt. Oft ist es so, dass die Kinder am Nachmittag wieder unruhig und hyperaktiv werden, sofern nicht eine erneute Ritalin®-Einnahme erfolgt. Sie werden nach einigen Wochen beobachten können, wie die Kinder trotz abfallender Ritalin®-Wirksamkeit ruhig bleiben, was ein erstes Zeichen der zunehmenden Wirksamkeit der Nährstoffkonzentrate ist.

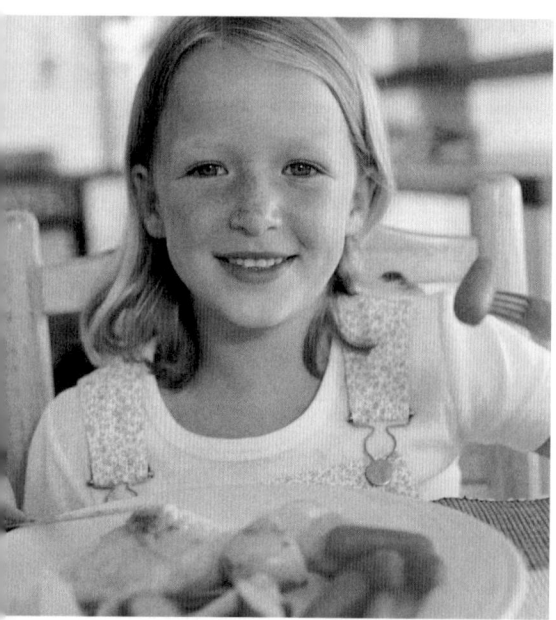

Eine ausgewogene Ernährung mit viel Fisch und Gemüse unterstützt die Therapie.

Ist es problematisch, wenn die Therapie unterbrochen wird?

Eine Unterbrechung der Einnahme ist nicht problematisch, aber auch nicht sinnvoll. Es dauert eine Weile, bis die Gehirnfettsäuren in das Nervengewebe eingebaut sind und sich die Pegel normalisiert haben. Wenn man die Therapie unterbricht, fallen diese Pegel wieder ab, und man muss von Neuem starten. Wenn Sie die Ritalin®-Dosierung bei Ihrem Kind bei gleichzeitiger Nährstofftherapie unverändert beibehalten, werden Sie feststellen, dass zwei Stunden nach der Ritalin®-Einnahme sein Verhalten schlimmer und unruhiger ist als normalerweise. Dies ist ein gutes Zeichen, denn es bedeutet, dass der Körper durch die Nährstofftherapie besser auf die gleiche Menge Ritalin® anspricht. Sobald sich nämlich der Stoffwechsel der Gehirnfettsäuren normalisiert, zeigt Ritalin® die »normale«, d. h. aufputschend-anregende Wirkung. Das ist ein deutliches Zeichen, dass die Ritalin®-Dosis gesenkt werden muss. Auf keinen Fall sollte dieser Effekt dazu führen, dass die Nährstofftherapie eingestellt wird! In vielen Fällen kann man fortan mit einer reduzierten Stimulanziendosis auskommen. Wichtig ist, dass Sie in dieser Phase eng mit dem behandelnden Arzt zusammenarbeiten, um die Dosierung anzupassen.

Info

Erschrecken Sie bitte nicht, wenn Ihr Kind bei einer Nährstofftherapie auf die Einnahme Ritalin® anders reagiert als üblich. Das ist ein klares Zeichen der Besserung! Die Veränderung kann sich in ausgeprägter Ruhe zeigen, teilweise aber auch in einer gesteigerten Aktivität, weil die Stimulanzien relativ gesehen überdosiert sind.

Kann man durch die Ernährung den Bedarf an Gehirnfettsäuren decken?

Grundsätzlich ist es möglich, statt über Präparate ausschließlich über die Ernährung die Nährstoffversorgung sicherzustellen. Da allerdings der Bedarf an Gehirnfettsäuren bei AD(H)S-Patienten und Legasthenikern erhöht und daher wesentlich schwieriger zu decken ist als bei Gesunden, erfordert diese Maßnahme einige Kenntnisse über Lebensmittel sowie Disziplin in der Umsetzung. Erfahrungsgemäß ist es viel einfacher, neben einer Therapie mit Nährstoffkonzentraten zusätzlich die Ernährung in einigen Punkten zu optimieren, d. h. die Zufuhr bestimmter Nährstoffe zu erhöhen und die Zufuhr bestimmter Schadstoffe zu senken.

Das Hauptkriterium für die Entscheidung Konzentrate einzusetzen ist die Frage, inwieweit das Ernährungsverhalten eines AD(H)S-Kindes beeinflusst werden kann. Lässt sich eine Umstellung vornehmen, so ist dies der beste Weg. Mit Stimulanzien behandelte Kinder leiden aber recht oft unter der appetithemmenden Wirkung, sodass viele Mütter kaum ein Frühstück in die Kinder hineinbekommen. Heißhungerattacken, die mit Süßigkeiten befriedigt werden, wechseln sich dann mit den »Hungerphasen« ab. Stimulanzien wurden ja jahrelang bei der Behandlung Übergewichtiger eingesetzt und zeigen diese »Nebenwirkung« je nach Patient unterschiedlich deutlich. Hier ist die Nährstofftherapie mit Konzentraten praktisch die einzige Möglichkeit. Positiv ist, dass sich unter einer Nährstofftherapie auch das Essverhalten und der Appetit normalisieren.

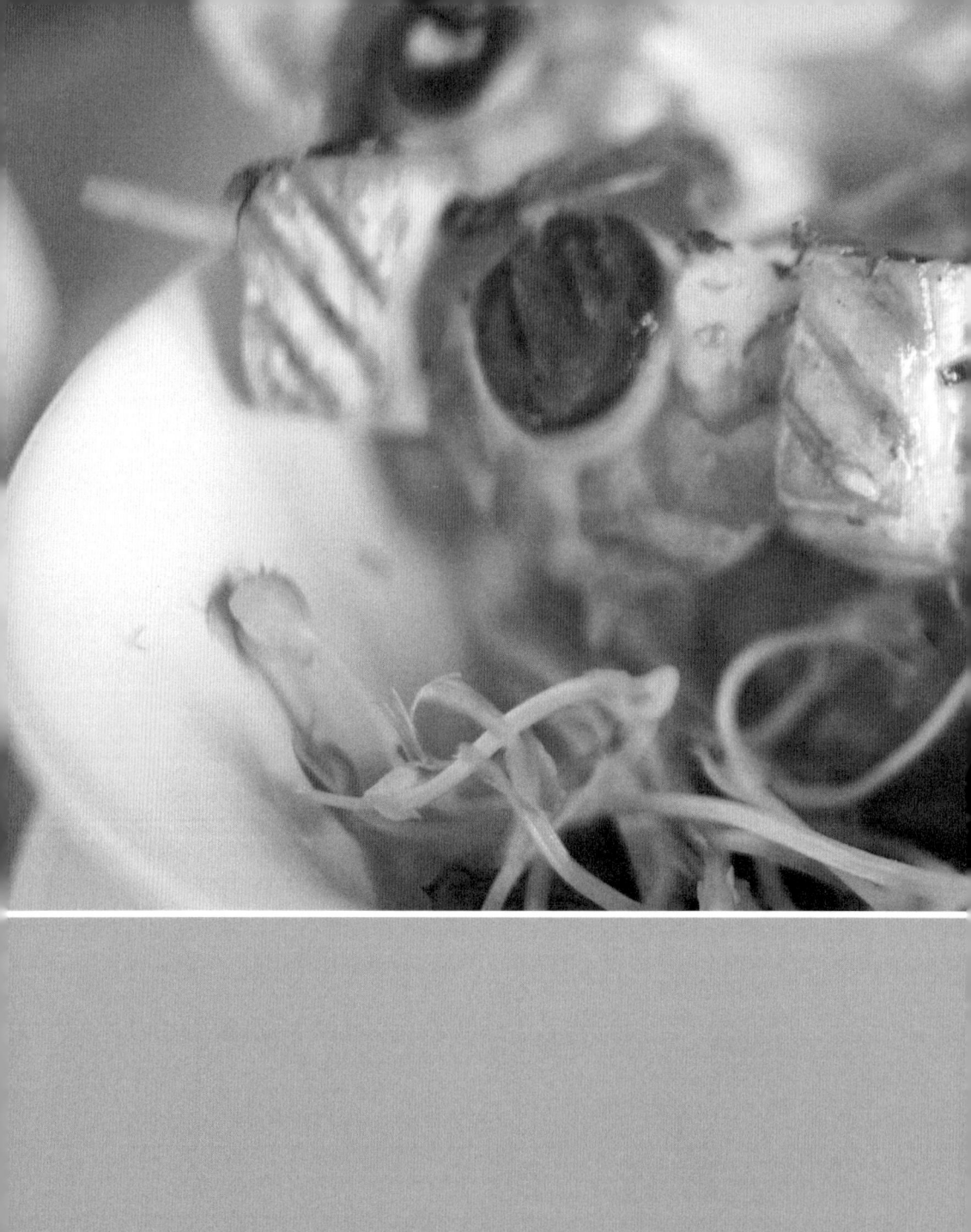

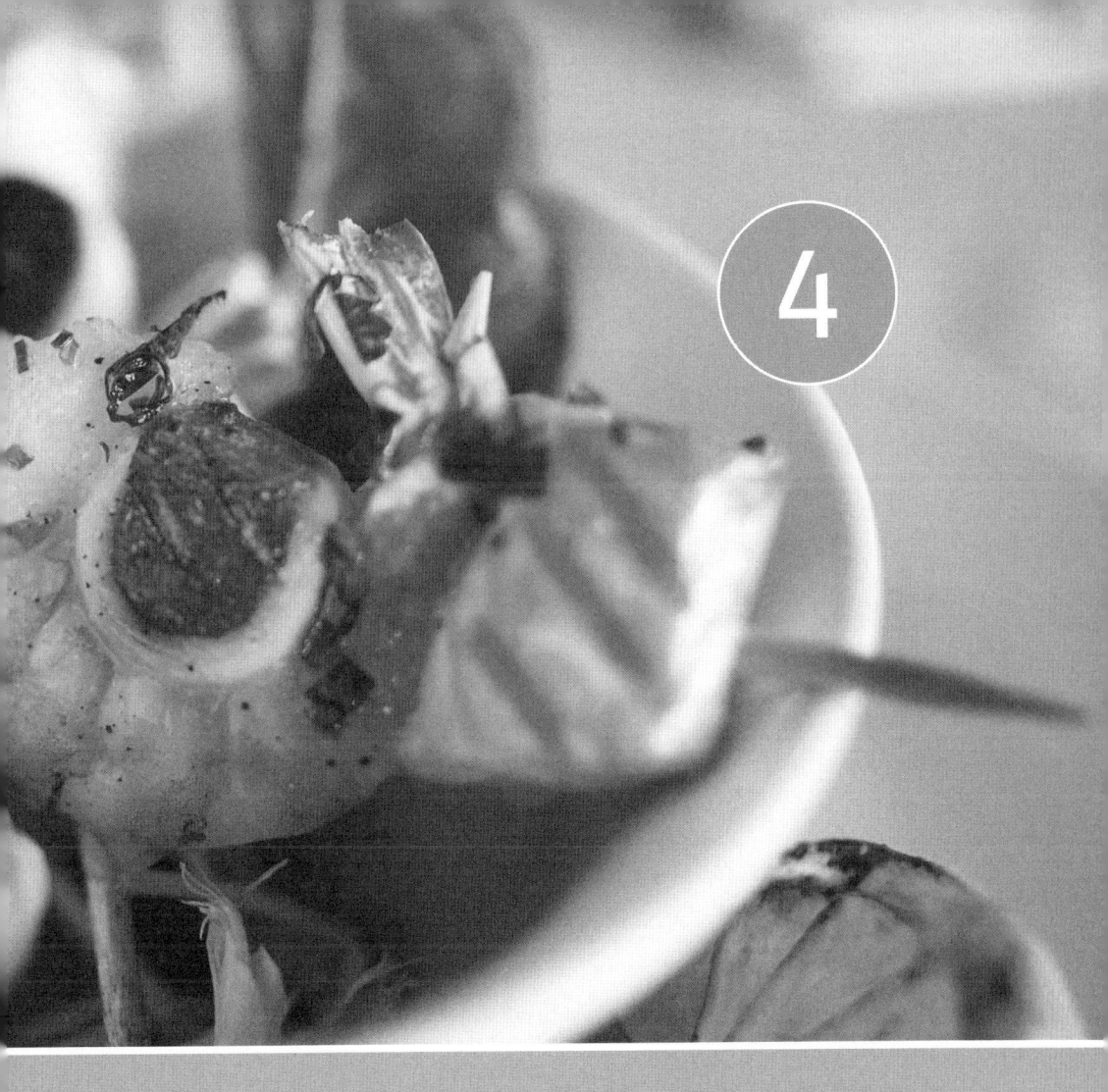

Die tägliche
Ernährung ...

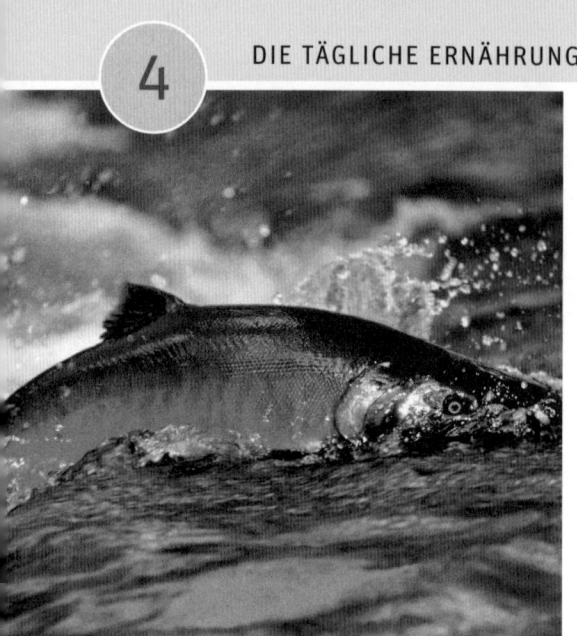

... ein wichtiger Faktor

Auch wenn Sie oder Ihr Kind bereits Nährstoffkonzentrate zu sich nehmen, sollten Sie dennoch auf eine ausgewogene und vollwertige Ernährung achten, die die Therapie zusätzlich unterstützt. Bei AD(H)S und Legasthenie sind speziell die in den Lebensmitteln enthaltenen Gehirnfettsäuren und die Mineralstoffe Magnesium und Zink von Bedeutung.

Welche Lebensmittel sind reich an den spezifischen Nährstoffen?

Die Qualität von Fleisch ist unterschiedlich, abhängig von der Fütterung der Tiere. Wildtiere, die durch eigene Futtersuche unterschiedliche Pflanzen und damit die Vorstufen der Gehirnfettsäuren zu sich nehmen, sind in der Lage, aus diesen Quellen einen nennenswerten Anteil von DHA und AA zu bilden. Masttiere hingegen, die mit Kraftfutter oder Tiermehl aufgezogen werden, sind praktisch DHA-frei, weil die notwendigen Vorstufen fehlen. Im Vergleich zum frühzeitlichen Ackerbau hat sich die Situation noch verschlechtert. Während bis zum Beginn des 20. Jahrhunderts der Fettanteil im Fleisch relativ hoch lag und damit noch gewisse Mengen an Gehirnfettsäuren darin zu finden waren, enthält ein Rindersteak oder Schweinefilet heute gerade noch zwei Prozent Fett, DHA ist hier gar nicht mehr vorhanden. Selbst die heute angebotenen »Wildtiere« stammen weitgehend aus Gehege-Intensivzüchtung mit Kraftfutter. Im Hinblick auf eine Versorgung mit den Gehirnfettsäuren sind die zur Verfügung stehenden gezüchteten Fleischsorten daher völlig ungeeignet, Fleisch von Wildtieren liefert noch geringe Mengen an Gehirnfettsäuren. Magnesium ist in 100 g Filet mit ungefähr 25 mg und Zink mit etwa 3 mg enthalten, sodass Fleisch zwar nennenswert zur Bedarfsdeckung von Zink beiträgt, kaum aber von Magnesium. Der Magnesium- und Zinkgehalt von Kaltwasserfischen und Meerestieren bewegt sich etwa zwischen 20 und 30 mg Magnesium und etwa 0,5 bis 1,5 mg Zink pro 100 g.

Stellen Sie sich vor, Ihr Gehirn benötigt zur Erneuerung seiner Strukturen DHA, aber der nötige Baustoff wird nicht geliefert. Das Gehirn hat keine Wahl und verwendet in dieser Situation den nächstähnlichen, aber ungeeigneten Baustoff. Das Ergebnis sind Nervenzellmembranen, die nicht funktionstüchtig sind und Ausfälle zeigen. Der Neurotransmitterstoffwechsel gerät durcheinander und Verhaltensauffälligkeiten, Konzentrationsstörungen und Depressionen sind das Ergebnis.

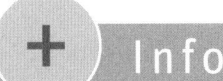

Info

Die zunehmende Viehzucht macht es dem Menschen immer schwerer, an essenzielle Gehirnfettsäuren und Mineralstoffe zu gelangen. Gerade bei AD(H)S ist es von zentraler Wichtigkeit, durch eine entsprechende, bewusste Ernährung Ausgleich zu schaffen.

Der Effekt verschärft sich massiv, wenn durch Gendefekte bei AD(H)S eine Umwandlung innerhalb der jeweiligen Fettsäurefamilie gestört ist. Ein weiteres Problem ist, dass die einzige DHA-reiche Nahrungsquelle Fisch und Fischprodukte zunehmend aus Farmen stammt. Damit tritt hier das gleiche Problem auf wie bei der landwirtschaftlichen Viehzucht: Mit dem Wandel des Futters von natürlichen Quellen zu künstlichem Kraftfutter sinkt der DHA-Anteil auch im Fisch. Wenn Fisch eine gesunde Nahrungsquelle für den Menschen bleiben soll, muss er natürliches Futter bekommen. Greifen Sie also möglichst oft auf Wildwasserfische (z. B. Wildlachs) zurück.

Empfehlenswert zur Deckung des Magnesiumbedarfs sind daher als kleine Zwischenmahlzeit Nüsse, Mandeln oder Pinienkerne oder das so genannte Studentenfutter.

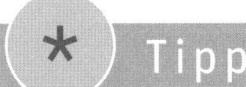

Tipp

Am besten eignet sich eine Mischung aus entöltem Kakaopulver mit Milch oder Wasser, so erhalten Sie eine gute Magnesium- und Zinkquelle.

Für Kinder ist Kakao als Getränk zwischendurch gut geeignet, allerdings sollten Sie auf die fertigen zuckerreichen Mischungen verzichten. Pures Kakaopulver ist kalorienärmer und enthält wertvolle Antioxidanzien.

Fettarmes Sojabohnenmehl kann beispielsweise dem Frühstücksmüsli beigemischt werden oder in Kombination mit Naturjoghurt und einem Löffel Honig als Frühstück oder Zwischenmahlzeit allein gegessen werden.

Die folgende Tabelle gibt einen Überblick über den Gehalt an AA, DHA und Zink in verschiedenen Fleischsorten:

Angaben in mg/100 g Lebensmittel	Omega-6 AA (Arachidonsäure)	Omega-3 DHA (Docosahexaensäure)	Spurenelement Zink
Pute	300	20	1,9
Schaffleisch	200	10	4,5
Schweinefleisch	400	10	2,0
Huhn	10	10	1,0
Hirschbraten (Zucht)	90	<1	3,2
Rindfleisch	30	<1	4,4
Kalbfleisch	50	<1	3,0
Ziege	<1	<1	2,6
Pferdefleisch	<1	<1	4,9
Frankfurter Würstchen	70	<1	3,7
Frühstücksspeck	40	<1	1,0
Hasenrücken	100	0	2,2
Ente	<1	0	2,0

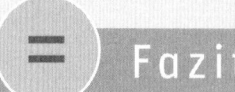

Fazit

Fleisch scheidet als Lieferant für die Gehirnfettsäure DHA und den Mineralstoff Magnesium praktisch aus. Das einzige DHA-reiche Fleischprodukt ist das Hirn von Schlachttieren, das man allerdings wegen der BSE-Gefahr nicht mehr empfehlen kann. Für AA ist Fleisch hingegen eine gute Quelle. Die enthaltenen Zinkmengen können helfen, den Bedarf an diesem Spurenelement zu decken.

Die einzige heute noch verfügbare natürliche und reiche DHA-Quelle sind
Meerestiere aus kalten Gewässern, wie z.B. Thunfisch, Lachs, Makrele, Sardine,
Hering, Aal, Meeresfrüchte etc.

Angaben in mg/100 g Lebensmittel	Omega-6 AA (Arachidonsäure)	Omega-3 DHA (Docosahexaensäure)	Spurenelement Zink
Thunfisch	300	3400	0,6
Lachs	185	2100	1,0
Makrele	100	1300	0,5
Sardine	10	900	2,3
Hering	100	500	0,8
Regenbogen-forelle	100	400	1,2
Aal	200	200	2,0
Auster	30	200	85
Krebse	20	200	1
Krabben	20	200	2,1
Tintenfisch	100	200	0,7
Schollenfilet	100	200	0,6
Dorsch	20	100	0,4
Schellfisch	20	100	0,4
Miesmuscheln	70	100	2,7
Seelachsfilet (Fischstäbchen)	10	nicht nachweisbar	2,7

Das Landwirtschaftsministerium der Vereinigten Staaten weist für 1950 noch
eine DHA-Zufuhr von 168 mg pro Tag und Person aus, wohingegen 1994 die
Zufuhr auf 92 mg pro Tag gesunken ist. Amerikaner, die keinen Fisch essen,
lagen mit 100 mg pro Tag schon 1950 dramatisch niedrig, bei ihnen sank die
Zufuhr bis 1994 auf ein gefährlich geringes Niveau von 34 mg pro Tag.

Lebensmittel	Magnesiumgehalt in mg/100 g	Magnesium-bedarf/Tag	Zinkgehalt in mg/100 g	Zinkbedarf/Tag
Kakao	414	Kinder von	8,2	Kinder von
Pinienkerne	235	4–7 Jahren	4,3	4–7 Jahren
Mandeln	170	= 120 mg	2,2	= 5 mg
Haselnüsse	155		1,9	
Haferflocken	134	Kinder von	4,4	Kinder von
Walnüsse	130	7–10 Jahren	2,7	7–10 Jahren
Weizenflocken	128	= 170 mg	2,7	= 7 mg
Roggenflocken	120		2,5	
Feigen	90	Kinder von	1,1	Kinder von
Sojabohnen	65	9–13 Jahren	0,7	11–13 Jahren
Schaffleisch	27	= 230 mg	3,2	= 9 mg
Schweinefleisch	25		2,0	
Rindfleisch	22	ab 13 Jahren	4,4	ab 13 Jahren
Putenfleisch	20	= 300 mg	1,8	= 10 mg
Hühnerfleisch	19		1,0	

Fazit

Aus ernährungsmedizinischer Sicht sind lediglich die Meerestiere eine hoch konzentrierte Quelle für die Gehirnfettsäuren DHA und AA, wobei Zuchtfische eine wesentlich schlechtere Quelle darstellen als Fangfisch. Im Rahmen der diätetischen AD(H)S- und Legasthenie-behandlung empfiehlt es sich, dreimal wöchentlich jeweils 100 g Kaltwasserfisch oder Meeresfrüchte zu essen, um den Bedarf an DHA und AA zusätzlich zu decken.
Durch drei Fleischmahlzeiten pro Woche kann der Zinkbedarf gedeckt werden. GLA findet sich nur in wenigen Pflanzen. Es kann beim Stoffwechselgesunden selbst aus Vorstufen gebildet werden, was bei Menschen mit AD(H)S und Legasthenie nur bedingt möglich ist. Zu den GLA-Quellen gehören die Samen der schwarzen Johannis- und der Stachelbeere sowie die Öle von Nachtkerze und Borretsch. Reich an Magnesium sind Kakao, Mandeln, Sojaprodukte, Haselnüsse, Walnüsse, Pinienkerne, Vollkornflocken und Feigen.

Das sollten Sie und Ihre Kinder beim Essen beachten

Die Essgewohnheiten von AD(H)S-Betroffenen sind oft sprunghaft, unberechenbar und ungesund einseitig, weil der Appetit unter Stimulanzientherapie unterdrückt und die natürliche Regulation ausgeschaltet wird. Aber auch ohne Medikamente ist dieses Phänomen schon bei Babys und Kleinkindern zu beobachten. Die so genannten Dreimonatskoliken sind bei AD(H)S-Kindern meist sehr ausgeprägt, weil die Kinder viel Luft schlucken, hastig trinken und die Blähungen den kleinen Bauch heftig quälen. Oft halten diese Beschwerden weit über den Dreimonatszeitraum an.

Auch in den späteren Jahren kann das Thema »Essen« zum Drama werden. Die Kinder realisieren häufig nicht, dass sie Hunger und Durst haben, und müssen an Mahlzeiten erinnert werden. Außerdem haben sie oft einen eisernen Willen, indem sie ganz klar signalisieren, was sie mögen und was nicht. Auf keinen Fall sollten Sie die Kinder gegen ihren Willen zum Essen zwingen, sonst fliegen Teelöffel als Hubschrauber durch die Gegend, Teller werden umgeworfen und das zerbissene Butterbrot wird hingebungsvoll ausgespuckt und mit der Gabel auf der Tischdecke untersucht. Es empfiehlt sich, die Neugierde zu wecken, indem Sie etwas voressen und es Ihrem Kind gar nicht anbieten, sondern auf Nachfrage warten. Manchmal ist es von Erfolg gekrönt, mit dem beliebten Dessert zu beginnen und den Brei direkt hinterher zu füttern.

Bei AD(H)S gilt: weniger Kohlenhydrate, mehr Gehirnfettsäuren!

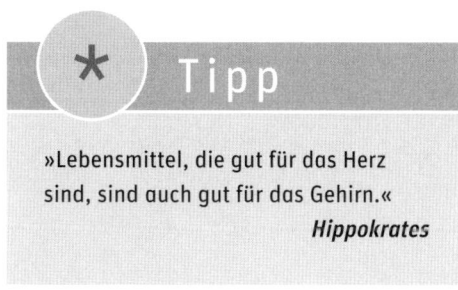

* Tipp

»Lebensmittel, die gut für das Herz sind, sind auch gut für das Gehirn.«
Hippokrates

Neben den genannten Empfehlungen zu Lebensmitteln, die reich an Gehirnfettsäuren bzw. Magnesium und Zink sind, sollten Sie außerdem folgende Hinweise beachten: Die weltweit führende Harvard Medical School in Boston hat im letzten Jahr wegweisende neue Ernährungsempfehlungen veröffentlicht, die einen deutlich geringeren Getreidekonsum, einen höheren Fisch- und Fleischkonsum und einen deutlich höheren Gemüse- und Obstverzehr empfehlen, was der »Steinzeiternährung« deutlich näher kommt als die modernen Low-Fat-Diäten.

Hintergrund hierfür sind aktuelle Forschungsergebnisse, die aufzeigen, an welche Nahrung die Menschheit von der Evolution her angepasst ist (siehe Seite 62 ff.). Die *New York Times* vom 7. Juli 2002 nahm die nachweislich falschen fettarmen Ernährungsformen der vergangenen 30 Jahre mit dem Titel »What if It's All Been a Big Fat Lie?« aufs Korn, die Tageszeitung *Die Zeit* titelte am 27. April 2002: »Fette Lügen – streng wissenschaftliche Methoden entlarven falsche Ernährungsempfehlungen«, und die Zeitschrift *Der Kassenarzt* überschrieb ihren Artikel in Heft 4 (2003) mit: »Bringt die AOK die Dicken (mit der fettarmen Pfundskur) um?« Einen Überblick über die neuen Ernährungsempfehlungen gibt die folgende Grafik[44]:

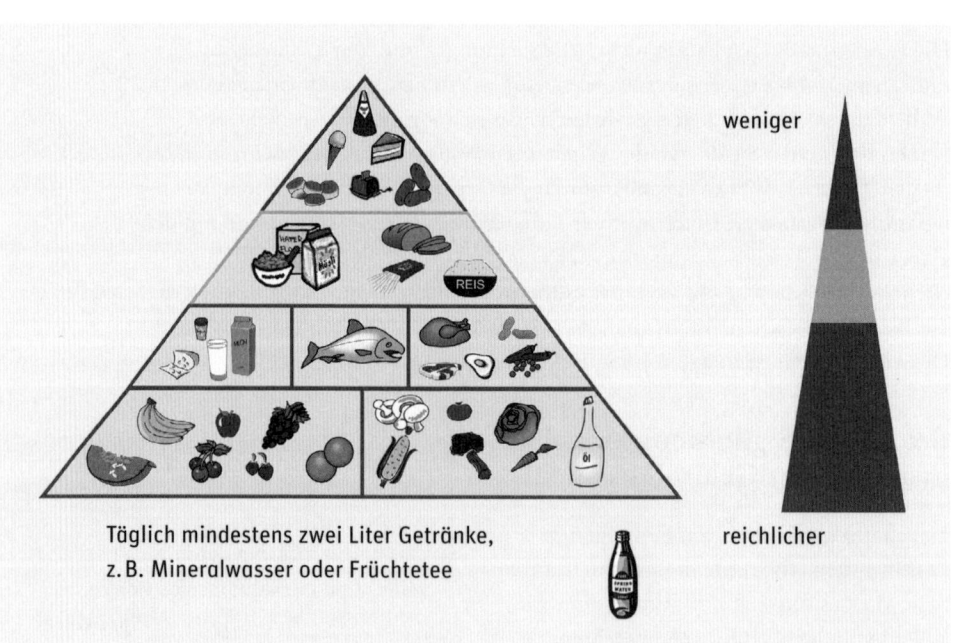

Täglich mindestens zwei Liter Getränke,
z. B. Mineralwasser oder Früchtetee

weniger

reichlicher

Wie Sie sehen, wird hier die unnatürlich hohe Zufuhr an Kohlenhydraten durch Brot, Reis, Nudeln, Müsli und Kartoffeln reduziert, gleichzeitig die Zufuhr an Gehirnfettsäuren erhöht. Insbesondere gelten diese Empfehlungen daher auch bei Lernstörungen.

Die Form der Pyramide signalisiert die emp-
fohlenen Mengen. Am Fuß der Pyramide
finden sich die Grundnahrungsmittel. Während hier früher die kohlenhydrathaltigen
Lebensmittel standen, stehen an dieser Stelle
nunmehr Obst und Gemüse. Die Gemüse-
menge ist nicht begrenzt, hiervon sollte
reichlich gegessen werden, ebenso mindes-
tens zwei bis drei Stück Obst am Tag. Beide Lebensmittelgruppen sind natürliche Vitalstoffkonzentrate, die reich an Vitaminen, sekundären Pflanzenstoffen,
Mineralstoffen, Spurenelementen und Ballaststoffen sind.

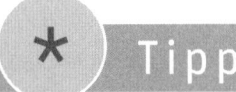

Tipp

Moderne Ernährungswissenschaftler
empfehlen, fünfmal am Tag Obst und
Gemüse zu essen.

Mit aufgenommen in diese Ebene der Grundnahrungsmittel wurden auch die
pflanzlichen Öle, die reich an ungesättigten Fettsäuren sind. Die Ebene darüber
bilden die eiweißreichen Lebensmittel Milch und Milchprodukte, Fisch, Fleisch,
Eier, Nüsse und Hülsenfrüchte. Sie liefern hochwertiges Eiweiß – den Baustoff
für unseren Körper –, außerdem wichtige Mineralstoffe, Spurenelemente und
vor allem wertvolle Gehirnfettsäuren.

Vollkornprodukte: die nährstoffreichen Energielieferanten

Die nächste und kleinere Ebene enthält die kohlenhydrathaltigen Lebensmittel
wie Nudeln, Reis und Brot. Hier sind Vollkornprodukte wegen der höheren
Nährstoffdichte deutlich zu bevorzugen. In der Spitze befinden sich die eher
ungünstigen Lebensmittel wie Weißmehlprodukte, Kartoffeln, Süßigkeiten,
Kuchen. Sie liefern vergleichsweise wenig Nährstoffe und übermäßig viel Kohlenhydrate bzw. Zucker. Das gilt – für viele sicherlich überraschend – auch für
Kartoffeln, die den Blutzuckerpegel sehr schnell ansteigen lassen und damit
ähnlich wirken wie Süßigkeiten und zuckerhaltige Getränke, die leicht zu
Übergewicht führen.
Wussten Sie, dass Kohlenhydrate, also der Hauptbestandteil dieser Gruppe, für
den Körper eigentlich entbehrlich sind? Grundsätzlich bedeutet dies eine Verschiebung der Ernährung weg von einer kohlenhydratreichen, hin zu einer ei-
weiß- und an hochwertigen Gehirnfetten reichen Ernährung mit viel Fisch
sowie Obst und Gemüse, was auch der Ernährungsform des Menschen während
seiner Zeit als Jäger und Sammler näher kommt. An diese Nahrung ist unser
Körper optimal angepasst.

Wichtiger Hinweis für Vegetarier

Generell wird die vegetarische Ernährungsform mit Gesundheit und einem langen Leben in Verbindung gebracht. Tatsächlich leben Vegetarier in der Regel sehr gesundheitsbewusst, sie meiden Nikotin und Alkohol und sorgen für regelmäßige körperliche Betätigung. Die vegetarische Ernährung entspricht allerdings nicht unserer genetischen Ausstattung und wird von keinem Naturvolk praktiziert. Sie ist sogar mit einigen Nachteilen verbunden. Kinder von Vegetarierinnen beispielsweise haben im Durchschnitt ein kleineres Geburtsgewicht, eine geringere Körperlänge und ein geringeres Gehirnvolumen als jene von Mischköstlern. Die Gehirnentwicklung ist bei ihnen im Vergleich verzögert und die Sehkraft oft eingeschränkt, was durch mehrere Studien belegt wird.[45]

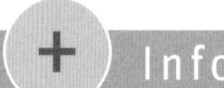

Info

Bei Vegetariern müssen die fehlenden Gehirnfettsäuren durch entsprechende Konzentrate zugeführt werden, insbesondere in den Monaten der Schwangerschaft, während der Stillzeit und später für die Kinder selbst.

Besonders problematisch ist die Situation bei Veganern, einer Vegetariergruppe, die weder Milchprodukte, Eier, Fisch noch irgendein anderes tierisches Lebensmittel akzeptiert. Das Blut von Veganern weist eine deutlich erhöhte Gerinnungsneigung, erhöhte Homocysteinspiegel (Risikofaktor für Arteriosklerose) sowie einen Vitamin-B12-, Zink- und DHA-Mangel auf, ebenjene Nährstoffe, die in Fisch und Fleisch enthalten sind. Eine vegetarische Ernährungsform mit Supplementierung der Gehirnfettsäuren und Mineralstoffe kann diese Defizite ausgleichen.

Stillen beugt vor!

Durch die zunehmende Verbreitung und Vermarktung industrieller Baby- und Kindernahrungen wird in Deutschland weniger und kürzer gestillt als noch zu Beginn des 20. Jahrhunderts. Falsche Schönheitsideale und kosmetische Brustoperationen führen oft dazu, dass rasch abgestillt wird oder ein Stillen gar nicht mehr möglich ist. Nur ein Drittel aller Mütter stillt das Baby bis zum vierten Monat, wie es von Ärzten empfohlen wird. Ein vollständig über Muttermilch ernährter Säugling erhält aber alle Nährstoffe in bedarfsangepasster und hygienisch einwandfreier Form.

Muttermilch schützt Ihr Baby nicht nur vor Infektionen, sondern ist auch eine reiche DHA- und GLA-Quelle, vorausgesetzt, auch Sie als Mutter sind gut mit diesen Nährstoffen versorgt. Die tatsächlich in der Muttermilch enthaltenen Mengen an Gehirnfettsäuren sind nämlich von der Zufuhr über die Ernährung der Mutter abhängig. Interessanterweise wurde festgestellt, dass AD(H)S-Patienten in der Regel deutlich seltener und/oder kürzer gestillt wurden als gesunde Vergleichsgruppen, womit ein Teil der Defizite erklärt werden kann. In Säuglingsfertignahrungen ist weder DHA noch GLA als Be-

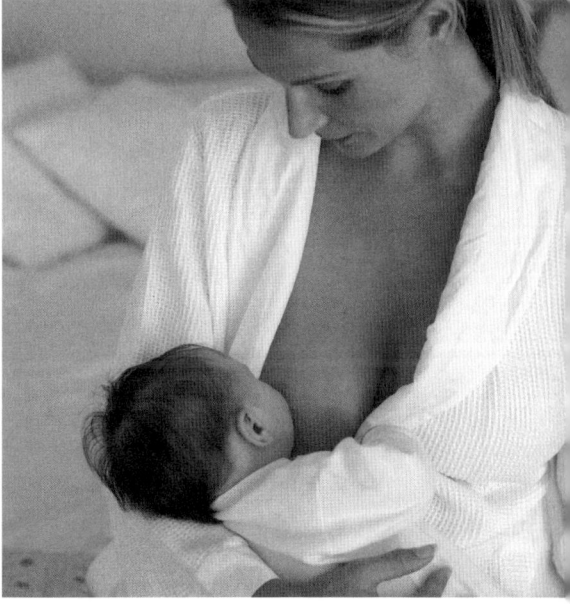

Über die Muttermilch erhält das Baby wertvolle Gehirnfettsäuren.

standteil gesetzlich vorgeschrieben, was zu entsprechenden Mängeln führen kann. Verschiedene Untersuchungen belegen ferner, dass der DHA-Pegel im Gehirn bei gestillten Kindern höher ist als bei Fütterung mit industriell hergestellter Babynahrung.

Die Qualität der Muttermilch ist abhängig von der Ernährung der Mutter

Ein zusätzliches Problem besteht darin, dass auch bei den stillenden Müttern der DHA- und GLA-Pegel der Muttermilch abfällt, wenn mit der Nahrung keine ausreichenden Mengen mehr zugeführt werden. Die Qualität der Muttermilch lässt also im Hinblick auf den DHA- und GLA-Gehalt nach. Dieses Problem besteht natürlich auch schon in der Schwangerschaft. Wenn die werdende Mutter industriell verarbeitete Fertigmahlzeiten bevorzugt, kommt es rasch zu einer Unterversorgung, unter der auch der Fötus zu leiden hat. Schon in den letzten drei Monaten der Schwangerschaft, wenn das Gehirnwachstum am schnellsten verläuft und es am empfindlichsten auf ernährungsbedingte Mangelzustände reagiert, wirkt sich die AA- und DHA-Konzentration im Gehirn aus. Es besteht z. B. ein direkter Zusammenhang zwischen der DHA-Zufuhr in dieser Zeit und der Sehschärfe bzw. der Entwicklungsreife des Gehirns. Je weniger DHA zugeführt wird, umso schlechter sind die Werte. Tierstudien belegen, dass die Entwicklung und Funktionsfähigkeit des Gehirns dauerhaft gestört werden, wenn die Gehirnfettsäuren während der Schwangerschaft fehlen. Gehirnfettsäuren sind der zentrale Dreh- und Angelpunkt, der die Gehirnentwicklung steuert.[46]

Kann eine postnatale Depression durch Gehirnfettsäuren verhindert werden?

Es wird vermutet, dass ein Mangel an Gehirnfettsäuren bei der werdenden Mutter den Ausbruch einer Schwangerschaftsdepression begünstigt. Wir wissen, dass der DHA-Pegel im Gehirn mit der Serotoninmenge im Zusammenhang steht und ein Serotoninmangel Depressionen verursacht. Ein DHA-Mangel fördert also die Entstehung von Depressionen. Während der Schwangerschaft zehrt der mütterliche Organismus bei ungenügender Zufuhr aus, um die vorhandenen DHA-Reserven dem Fötus zukommen zu lassen. Als Folge davon kann nach der Geburt eine besonders ausgeprägte Depression ausbrechen. Besonders wichtig ist daher eine ausreichende DHA-, GLA- und AA-Zufuhr bereits während der Schwangerschaft, welche der Entstehung von AD(H)S und Legasthenie vorbeugen kann.

Info

»Die Deutschen bringen sich mit Messer und Gabel um.« Dieser Ausspruch der ehemaligen Bundestagspräsidentin Rita Süßmuth kennzeichnet das Kernproblem.

Was Sie auf dem Speiseplan eher meiden sollten

Der Konsum an natürlichen, DHA-reichen Lebensmitteln hat im Lauf der vergangenen Jahrzehnte stark abgenommen, gleichzeitig ist der bei AD(H)S und Legasthenie besonders kritische trans-Fettsäure-Konsum angestiegen. Fertigprodukte und Fast Food spielen hierbei eine entscheidende Rolle. Pommes frites, Chips und Hartgebäck sind die größten Quellen – Nahrungsmittel, die vielleicht lecker schmecken, aber entbehrlich sind und sich gut durch gesündere Alternativen ersetzen lassen.

Bei der industriellen Verarbeitung von Lebensmitteln gehen nicht nur Vitalstoffe verloren, es entstehen zum Teil auch gefährliche Schadstoffe, die so genannten trans-Fettsäuren. Trans-Fettsäuren blockieren die Enzymwerkzeuge zur Umwandlung der Fettsäuren ineinander, was den bei AD(H)S schon gestörten Fettsäurestoffwechsel weiter dramatisch belastet.[47] Trans-Fettsäuren entziehen dem Gehirn durch diese Blockade das dringend benötigte DHA. Für Menschen mit Lernstörungen ist es daher wichtig, die Zufuhr an trans-Fettsäuren zu reduzieren.

Wie entstehen trans-Fettsäuren?

Trans-Fettsäuren entstehen bei der Hydrierung bzw. Härtung von Fetten. Bei diesem Verfahren werden flüssige Fette in feste Fette überführt, daher spricht man von Härtung. Diese Fette können dann zu Margarine verarbeitet werden und finden in Fertigmahlzeiten, Gebäck, Kuchen, Nuss-Nougat-Cremes und vielen anderen Lebensmitteln Verwendung. Die Hauptaufnahmequelle von trans-Fettsäuren für den Menschen sind gehärtete Fette. Ein Vorteil von gehärteten Fetten ist, dass diese haltbar sind und nicht ranzig werden, wodurch sich ihre breite Verwendung in der Industrie erklärt. Der Konsum an den als Schadstoffe anzusehenden trans-Fettsäuren ist durch Fertigprodukte bedrohlich angestiegen. Trans-Fettsäuren entstehen aber nicht nur bei der Härtung von Fetten, sondern auch beim Erhitzen von ungesättigten Fettsäuren auf hohe Temperaturen, wie es z. B. beim Frittieren und Backen der Fall ist.

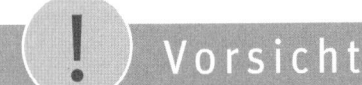

! Vorsicht

Pommes frites, Chips, Blätterteige, Fertigpizzen und alle Produkte, die mit gehärteten Fetten hergestellt werden, enthalten trans-Fettsäuren.

In welchen Lebensmitteln kommen trans-Fettsäuren vor?

Die durchschnittliche Aufnahme von trans-Fettsäuren in Deutschland liegt zwischen 3 und 4 g pro Kopf und Tag. In den USA werden beispielsweise ca. 12–15 g dieser Fettsäuren pro Kopf und Tag aufgenommen. Aber auch innerhalb einer Bevölkerungsgruppe kann es, je nach Ernährungsverhalten, große Unterschiede geben.[48]

In der folgenden Tabelle sind die durchschnittlichen trans-Fettsäuregehalte einiger Produkte aufgelistet:

Durchschnittliche trans-Fettsäuregehalte in g/100 g

Back- und Bratfette	0 – 30 g	Haselnusscremeschnitte	3,5 g
Blätterteige	ca. 3,3 g	Käse	3,6 g
Brie	ca. 1,6 g	Kekse	0 –1,6 g
Butter	4,7 g	Kuhmilch (2,5 % Fett)	0,14 g
Diät-Margarine	0 – 0,4 g	Margarinen	0 –17 g
Erdnussbutter	0 – 0,3 g	Pizza mit Käse, Tomaten	0,24 g
Entenbrust	0,07 g	Pommes frites*	2,4 – 58,7 g
Fertigmenüs	ca. 0,3 g	Suppenwürfel,	
Fleischkonserven	< 1 g	Soßen, Pulver	bis zu 9 g
Hamburger	ca. 1,4 g	Tiefkühl-Pommes frites	< 3 g
Hühnchen	0,01 g	vegetarische Brotaufstriche	0,1– 0,4 g
Karamellbonbons	ca. 3,3 g	Waffeln mit Haselnusscreme	8 g
Kartoffelchips	0,2 – 4,5 g	Wurst	0,6 – 6,4 g

*Diese Zahlen stammen aus der Sendung Kostprobe des WDR vom 22. Februar 1999. Dort wurden in verschiedenen Schnellimbiss-Restaurants im Ruhrgebiet (Düsseldorf und Köln) Proben gezogen und diese auf den Gehalt an trans-Fettsäuren hin untersucht. Den besten Wert mit 2,4 g wies die Portion Pommes frites beim Nordsee-Restaurant in Düsseldorf auf. McDonald's in Köln lag bereits bei 15,9 g und Burger King in Köln bei 58,7 g, jeweils bezogen auf 100 g Gesamtfettgehalt! Trans-Fettsäuren entstehen insbesondere durch langes Erhitzen von Fett. Der Gehalt an trans-Fettsäuren ist daher immer auch ein Merkmal dafür, wie lange ein Fett bereits in Gebrauch ist. Diese enorme Bandbreite macht deutlich, wie wichtig es ist, auf den Gehalt an trans-Fettsäuren zu achten.

Eine Münchener Forschergruppe spürte im Rahmen einer Studie trans-Fettsäuren auf. Sie untersuchte 32 Brotaufstriche und -beläge, die vor allem Kinder gerne mögen. Darunter waren Nuss-Nougat-Cremes, Marmelade, Erdnussbutter, Wurst und Käse sowie vegetarische Brotaufstriche. Das Ergebnis: Die meisten trans-Fettsäuren fanden sich in Nuss-Nougat-Cremes, nämlich im Schnitt 5,5 g pro 100 g Produkt. Butter enthielt 4,7 g, Käse 3,6 g.

Erdnussbutter und vegetarische Brotaufstriche waren dagegen so gut wie frei von trans-Fettsäuren.

Heute ist durch Forschungsergebnisse belegt, dass trans-Fettsäuren, was die Wirkung auf den menschlichen Körper betrifft, neben den ungünstigen Effekten bei AD(H)S zusätzlich den Cholesterinspiegel erhöhen und damit der Arteriosklerose Vorschub leisten.

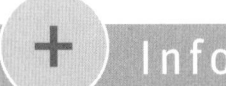

Info

Generell gilt die Regel: Je weniger trans-Fettsäuren aufgenommen werden, desto besser! Denn sie sorgen nicht nur bei AD(H)S-Patienten für ein Stoffwechselchaos.

Achten Sie bei industriell bearbeiteten Lebensmitteln auf die Inhaltsstoffe!

Es ist schwierig, trans-Fettsäuren vollständig zu meiden, da gehärtete Fette und frittierte Lebensmittel heutzutage eine derart starke Verbreitung gefunden haben. Ganz entgehen kann ihnen eigentlich nur, wer alle Mahlzeiten selbst aus frischen Produkten zubereitet. Ein besonderes Problem ist, dass der Gehalt an trans-Fettsäuren auf Lebensmitteln nicht ausdrücklich deklariert werden muss. Der Hinweis »Enthält teilweise oder vollständig gehärtete Fette« zeigt aber an, dass das Produkt trans-Fettsäuren enthält. Diese liefern ebenso viel Energie wie »normale« Fettsäuren. Trans-Fettsäuren sind den unentbehrlichen essenziellen Fettsäuren sehr ähnlich, sie weisen aber im Detail feine Unterschiede auf, sodass sie von den Werkzeugen (Enzymen) der Produktionsstraße zwar angenommen werden, diese aber in der Folge blockieren. Eine Weiterverarbeitung der trans-Fettsäuren ist ausgeschlossen, das Enzym fällt aus, ist defekt. Auf diese Weise entsteht ein Stoffwechselchaos.

Risikogruppe Kinder und Jugendliche

In Deutschland stellen Kinder und Jugendliche eine der größten Risikogruppen der Fast-Food-Generation dar. Bei entsprechender Lebensmittelauswahl (viel Pommes frites, Nuss-Nougat-Aufstriche, Kekse, minderwertige Margarine etc.) nehmen z. B. Vier- bis Sechsjährige oft täglich mehr als 7 g trans-Fettsäuren auf. Bedingt durch die bei dieser Gruppe insgesamt niedrigere Fettaufnahme (ca. 60 bis 70 g) und das niedrigere Körpergewicht, stellen trans-Fettsäuren einen nicht unerheblichen Faktor dar.

Die Tabellen[49] machen deutlich, welch großen Einfluss die geeignete Lebensmittelauswahl darauf hat, wie viele trans-Fettsäuren man dem Körper zuführt:

Beispiel für eine trans-fettsäurereiche Ernährung bei einem sechsjährigen Kind			
Mahlzeit	Nahrungsmittel	Lebensmittel (g)	Zufuhr an trans-Fettsäuren
Frühstück	Mischbrot	60	–
	Milky-Way-Creme	30	0,5
	2 Tassen Tee	150	–
Pause	Mischbrot	60	–
	Kalbsleberwurst	20	0,2
	H-Vollmilch	100	–
	Banane	50	–
Mittag	Schweineschnitzel	80	0,1
	Pommes frites	80	1,1
	grüner Salat	105	–
	Olivenöl	5	–
	0,5 l Limonade light	500	–
Zwischenmahlzeit	Apfel	50	–
Abend	Mischbrot	60	–
	Schmelzkäse	15	1,2
	Mischbrot	60	–
	Margarine Flora Soft	10	3,6
	Salami	15	0,1
	Mineralwasser	400	–
Summe			6,8

Beispiel für eine trans-fettsäureverminderte Ernährung bei einem sechsjährigen Kind			
Mahlzeit	Nahrungsmittel	Lebensmittel (g)	Zufuhr an trans-Fettsäuren
Frühstück	Mischbrot	60	–
	Nutella	30	0,1
	2 Tassen Tee	150	–
Pause	Mischbrot	60	–
	Kalbsleberwurst		
	mit Tofu	20	–
	H-Vollmilch	100	–
	Banane	50	–
Mittag	Schweineschnitzel	80	0,1
	Kartoffeln	100	–
	grüner Salat	105	–
	Olivenöl	5	–
	0,5 l Limonade light	500	–
Zwischenmahlzeit	Apfel	50	–
Abend	Mischbrot	60	–
	Tofupaste/Banane	20	–
	Mischbrot	60	–
	Margarine Becel	10	0,3
	vegetarische Wurst	15	–
	Mineralwasser	400	–
Summe			0,5

Bei Säuglingen sollte noch mehr auf die Ernährung (in diesem Fall der Mutter) geachtet werden. Bei einer hohen Zufuhr von trans-Fettsäuren nimmt auch das Kind über die Muttermilch viel auf. Langkettige Fettsäuren werden gerade beim Säugling in großen Mengen in Membranen (z.B. des Gehirns) eingebaut. Da diese Membranen besonders lange bestehen, ist der Einbau von trans-Fettsäuren im Hinblick auf die Entwicklung von Lernstörungen hochproblematisch.

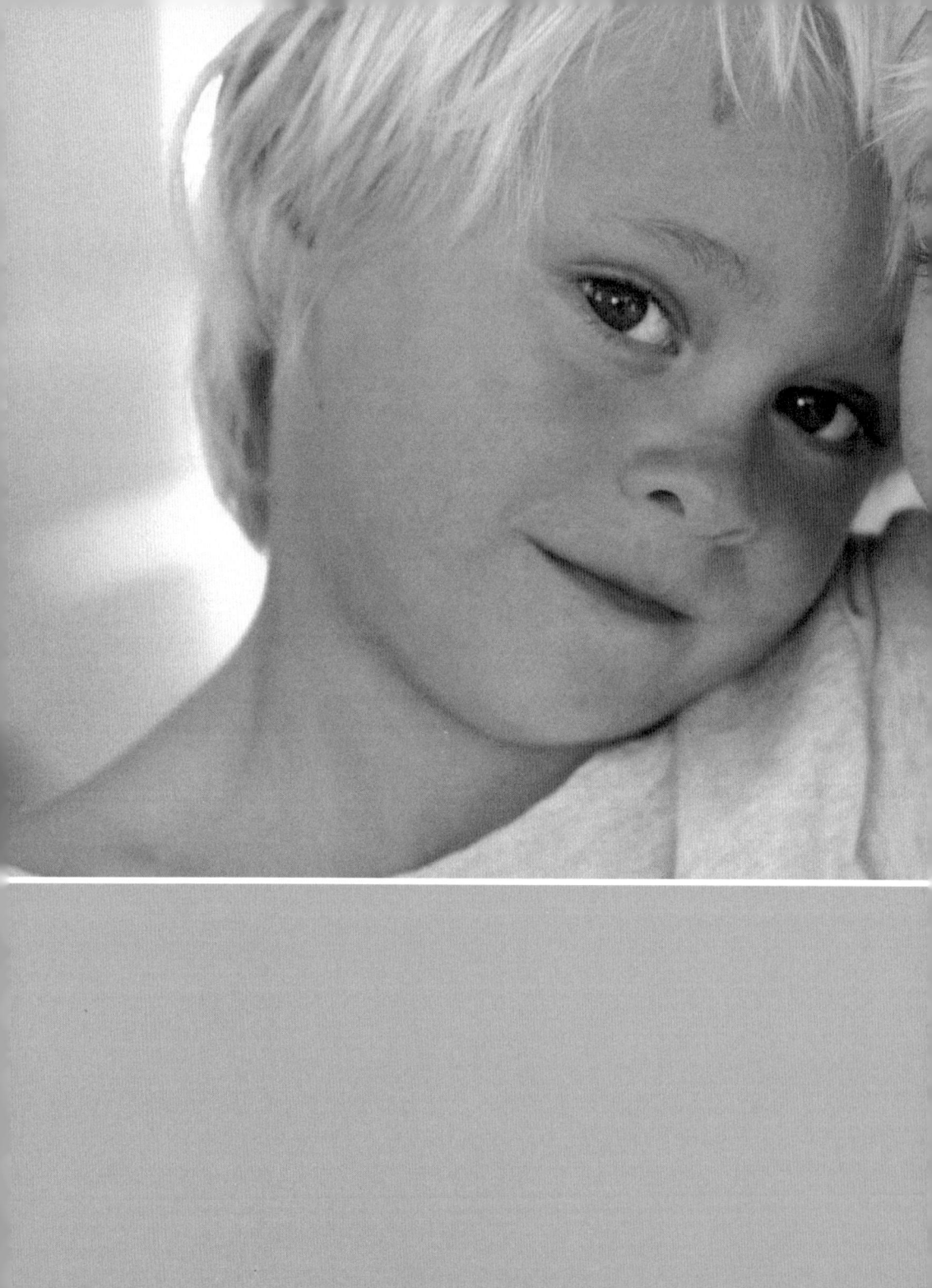

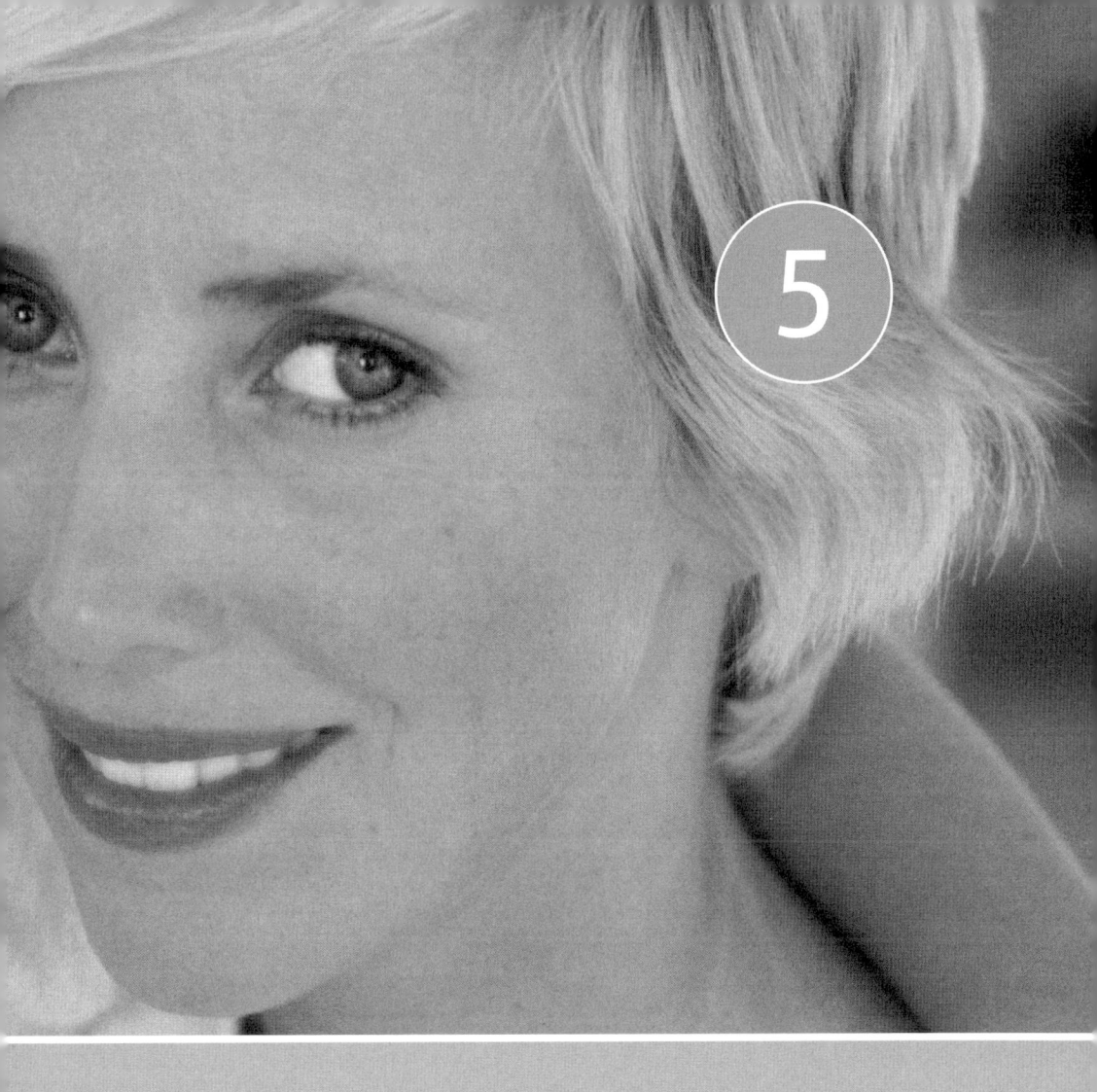

5

Tipps ...

5

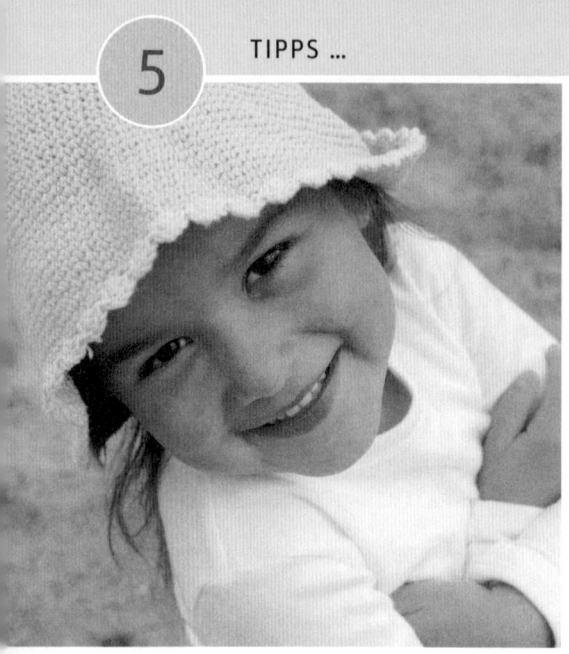

... im Umgang mit AD(H)S

Um Ihnen den Alltag mit einem AD(H)S-betroffenen Kind oder Erwachsenen zu erleichtern, haben wir nachfolgend eine Zusammenfassung von Ernährungs- und Verhaltensempfehlungen erstellt. So können Sie auf einen Blick erkennen, wie Sie Ihr Kind oder Ihren Partner – zusätzlich zur Nährstofftherapie – hilfreich unterstützen können.

Die wichtigsten Ernährungsempfehlungen im Überblick

- Sorgen Sie regelmäßig für mehrere (optimal drei) Mahlzeiten pro Woche mit fetten Kaltwasserfischen (Thunfisch, Aal, Hering, Lachs, Makrele, jeweils 100 g), um die Zufuhr an den Gehirnfettsäuren zu steigern. Konserven, möglichst ohne Marinade und Öl, sind hierfür ebenso geeignet wie frischer, gebratener oder auch geräucherter Fisch.
- Sorgen Sie für drei Fleischmahlzeiten (keine Wurstprodukte) pro Woche (jeweils 100 g), um die Zinkzufuhr zu optimieren.
- Sorgen Sie für reichlich Gemüse und Obst, um die Zufuhr an Magnesium zu optimieren, bieten Sie ferner Nüsse, Mandeln oder Pinienkerne als kleine Zwischenmahlzeit an. Für Kinder ist Kakao als Getränk zwischendurch gut geeignet, allerdings nicht die fertigen zuckerreichen Mischungen. Am besten eignet sich eine Mischung aus entöltem Kakaopulver mit Milch und Süßstoff.
- Nutzen Sie dauerhaft Nährstoffkonzentrate mit Gehirnfettsäuren (DHA, AA, GLA) und den Mineralstoffen Magnesium und Zink, um eine optimale Zufuhr auf sicherem Wege zu gewährleisten.
- Optimal zur Unterstützung der Gehirnentwicklung und zur Vorbeugung von Legasthenie und AD(H)S ist eine erhöhte Zufuhr an Gehirnfettsäuren bereits während der Schwangerschaft und in der Stillzeit.

- Stillen Sie, wenn irgend möglich, Säuglinge über einen Zeitraum von vier bis sechs Monaten. Falls dies nicht möglich ist, sollten Sie eine mit DHA und GLA angereicherte Säuglingsnahrung auswählen oder die Fläschchen mit der Thunfischöl-Nachtkerzenöl-Mischung anreichern (zwei Kapseln anstechen und ausdrücken).
- Zur Vorbeugung und begleitenden Behandlung von Depressionen und bei Burn-out von betroffenen Elternteilen eignen sich die Gehirnfettsäuren und Mineralstoffe in besonderem Maße.
- Reduzieren Sie den Konsum an Weißmehlprodukten, Zucker, Süßigkeiten, zuckerhaltigen Getränken und Kartoffeln.
- Meiden Sie trans-fettsäurehaltige Lebensmittel wie Pommes frites, Chips, Nuss-Nougat-Cremes, gehärtete Bratfette, Butter, Blätterteige, Plätzchen (Hartgebäck).
- Bitte beachten Sie, dass die Nährstofftherapie eine Dauerbehandlung ist, die optimale Ergebnisse nur dann erzielt, wenn sie konsequent durchgeführt wird.

Machen Sie sich das Leben leichter!

Intelligenz ist lange Zeit viel zu einseitig definiert worden. Bei AD(H)S-Kindern sollten vor allem auch außerschulische Fähigkeiten gefördert und gelobt werden.

Howard Gardner, Professor für Kognitive Psychologie an der Universität Harvard in Massachusetts, hat sich mit seiner Theorie der vielfachen (multiplen) Intelligenzen einen Namen gemacht. Seiner Ansicht nach beschränkt sich Intelligenz nicht auf die sprachlichen und logisch-analytischen Fähigkeiten, die in der Schule gefördert und beurteilt werden, sondern umfasst auch verschiedene andere Formen und Fähigkeiten wie z. B. die künstlerische Kreativität, das räumliche Vorstellungsvermögen, eine Sensibilität für Naturphänomene, musikalische Intelligenz und Körperintelligenz oder die Fähigkeit, andere zu verstehen und zu führen.

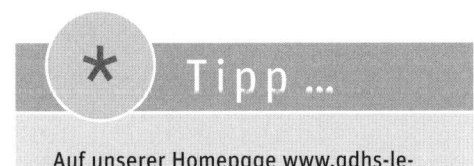

＊ Tipp ...

Auf unserer Homepage www.adhs-legasthenie.de finden Sie Tipps für den Unterricht und zum Lernen als kostenloses Download.

111

Es gibt viele Formen von Intelligenz

In den meisten Schulen konzentriert sich der Unterricht ausschließlich auf die sprachliche und logisch-mathematische Intelligenz und deren Förderung, während die anderen Fähigkeiten brachliegen. Für Erfolg im Leben – wie immer man das auch definieren mag – sind andere Fähigkeiten weit bedeutsamer. Worauf es in der Begleitung von AD(H)S- und Legasthenie-Kindern durch die Eltern ankommt, ist, alle Intelligenzformen gleichermaßen zu entwickeln und zu unterstützen.

Feste Regeln sind wichtig!

Die Art und Weise, wie Menschen lernen, ist unterschiedlich. Sehen, hören, berühren, etwas tun – die Lernstrategien variieren stark. Manch einer muss sich eine Sache zunächst ansehen, braucht ein Bild, während ein anderer mit einem Bild nichts anfangen kann, sondern auf erklärende Worte wartet, und ein Dritter eine Sache erst lernt, wenn er sie durchgeführt hat. Es ist daher wichtig, den Unterricht oder das Leben zu Hause kreativ zu gestalten und die entsprechenden Lernstrategien zu fördern.

Am besten entwickeln sich AD(H)S-Kinder in einem liebevollen Elternhaus mit festen Regeln. Wichtig sind verbindliche Abmachungen, die dem Kind auch immer wieder verdeutlichen, warum bestimmte Verhaltensweisen akzeptabel sind und andere nicht. Die Selbstkontrolle von AD(H)S-Kindern ist mal mehr, mal weniger ausgeprägt, sie können sie nicht steuern. Daher dauert es viel länger als bei ihren gesunden Altersgenossen, bis Kinder mit AD(H)S bestimmte Regeln verinnerlicht haben. Wie der amerikanische Schulpsychologe Paul Weingartner einmal sagte: Eltern eines AD(H)S-Kindes zu sein, ist wie Wildwasserfahren mit einem Kanu auf unbekanntem Gewässer.

Multimodale Therapie bei AD(H)S und Legasthenie

Entscheidend wichtig für eine erfolgreiche AD(H)S-Behandlung ist der so genannte multimodale Therapieansatz. Das bedeutet, verschiedene Therapiemethoden werden zum bestmöglichen Nutzen der Patienten miteinander kombiniert. Diesem Prinzip liegt die Erfahrung zu Grunde, dass sich die Effekte der einzelnen Methoden, wenn man sie gemeinsam anwendet, nicht nur addieren, sondern gegenseitig verstärken. Die wichtigsten Therapieverfahren sind neben der Nährstofftherapie das Elterntraining, die Verhaltenstherapie, die Ergotherapie und Ausdauersportarten sowie gegebenenfalls eine medikamentöse Behandlung. Die Nährstofftherapie sollte als Basisbehandlung die Grundlage für alle weiteren therapeutischen Optionen bilden.

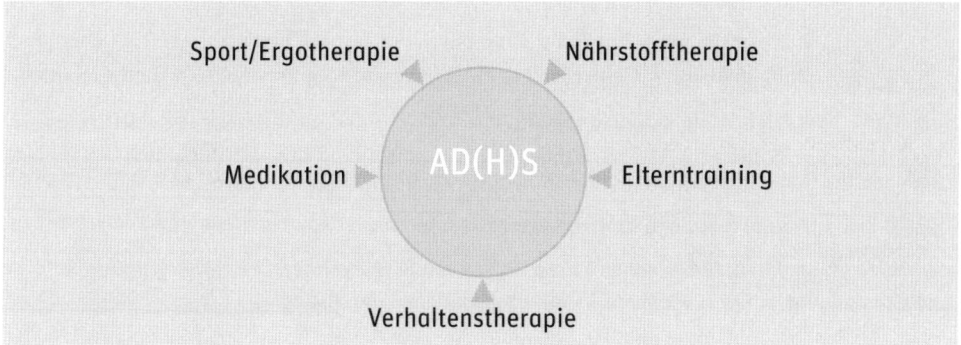

Wie finde ich den richtigen Arzt?

Diese Frage ist leider nicht einfach zu beantworten, denn eine spezielle Qualifikation für die Diagnose und Behandlung von AD(H)S und Legasthenie existiert bislang nicht. Erfahrungsgemäß melden sich die meisten Eltern bei Auffälligkeiten zunächst beim Kinderarzt, in der Regel, wenn das Kind vier Jahre alt ist. Erst im Alter von etwa acht Jahren wird das Kind dann einem Kinder- und Jugendpsychiater oder Psychologen vorgestellt. Wichtig ist, dass Sie einen Mediziner mit ausreichender Behandlungserfahrung auf diesem Gebiet aufsuchen. Die Diagnose AD(H)S muss absolut zuverlässig gestellt werden, damit nicht vorschnell eine medikamentöse Behandlung eingeleitet wird, die bei einer Fehldiagnose unter Umständen schwere Schäden verursachen kann. Nach erfahrenen Ärzten in Ihrer Umgebung können Sie sich am besten bei einer Selbsthilfegruppe vor Ort erkundigen, denn aus der erlebten Erfahrung heraus kommen die besten Empfehlungen.

Allgemeine Verhaltens-empfehlungen bei AD(H)S

Wenn Sie folgende Regeln beherzigen, können Sie sich den Alltag mit einem AD(H)S-Kind erleichtern.

- **Schaffen Sie verlässliche Tagespläne mit festen Zeiten** für das Aufstehen, Frühstück, Waschen, Schule, Hausaufgaben, Spielen und Zu-Bett-Gehen.

- **Geben Sie viel Zuwendung und Lob,** um das gestörte Selbstvertrauen der Kinder zu stärken. Versuchen Sie Ihr Kind häufig zu loben, auch für kleinste Fortschritte. Dieses Lob muss aber ehrlich gemeint sein, denn mit falschem Lob erreichen Sie das Gegenteil. Die Kinder spüren es sofort.

- **Fördern Sie neben Lesen, Schreiben und Rechnen** gezielt auch andere Fähigkeiten Ihres Kindes wie z. B. Sport, Musik oder Kunst.

- **Auch wenn Sie viel loben,** wird Ihr Kind – wie jedes andere Kind auch – immer wieder ein Verhalten zeigen, das Sie nicht akzeptieren können. Es ist wichtig, dies zu erklären und sofort Konsequenzen zu ziehen. Machen Sie deutlich, dass unakzeptables Verhalten zu »Auszeiten« führt. Suchen Sie sich einen möglichst langweiligen Platz in der Wohnung oder im Haus, wo Ihr Kind nicht abgelenkt werden kann. Das Kinderzimmer ist hierfür ungeeignet, da dort zu viel Beschäftigung möglich ist. Fünf Minuten reichen meist, ansonsten gibt es eine Verlängerung. Da die Kinder kein Zeitgefühl haben und eine reizarme Umgebung bei AD(H)S schwer zu ertragen ist, handelt es sich um ein wirksames Disziplinierungsinstrument.

- **Seien Sie konsequent und penetrant.** Sie werden das Verhalten Ihres Kindes nicht über Nacht ändern. Beharrlichkeit ist der Vater des Erfolgs.

- **AD(H)S-Kinder brauchen wenig Schlaf.** Wenn Sie die Kinder zu Bett bringen und sie mehrfach wieder aufstehen, dann sollten Sie sie nicht ermahnen. Es ist erfolgversprechender, wenn Sie eine Geschichte vorlesen, Bücher anschauen lassen oder eine Kinderkassette einlegen. Es ist wichtig, ein Ritual einzuführen, das sich jeden Tag wiederholt und das beruhigend wirkt.

- **Schließen Sie Kostbarkeiten im Haus** (Vasen, elektronische Geräte etc.) sicher weg, denn Unfälle und Ungeschicklichkeiten sind bei AD(H)S und Legasthenie an der Tagesordnung. Wenn trotzdem etwas passiert, sollten Sie nicht überreagieren!

- **Machen Sie das AD(H)S-Kind nicht zum Sündenbock** in der Familie.

- **Tolerieren Sie einen gewissen Grad an Unordnung.** Das Aufräumen oder Saubermachen des Kinderzimmers sollten Sie nur mit Einverständnis und Hilfe des Kindes erledigen.

- **Computerspiele** können eine ausgezeichnete Möglichkeit sein, die Konzentrationsfähigkeit zu fördern. Aggressive Kampfspiele sollten aber gemieden werden. Am besten, Sie wählen die Spiele gemeinsam aus und spielen auch mal zusammen.

- **Widmen Sie dem Kind gezielt Aufmerksamkeit.** Unternehmen Sie etwas, und sei es nur ein Spaziergang, gehen Sie mit ihm schwimmen oder organisieren Sie ein Treffen von Spielkameraden.

- **Sorgen Sie für ausreichende Bewegungsmöglichkeiten** in der Freizeit.

- **Vergessen Sie nicht den Rest der Familie,** weil es sonst sein kann, dass Geschwister aus Eifersucht andere emotionale Probleme entwickeln, um die Aufmerksamkeit auf sich zu ziehen.

- **Suchen Sie sich eine AD(H)S-Selbsthilfegruppe.** Es erleichtert ungemein, mit anderen über die täglichen kleinen Kämpfe zu sprechen. Ältere Gruppenmitglieder können oft wertvolle Tipps geben, die Ihren Kindern helfen.

- **Suchen Sie sich »Tankstellen«,** um Ihre persönlichen Energien wieder aufzufrischen. Es nützt weder den Kindern noch dem Rest der Familie, wenn Sie irgendwann völlig »ausgebrannt« sind. Versuchen Sie daher Verwandte und Freunde mit in die Betreuung einzubeziehen, sodass Freiräume für Sie entstehen.

- **Wenn Sie Übungen mit Ihrem Kind durchführen,** beginnen und beenden Sie sie stets mit einem kleinen Erfolgserlebnis, etwas, von dem Sie sicher sind, dass Ihr Kind es beherrscht.

- **Ertragen Sie geduldig die Langsamkeit,** mit der z.B. Hausaufgaben gemacht werden.

- **Schalten Sie Störfaktoren ab,** sodass sich Ihr Kind auf eine Aufgabe konzentrieren kann (ohne Fernsehen, Radio etc). Führen Sie die Regel ein, dass Ihr Kind den Schreibtisch vor und nach der Arbeit völlig leer räumt.

■ **Machen Sie Pausen bei den Hausaufgaben.** Niemand kann besser beurteilen als Sie selbst, wie lange die Aufmerksamkeitsspanne bei Ihrem Kind anhält. Wenn nach 15 Minuten nichts mehr geht, macht es keinen Sinn, weiter fortzufahren, denn für das Kind werden die Hausaufgaben damit zur Qual.

■ **Wenn das Kind von der Schule nach Hause kommt,** sorgen Sie für eine gewisse Routine. Legen Sie den Schulranzen auf den Kinderschreibtisch und vermeiden Sie aufregende Spiele oder Herumtollen vor den Hausarbeiten, weil die Aufmerksamkeit dadurch geschwächt wird.

■ **Achten Sie darauf, dass Ihr Kind in der Klasse weit vorn sitzt,** damit es möglichst wenig abgelenkt werden kann.

■ **Ihr Kind sollte in der Schule** möglichst neben Mitschülern sitzen, die ein gutes Rollenvorbild bieten. Sprechen Sie mit den Lehrern darüber.

■ **Fragen Sie die Lehrer,** inwieweit kleine Bewegungseinheiten zwischen den einzelnen Lektionen möglich sind, um dem Bewegungsdrang Ihres Kindes entgegenzukommen. Eine gute Möglichkeit besteht darin, dafür zu sorgen, dass Ihr Kind Aufgaben in der Klasse übernimmt, die ihm erlauben, sich auch während des Unterrichts zu bewegen. Das signalisiert dem Kind, gebraucht zu werden, und hilft dabei, den Bewegungsdrang abzubauen.

■ **Strukturieren Sie Aufgaben** in Einzelschritte, die das Kind besser bewältigen kann und die seiner Aufmerksamkeitsspanne angepasst sind.

■ **Weisen Sie das Kind vor einer wichtigen Aussage darauf hin,** dass es nun genau zuhören soll.

■ **Geben Sie immer nur eine Anweisung allein.** Formulieren Sie sie klar und unmissverständlich.

■ **Arbeiten Sie in den Schulbüchern** und Heften mit Farben und versuchen Sie so viele Sinnessysteme wie möglich zum Lernen mit einzusetzen.

■ **Nutzen Sie Lernhilfen** wie Computer, Rekorder, Rechner, soweit zulässig.

■ **Hilfreich ist auch,** wenn Sie die Lehrer dazu anregen, Gruppenarbeiten zu zweit in der Klasse zu machen. Das entlastet den Lehrer und sorgt dafür, dass Ihr Kind Rückmeldung und Hilfe vom Partner erhält.

Empfehlungen bei Legasthenie

- **Sorgen Sie für regelmäßige Termine,** an denen Sie Lesen üben.

- **Wählen Sie Spiele oder Lernspiele aus,** wie z.B. Monopoly oder Quiz-Spiele, bei denen Ihr Kind lesen muss. Loben Sie viel und tadeln Sie gezielt. Wenn kleinere Fehler, z.B. beim Buchstabieren, gemacht werden, dann loben Sie die 95 Prozent, die Ihr Kind schon richtig gemacht hat, statt die fünf Prozent Fehler zu betonen.

- **Bitten Sie Ihr Kind beim Lesenüben,** dass es zunächst einen Absatz liest, um zu verstehen, worum es geht, und danach noch ein zweites Mal für die Details.

- **Nutzen Sie gezielt Merkhilfen.** Zum Lernen der Monatsabfolge oder des Alphabets sind Kinderlieder bzw. Reime ganz hilfreich.

- **Verwenden Sie zum Lesen eine weiße Karteikarte,** aus der Sie einen kleinen Schlitz herausschneiden. Dadurch fällt es manchen Kindern leichter, sich auf ein Wort zu konzentrieren, ohne dass die anderen Buchstaben herumtanzen.

- **Nutzen Sie Wortspiele** zur Sprachentwicklung des Kindes, z.B. gegensätzliche Begriffe zu finden (heiß – kalt, hoch – tief, gerade – schräg).

- **Verwenden Sie Farben,** um beispielsweise Silben zu markieren. Die Farbe hilft dabei, die Unterschiede einzuprägen.

- **Um die Konfusion zwischen rechts und links zu beenden,** können Sie Ihr Kind eine Uhr immer am gleichen Handgelenk tragen lassen.

- **Malen Sie Buchstaben** auf die Wange Ihres Kindes. Auf diese Weise kann das Kind den Unterschied zwischen b, d und q auch fühlen.

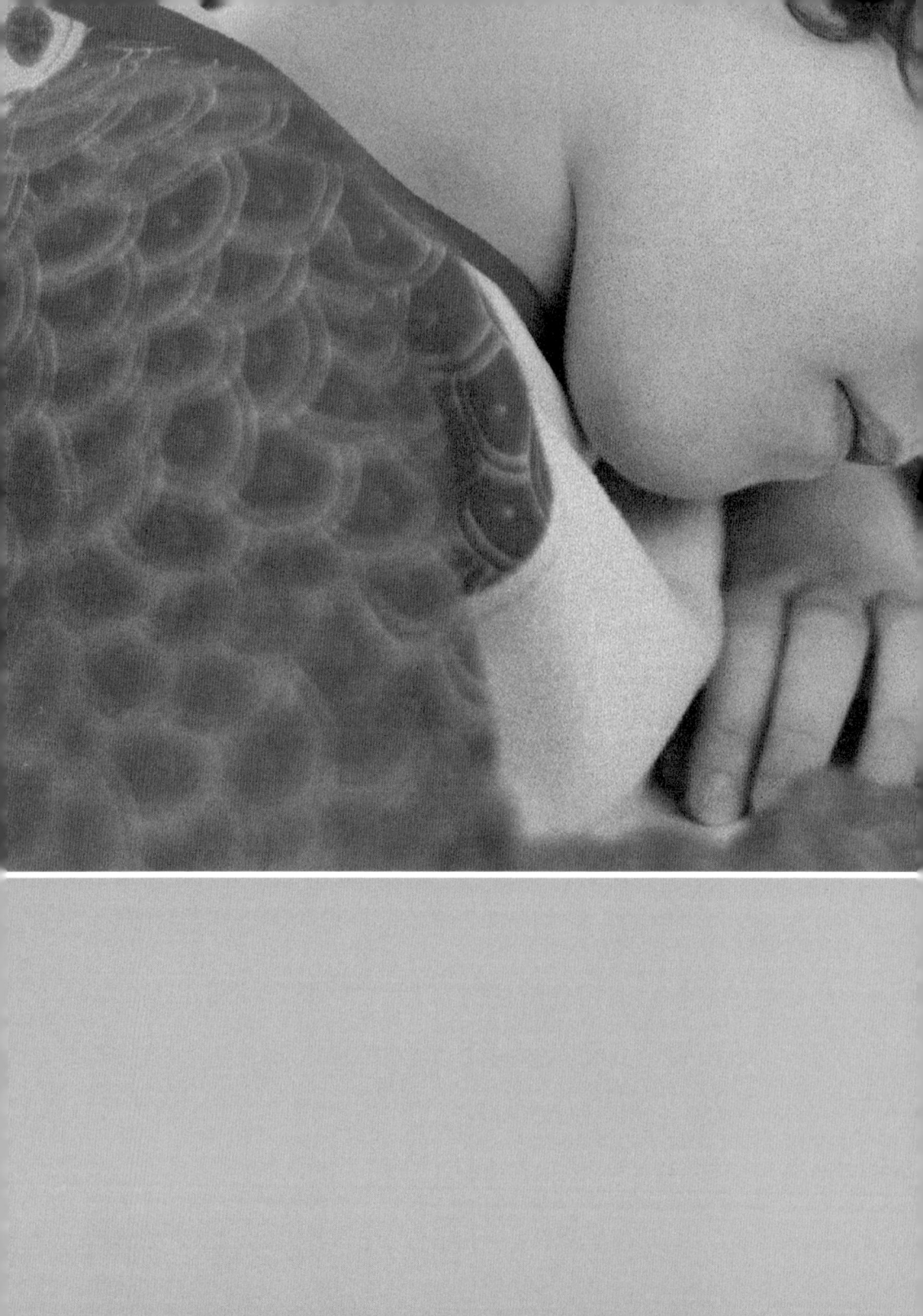

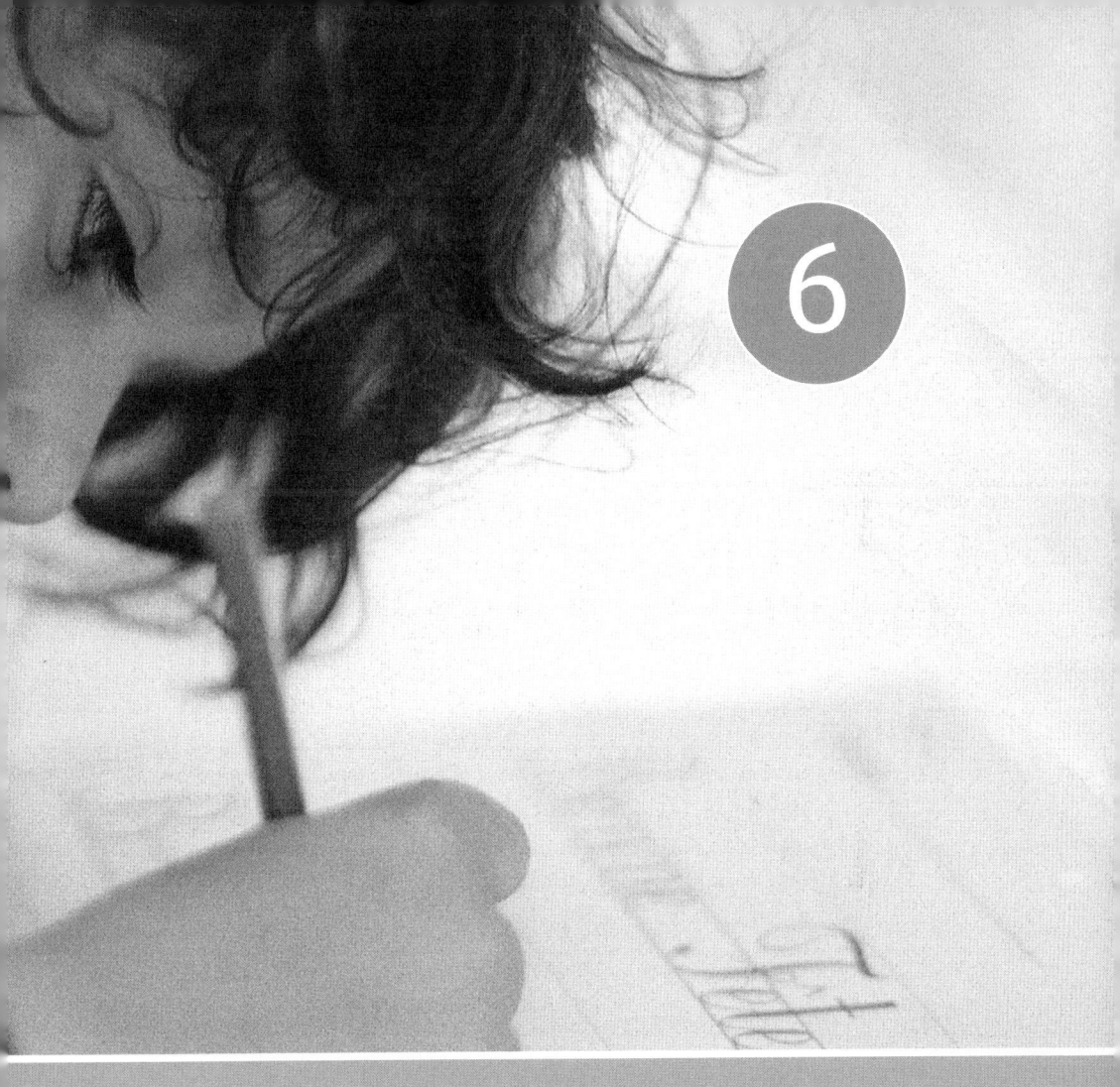

Mit AD(H)S durch die Grundschule

Vorwort

Der Bücherberg an Publikationen über Kinder, die – verursacht durch eine Aufmerksamkeitsstörung – sowohl zu Hause wie in der Schule anecken, ist inzwischen riesig angewachsen. Je nach theoretischem Hintergrund der Autoren wird bisher entweder auf medizinischer Basis oder auf psychologisch-therapeutischer argumentiert und Abhilfe empfohlen. Was aber kaum thematisiert wird, ist der schulische Alltag mit seinen Lern- und Verhaltensproblemen ebenso wie die dringend notwendige Zusammenarbeit von Eltern und Lehrerinnen*. Beide sind enge Bezugspersonen des Kindes, haben als solche jedoch vielfach keine Ausbildung, wie sie dem Kind auf seinem hürdenreichen Weg durch die Schule beistehen können. Im Alltag wird zur Linderung der eigenen Verzweiflung der Schwarze Peter in ermüdenden Ritualen zwischen Eltern und der Lehrerin hin- und hergeschoben.

Das Buch *Mit AD(H)S durch die Grundschule* schließt diese Lücke. Als Lehrerinnen und Schulpsychologinnen sind die Autorinnen vertraut mit der Situation auf beiden Seiten. In ihrer schulpsychologischen Praxis sind sie immer wieder aufgerufen, zwischen Elternhaus und Schule zu vermitteln und Vorschläge für eine Erleichterung der Lern- und Sozialsituation des Kindes in Schule und Elternhaus zu machen. Weil die Autorinnen Kinder mit einem AD(H)S-Syndrom aus dem Klassenzimmer sowie aus der schulpsychologischen Lernberatung kennen, gelingt es ihnen, eine Fülle konkreter Ratschläge für Eltern wie für Lehrerinnen anzubieten und die vordringlichen Fragen zu beantworten, die ich hier aus der Sicht eines Vaters oder einer Mutter stellen möchte:

- Wie spreche ich mit der Lehrerin meines Kindes?
- Wie erkläre ich der Lehrerin das Verhalten meines Kindes?
- Wie gelingt es mir, die Lehrerin als Verbündete zu gewinnen?
- Welche Erleichterungen gibt es für mein Kind im Schulalltag und bei der Hausaufgabenbewältigung?
- Wie können wir beide – ich als Mutter/Vater, ich als Lehrerin – einen Erziehungsraum schaffen, in dem mein Kind geborgen ist?

---

* In diesem Buch wird die Bezeichnung LehrerIN gewählt, weil Kinder in der Grundschule meist von Frauen unterrichtet werden. Selbstverständloich sind auch Lehrer gemeint.

- Was kann ich tun, damit die Beziehung zwischen meinem Kind und mir nicht bei den Hausaufgaben Schaden erleidet?
- Wie plane ich die Schullaufbahn meines AD(H)S-Kindes?

Ein Problem, das allen an der Erziehung eines Grundschulkindes Beteiligten immer wieder Kopfzerbrechen verursacht, ist die Planung der Schullaufbahn. Grundschulkinder, die durch ihre Verträumtheit oder ihre motorische Unruhe auffallen, werden oft zur Abklärung der Diagnose beim Schulpsychologen oder Kinder- und Jugendpsychiater vorgestellt. Wenn Eltern dann erfahren, dass ihr Kind mehr als durchschnittlich oder gar überdurchschnittlich begabt ist, die Schule aber dringend vom Gymnasium abrät, dann herrscht auf allen Seiten Verwirrung. Den Autorinnen gelingt es, die Kriterien psychologischer Diagnostik anschaulich darzulegen. Auf diese Weise ergibt sich nicht nur Aufklärung, sondern auch Entscheidungshilfe für die Schullaufbahn, immer mit dem vordringlichen Ziel: Die »Seele« des Kindes muss heil bleiben, damit auch das AD(H)S-Kind mit Selbstvertrauen ins Leben starten kann.
Wer für ein AD(H)S-Kind Hilfe in Schul- und Lernfragen sucht, als Eltern wie als Lehrerin, ist mit diesem praxisnah geschriebenen Buch gut beraten. Es gehört in die Lehrerausbildung und in jede Lehrerbibliothek genauso wie in die Hand interessierter Eltern.

Dr. Christine Kaniak-Urban
Staatliche Schulpsychologin, Kinder- und Jugendpsychotherapeutin

Eine Ermutigung anstelle einer Einleitung

Die Zahl der Kinder mit AD(H)S scheint in letzter Zeit immer mehr zu steigen. Zeitungen und Fernsehen berichten über das »Zappelphilipp-Syndrom«. Die Schulen beklagen, dass viele Schüler sich nicht mehr konzentrieren können. Vielleicht fühlen Sie sich von diesem Buch angesprochen, weil auch Ihr Kind nicht ruhig sitzen oder sich nicht altersgemäß konzentrieren kann? Bestimmt machen Sie sich deshalb Sorgen und überlegen, was zu tun ist. Vielleicht haben Sie den Verdacht, dass Ihr Kind AD(H)S hat.

Ob bei Ihrem Kind diese Aufmerksamkeitsstörung diagnostiziert wird oder nicht, spielt bei der Lektüre dieses Buches keine große Rolle. Unsere Anregungen sind für alle Kinder hilfreich. Kinder mit Aufmerksamkeitsdefiziten brauchen nicht unbedingt andere, sondern meist »nur« intensivere Unterstützung.

Eltern von Kindern mit AD(H)S tragen oft eine schwere Last. Sie machen sich Sorgen um die Zukunft ihres Kindes. Sie müssen sich von ihrer Umwelt schon vor Schuleintritt oft mit argwöhnischen Blicken beäugen lassen, die zu sagen scheinen: »Können die ihr Kind nicht richtig erziehen? Bei mir gäbe es so etwas nicht!« Kommt das Kind in die Schule, gehen die Schwierigkeiten oft erst richtig los. Es beginnt der »Kampf mit den Hausaufgaben«, die Kinder haben Probleme mit dem Lernen und verlieren das Vertrauen in ihre Leistungsfähigkeit. Dass bei Eltern die Angst um die Zukunft ihrer Kinder steigt, ist allzu verständlich. Aber das muss nicht sein! Der Weg mit einem AD(H)S-Kind durch die Grundschule ist manchmal holprig, aber gewiss nicht unbegehbar.

Unser Buch soll all den Eltern und auch Lehrerinnen helfen, die mit AD(H)S-Kindern leben und lernen. Auch Kinder mit AD(H)S können unter bestimmten Voraussetzungen erfolgreich ihren Weg durch die Grundschule gehen. Wenn wichtige Grundregeln zum richtigen Zeitpunkt beachtet werden, ist das »kein Ding der Unmöglichkeit«. Haben Sie Mut und packen Sie es an!

In unserem Buch besprechen wir in jedem Kapitel ein wichtiges Thema, das – wie wir aus unserer Praxis als Lehrerinnen und Schulpsychologinnen wissen – Eltern von AD(H)S-Kindern in den unterschiedlichen Schuljahren am Herzen liegt. Wer diese »Stolpersteine« im Vorfeld kennt, kann durch geeignete Maßnahmen einen Teil bereits aus dem Weg räumen.

Oft treten im Kindergarten die ersten Schwierigkeiten auf. Der Verdacht »AD(H)S« wird zum ersten Mal ausgesprochen. Spätestens ab diesem Zeitpunkt schwirren den Eltern viele Fragen durch den Kopf. Wer kann mir helfen? Muss ich meinem Kind jetzt Medikamente geben? Habe ich etwas falsch gemacht? Wir helfen Ihnen auf den Seiten 133–144, Ihre Fragen zu sortieren und Antworten darauf zu finden.

Im ersten Schuljahr greifen wir auf den Seiten 157–166 das Thema »Lernen« und »Hausaufgaben« auf. Für Kinder mit AD(H)S ist es schwierig, vorgegebene Aufgaben in einem bestimmten Rahmen zu erledigen. Es gibt geeignete Methoden, die Ihrem Kind helfen können, diese Aufgaben zu meistern und Lernerfolge zu erleben.

Im zweiten Schuljahr beginnen die Misserfolge beim Lernen oft, am Selbstbewusstsein der Kinder zu kratzen. Sie verzagen, weil sie versuchen, ihr Bestes zu geben, und trotzdem Niederlagen einstecken müssen. Wir zeigen Ihnen auf den Seiten 177–186 vielfältige Übungen und Rituale, die das Selbstbewusstsein Ihres Kindes stärken.

Nicht nur Eltern, auch Lehrerinnen stoßen häufig an ihre Grenzen, wenn sie mit AD(H)S-Kindern lernen. Deshalb ist es wichtig, dass Sie mit der Lehrerin offen über die Schwierigkeiten Ihres Kindes sprechen. Wie solche Gespräche geführt werden, erfahren Sie in den Ausführungen auf den Seiten 195–202. Nach unserer Erfahrung ist das Miteinandersprechen eine der wichtigsten Grundlagen für eine tragfähige Zusammenarbeit von Elternhaus und Schule. Alle Eltern wollen das Beste für ihr Kind. Eng damit verbunden sind die Fragen nach der richtigen Schulart. Wir haben häufig in unserer Beratungspraxis verzweifelte Eltern erlebt, die befürchten, ihr Kind werde niemals eine Chance auf eine Lehrstelle haben. Für Kinder mit AD(H)S muss genau überlegt werden, welche Schulart geeignet ist. Auf den Seiten 220–222 werden Sie Hilfestellungen zu diesem Thema erhalten.

Die Erfahrungen aus unserer schulpsychologischen Praxis zeigen, dass Kindern mit AD(H)S geholfen werden kann, wenn Eltern und Lehrerinnen
- Verständnis füreinander entwickeln,
- über das nötige Wissen von AD(H)S verfügen,
- geeignete Maßnahmen ergreifen, die sich für Kinder mit AD(H)S als wichtige Stützen erwiesen haben.

Jedes Kapitel beginnt mit einem Beispiel: *Das ist heute passiert*, das zeigt, wie unterschiedlich eine Situation von Eltern, Lehrerin und Kind wahrgenommen und empfunden wird. Darauf folgt ein Abschnitt, der Ihnen *Hintergrundwissen* vermitteln soll. Unter *Was zu tun ist* erhalten Sie konkrete Vorschläge für Ihr Vorgehen bei dem jeweiligen Problem.

Jedes Kapitel schließen wir mit Vorschlägen für Ihr Leben mit Ihrem Kind – außerhalb von Schule und Hausaufgaben: *Ich nehme mir Zeit für mein Kind* und *Extratipp*.

Es ist eine große Herausforderung, ein Kind mit AD(H)S durch das Leben zu begleiten. Sie werden immer wieder Rückschläge erleben, aber auch Erfolge, die Ihnen Kraft geben, den eingeschlagenen Weg weiterzugehen.

Vergessen Sie auf diesem Weg sich selbst nicht! Schaffen Sie sich bewusst Freiräume und genießen Sie diese ohne schlechtes Gewissen! Ausgeglichene, entspannte Eltern sind die besten Wegbegleiter, vor allem für unruhige Kinder.

Im Kindergarten: Verdacht AD(H)S

Sicher hat sich Ihr Kind darauf gefreut, täglich mit anderen Kindern zu spielen. Warum fällt es ihm jetzt so schwer, mit ihnen zurechtzukommen? Die Erzieherin hat das auch schon festgestellt. Zu Hause hört Ihr Kind oft gar nicht, was Sie ihm sagen. Es malt nicht gern. Was bedeutet das? Und was können Sie tun?

Das ist heute passiert

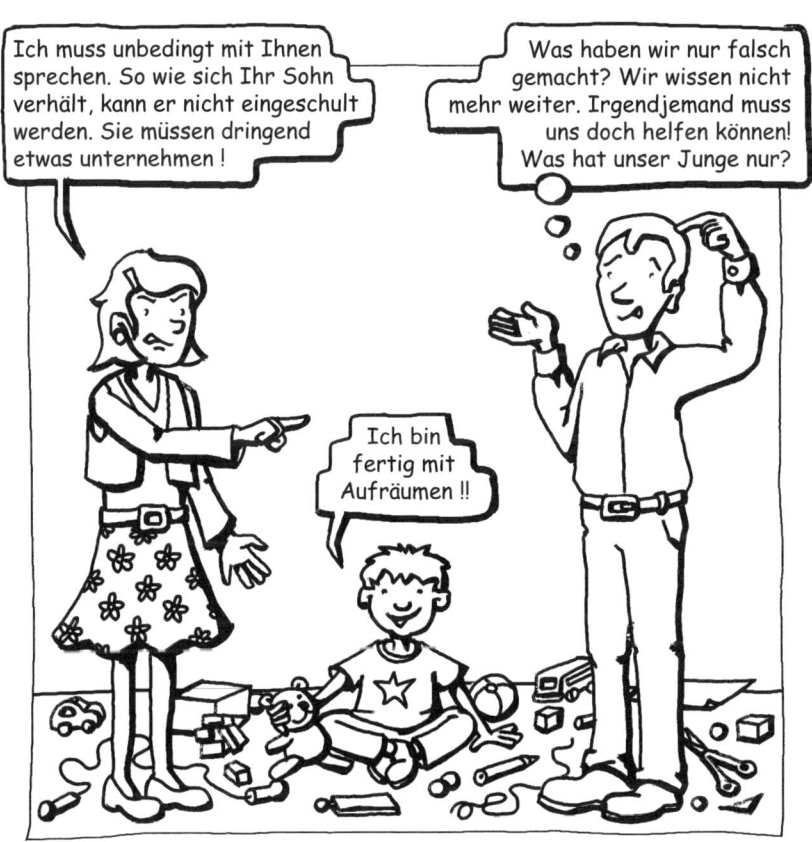

Perspektive des Kindes	Perspektive der Erzieherin	Perspektive der Eltern
	Hoffentlich hat Marcels Vater heute Zeit für ein kurzes Gespräch. So wie Marcel im Moment ist, kann er im September nicht in die Schule. Er hört weder zu noch kann er still sitzen. Ständig fängt er etwas Neues an zu spielen und bringt es nicht zu Ende. Aufräumen ist für ihn ein Fremdwort! Im Malen macht er auch keine Fortschritte! Aber das Schlimmste ist seine Aggressivität. Die anderen Kinder gehen ihm nur noch aus dem Weg.	17 Uhr, der Kindergarten schließt gleich. Marcel wird schon auf mich warten. Hoffentlich kann ich der Erzieherin aus dem Weg gehen. Diese endlosen Diskussionen. Meine Frau und ich wissen selbst nicht, was wir machen sollen.
Endlich, der Papa ist da und holt mich ab! Der Kindergarten ist total doof. Keiner spielt mit mir. Da geh ich morgen nicht mehr hin. Mich mag da eh keiner! Lieber will ich daheim bleiben.	Es muss dringend etwas passieren!	Was ist nur mit unserem Jungen los!

Hintergrundwissen

- Fragen Sie sich manchmal, ob Sie bei der Erziehung Ihres unruhigen Kindes vielleicht etwas falsch machen?
- Oder träumt Ihr Kind ständig vor sich hin? Ist es mit seinen Gedanken fast immer woanders?
- Kommen Sie deshalb zu spät zu Terminen und Verabredungen?
- Vermeiden Sie Veranstaltungen und Besuche, weil Sie fürchten, mit Ihrem ungestümen Kind unangenehm aufzufallen?
- Bekommen Sie häufig Beschwerden von Erzieherinnen oder anderen Eltern über Ihr »ungezogenes« oder verträumtes Kind?
- Geht es bei Ihnen zu Hause häufig laut und wild zu?
- Sind Sie oft völlig erschöpft und wissen nicht weiter?

Fragen Sie sich, ob Ihr Kind hyperaktiv ist?

Die Diagnose AD(H)S ist nicht einfach und kann nur von einem Experten durch eine ausführliche Untersuchung gestellt werden. AD(H)S ist derzeit in aller Munde. Es handelt sich jedoch um ein altbekanntes Leiden. Schon im bekannten Kinderbuch *Struwwelpeter* werden der verträumte *Hans-guck-in-die-Luft* und der unruhige *Zappelphilipp* beschrieben. Relativ neu ist nur der Fachbegriff AD(H)S. Auch weiß man über diese Störung immer mehr. Dies führt dazu, dass die Diagnose immer häufiger gestellt wird.

Was ist AD(H)S?

AD(H)S steht für Aufmerksamkeits-Defizit-(Hyperaktivitäts-)Syndrom oder Aufmerksamkeits-Defizit-(Hyperaktivitäts-)Störung. Die Hyperaktivität wird in Klammern gesetzt, weil die Aufmerksamkeitsstörung nicht immer mit unruhigem Verhalten auftritt. Unter Syndrom versteht man die Zusammenfassung einer Vielzahl von Symptomen zu einem Krankheitsbild. Dabei treten die Symptome in unterschiedlicher Zusammensetzung und Intensität auf. Neben diesen Problemen bringen AD(H)S-Kinder auch Begabungen mit, z. B. eine unermüdliche Leidenschaft für das Sammeln interessanter Objekte. Einige sprühen vor Ideen und zeigen eindrucksvolle Kreativität.

AD(H)S – Symptome und Verhalten

Aufmerksamkeits- und Konzentrationsstörungen	Ihr Kind spielt häufig Spiele nicht zu Ende. Bei längeren Spielen kann es sich nicht mehr konzentrieren. Ihr Kind träumt viel und schweift mit seinen Gedanken ab.
Unruhiges und impulsives Verhalten	Es zappelt im Stuhlkreis. Ihr Kind handelt oft unüberlegt. Bei Kleinigkeiten kann es regelrecht »explodieren«.
Probleme der Wahrnehmung, Körperkoordination und Feinmotorik	Kleine Unfälle gehören zum Alltag Ihres Kindes. Ihr Kind kann schlecht mit Stiften und Schere umgehen.
Gedächtnisprobleme	Wenn Ihr Kind etwas holen soll, vergisst es seinen Auftrag unterwegs. Es wirkt schusselig.
Schwierigkeiten im Sozialverhalten	Ihr Kind hat Schwierigkeiten, Freunde zu finden. Es gerät oft in Konflikte mit anderen Kindern.

Schulprobleme bei AD(H)S

Oft tritt AD(H)S gemeinsam mit einer Teilleistungsstörung wie Legasthenie oder Rechenschwäche auf. Bei einigen Kindern ist die kognitive Begabung aber so hoch, dass sie ihre Aufmerksamkeitsdefizite ausgleichen können und mindestens durchschnittliche Ergebnisse in der Schule erzielen. Es gibt auch hochbegabte Kinder mit AD(H)S. Bei ihnen kann sich das hyperaktive Verhalten im Unterricht manchmal dadurch verstärken, dass sie gelangweilt und unterfordert sind.

Die problematische Diagnose

Es gibt für AD(H)S keinen eindeutigen organischen Befund. AD(H)S kann nur aufgrund von bestimmten Merkmalen beschrieben werden:

- Eine bestimmte Anzahl von Symptomen muss über einen gewissen Zeitraum deutlich beobachtbar sein.
- Das auffällige Verhalten muss sich in unterschiedlichen Situationen zeigen, z.B. im Kindergarten sowie zu Hause.
- Bereits im Kindergarten fällt das Kind in seinem Verhalten auf.

Nur wenn alle drei Bedingungen erfüllt sind, kann die Diagnose AD(H)S eindeutig gestellt werden.

Jedes AD(H)S-Kind ist jedoch anders. Der Übergang von normalem zu auffälligem Verhalten ist fließend. Das macht die Diagnose schwierig und zeitaufwendig. Es ist möglich, dass zwei Experten zu unterschiedlichen Ergebnissen kommen.

Es ist unserer Ansicht nach nicht ausschlaggebend, ob letztendlich die Diagnose AD(H)S gestellt wird, denn die Diagnose löst unterschiedliche Reaktionen bei den Betroffenen aus.

- Es mag Eltern geben, die es beruhigt, wenn die Probleme ihres Kindes einen Namen bekommen. Sie fühlen sich weniger allein, wenn sie wissen, da sind andere Familien mit ähnlichen Problemen. Eventuell schwinden auch Schuldgefühle. Denn nun ist sichergestellt, dass nicht primär Erziehungsfehler die Ursache für die Probleme des Kindes sind, sondern eine »Krankheit«, die AD(H)S heißt.
- Andere Eltern mögen von der Diagnose AD(H)S schockiert sein. Sie sind völlig verunsichert und bekommen Angst vor der Zukunft und vor den bevorstehenden Problemen.
- Wieder andere Eltern nehmen die Diagnose als Entschuldigung. Sie wissen jetzt, was ihr Kind hat, und erklären damit all seine Schwierigkeiten. Dies kann dazu führen, dass sie ihr Kind zu sehr in Schutz und dadurch zu wenig in Eigenverantwortung nehmen. In diesem Fall verhindert die Diagnose, dass ernsthaft an der Verbesserung der bestehenden Verhältnisse gearbeitet wird.

Untersuchungsmethode und Ergebnis

Auf keinen Fall sollten Sie auf eine umfangreiche Untersuchung verzichten. Nur eine fachärztliche Diagnostik gibt Ihnen die notwendigen, unverzichtbaren Hinweise auf die individuelle Problematik des Kindes. Je genauer das Kind beobachtet wurde, desto besser kann auf seine speziellen Schwierigkeiten eingegangen werden. Die Untersuchung sollte deshalb einen Intelligenztest, Konzentrationstests, Fragebögen, ausführliche Beobachtung des Kindes, Elterngespräche und Lehrerinnen- oder Erzieherinnengespräche umfassen. Auch wenn kein eindeutiger organischer Befund auf AD(H)S hinweist, sollte Ihr Kind ausführlich körperlich untersucht werden. Durch ein EEG können andere Ursachen, z. B. eine Epilepsie, ausgeschlossen werden.

Die richtigen Ansprechpartner für eine ausführliche Diagnostik sind Kinderärzte mit psychologischer Zusatzausbildung oder Kinder- und Jugendpsychiater. Wenn Ihr Kind bereits bei anderen Beratungsstellen vorgestellt wurde, z. B. beim Schulpsychologen, nehmen Sie die Unterlagen zum Erstgespräch beim Facharzt mit.

Geben Sie sich auf keinen Fall mit einer Kurzdiagnostik zufrieden, die lediglich darauf abzielt, zu entscheiden: AD(H)S – ja oder nein?

Entscheidend ist, dass Sie möglichst detaillierte Auskunft über die individuellen Probleme Ihres Kindes erhalten. Außerdem brauchen Sie eine ausführliche Beratung zur Lösung Ihrer Probleme.

Häufigkeit und Ursachen von AD(H)S

Bei 3–6 % aller Kinder wird die Diagnose AD(H)S gestellt. In jeder Schulklasse sind also durchschnittlich zwei Kinder mit AD(H)S. Jungen sind dreimal so häufig betroffen wie Mädchen.

Nach dem jetzigen Wissensstand ist es so gut wie sicher, dass AD(H)S zu einem großen Teil vererbt wird. Die Kinder kommen jedoch nicht mit dem gesamten Spektrum an Symptomen auf die Welt. Es wird lediglich eine erhöhte Anfälligkeit vererbt. Ob sich die Aufmerksamkeitsdefizite letztendlich bemerkbar machen oder nicht, hängt von der Umwelt ab. Die Debatte »Vererbt oder anerzogen?« ist deshalb völlig veraltet. Das Zusammenspiel von Veranlagung und sozialer Umgebung bewirkt, dass ein Kind unter AD(H)S leidet.

Diese Faktoren können dazu führen, dass sich die vererbte Anfälligkeit bemerkbar macht:

■ turbulente Familiensituationen
■ Belastungen der Eltern durch Arbeitslosigkeit oder Krankheit
■ Belastung des Kindes durch Krankheit (Allergien)
■ Umzug in eine fremde Umgebung
■ Schulen mit hoher Schülerzahl und großen Klassenstärken
■ vermehrter Schulstress durch Leistungsdruck
■ Reizüberflutung durch Fernsehen und Computer

Auch nicht vorbelastete Kinder reagieren auf schwierige Lebensumstände oft mit auffälligem Verhalten. Sie werden unruhig, nervös, zappelig oder verträumt. Kinder mit AD(H)S reagieren aber intensiver und brauchen länger, um wieder zur Ruhe zu finden. Neue Herausforderungen, z.B. ein Schulwechsel, können sie völlig aus der Bahn werfen.

Auch Eltern können AD(H)S haben

Nach der Vererbungsthese ist mit hoher Wahrscheinlichkeit auch ein Elternteil von AD(H)S betroffen. AD(H)S macht sich bei Erwachsenen weniger deutlich bemerkbar als bei Kindern, da die meisten im Laufe der Zeit gelernt haben, mit ihren Defiziten umzugehen. Es kann aber durchaus sein, dass auch Eltern noch bestimmte Persönlichkeitsmerkmale zeigen.

■ Sie sind vielleicht besonders temperamentvoll und ausgelassen, aber auch hektisch und ungeduldig.
■ Ihr Tag verläuft spontan, nicht immer nach einem festen Rhythmus.
■ Es fällt ihnen schwer, Regeln konsequent durchzusetzen.
■ Sie reagieren häufig impulsiv.

Diese Verhaltensweisen erschweren Kindern mit AD(H)S die Orientierung. Ihre Symptome verstärken sich. Überlegen Sie deshalb einmal in Ruhe:

■ Hat in unserer Familie jemand eine ähnlich »unruhige« Kindheit erlebt? Kann er darüber berichten? Kann er sich gut in die Situation unseres Kindes einfühlen? Kann er uns helfen, mehr Verständnis für unser Kind zu entwickeln?

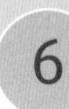
Die Umwelt kann Gene aktivieren

Prof. Dr. Joachim Bauer beschreibt in seinem Buch **Das Gedächtnis des Körpers** den Zusammenhang zwischen Umwelt und Vererbung unter einem neuen Aspekt.

Die Umwelt beeinflusst die Gene und bestimmt in gewissem Umfang, welche der vorhandenen Genabschnitte aktiviert werden. Am Beispiel eines Konzertflügels lässt sich dieser komplizierte Zusammenhang leichter darstellen: Jedes Instrument hat eine festgelegte Anzahl an schwarzen und weißen Tasten, die in einer bestimmten Reihenfolge angebracht sind. Die Tasten entsprechen den Genen des Menschen. Je nachdem, welcher Pianist auf dem Konzertflügel spielt, wird der Zuhörer unterschiedliche Klänge zu hören bekommen. Der Pianist drückt (= aktiviert) unterschiedliche Tasten und erzeugt dadurch unterschiedliche Klangerlebnisse.

Ähnlich ist es bei den Genen. Die Gene des Menschen verändern sich nicht. Aber je nachdem, welchen Umwelteinflüssen der Mensch ausgesetzt ist, werden unterschiedliche Genabschnitte aktiv. Die Umwelt nimmt also Einfluss auf die Gene, indem sie sie an unterschiedlichen Stellen aktiviert.

Konkret scheint dies, übertragen auf AD(H)S, Folgendes zu bedeuten: Ein Kind kommt mit der genetischen Veranlagung AD(H)S auf die Welt. Ob und wie stark die Störung ausgebildet wird, hängt von der Umwelt ab. Eine strukturierte Umgebung wird die Genabschnitte mit der **Information AD(H)S** nicht so leicht aktivieren wie chaotische äußere Lebensbedingungen.

Das ist eine große Chance für alle, die mit AD(H)S-Kindern leben und arbeiten. Eltern, Lehrerinnen und Erzieherinnen können eine Umgebung schaffen, die diesen Kindern hilft, die richtigen »Tasten« auf ihrem genetischen Klavier zu spielen, andere hingegen »ruhig« zu halten.

- Ist vielleicht sogar einer von uns beiden (Vater oder Mutter) selbst betroffen? Wie war unsere Kindheit? Haben wir auch jetzt noch Persönlichkeitsmerkmale, die auf AD(H)S schließen lassen?
- Erkennt sich einer von uns in unserem Kind wieder? Kann er von seiner Kindheit erzählen und vermehrt Verständnis für das Kind zeigen?

■ Geht es bei uns oft hektisch zu? Reagieren wir oft impulsiv? Fällt es uns schwer, geduldig zu sein?

Niemandem ist geholfen, wenn Sie Ihre Erziehungsmethoden nun allzu kritisch hinterfragen und sich womöglich Vorwürfe machen. Niemand erzieht absichtlich falsch! Niemand kann aus seiner Haut! Nehmen Sie Ihre Überlegungen zum Anlass, um kleine Änderungen vorzunehmen. In unserem Buch finden Sie viele Anregungen, die Ihnen und Ihrem Kind helfen können.

Was zu tun ist

Die folgenden Kapitel dieses Buches informieren Sie darüber, wie Ihr Kind besser und strukturierter zu Hause und in der Schule zu arbeiten lernt. Bei einigen Kindern ist AD(H)S jedoch so stark ausgeprägt, dass solche Unterstützungen allein nicht ausreichen. Der folgende Abschnitt behandelt die medikamentöse Therapie bei AD(H)S-Kindern und stellt psychologische Interventionsverfahren vor. Zum Schluss diskutieren wir noch grundlegende Erziehungsansätze als Basis für das weitere Vorgehen.

Manchmal sind Medikamente sinnvoll

Es gibt viele unterschiedliche Erscheinungsformen von AD(H)S. Zum Glück zeigt nicht jedes AD(H)S-Kind alle beschriebenen Auffälligkeiten beim Lernen und im Verhalten. Die Kinder unterscheiden sich auch deutlich hinsichtlich der Beeinträchtigung ihrer Aufmerksamkeit, Impulsivität und Wahrnehmungsverarbeitung. Manche AD(H)S-Kinder können ihre »Schwachstellen« durch eine besonders gute Begabung und effektive Lernstrategien so ausgleichen, dass sie ohne Medikamente auskommen. Viele kommen zurecht, wenn bestimmte Veränderungen im sozialen Umfeld vorgenommen oder bestimmte Behandlungsformen eingeleitet werden.
Auch hier muss bei jedem Kind individuell entschieden werden, welche Behandlungsform am besten hilft. Sind die Symptome besonders stark ausgeprägt, so dass es zu einem Scheitern in der Schule oder zu erheblichen familiären Problemen kommt, kann eine medikamentöse Behandlung angezeigt sein.

Der Fall Marcel

Der Vater von Marcel (siehe Seiten 125 f.) berichtet:
»Nach der Einschulung nahmen Marcels Wutausbrüche immer mehr zu. Dann tobte und brüllte er, dass sein kleiner Körper vor Empörung zitterte. Wir kamen immer öfter an den Punkt, an dem wir keine Kraft mehr fanden. Doch die Hilfe, die uns der Kinderarzt als Erstes anbot, lehnten wir ab. Ritalin, Psychopharmaka, die so genannte ›Bravmach-Pille‹ – das kam für uns nicht in Frage. Wir wollten unser Kind nicht mit Medikamenten vollstopfen. Deshalb lasen wir alles, was uns über AD(H)S in die Finger fiel. Es musste doch eine andere Lösung geben. Nach und nach verstanden wir die Bedeutung des Stoffwechsels für das Funktionieren des Gehirns und begriffen, welche Rolle Botenstoffe wie Dopamin und Noradrenalin spielten.

Wir erkannten, dass es Marcel manchmal einfach unmöglich war, sich selbst zu steuern. Das Wissen über die Ursachen war für uns eine Erlösung. Diese Erkenntnis befreite uns von der ewigen Frage, was wir falsch machten. Marcel dagegen half sie noch nicht besonders, denn wir überschütteten ihn mit Verständnis und Mitleid.

›Klick‹ machte es bei uns, als eine neue Schülerin in Marcels Klasse kam. Sarah litt unter Diabetes und spritzte sich im Unterricht selbst. Sie sprach in der Klasse selbstbewusst über ihre Krankheit und berichtete den anderen Kindern, wie ihr die Medikamente halfen. Zu Hause fragte Marcel uns, warum es kein Medikament für ihn gebe. Betroffen diskutierten meine Frau und ich den restlichen Tag über Marcels Frage.

Am nächsten Tag vereinbarten wir einen Termin beim Kinder- und Jugendpsychiater – und kamen mit vielen Ratschlägen und einem Rezept für Marcel nach Hause. Exakt auf sein Alter, sein Körpergewicht und die Ausprägung seiner AD(H)S abgestimmt. Außerdem überwies uns der Arzt an eine Kinderpsychologin.«

Manchen Kindern können Medikamente wie *Ritalin* und *Strattera* sehr helfen und viel Leidensdruck nehmen. Bei vielen Kindern ist eine sinnvolle Therapie erst dann möglich, wenn sie gleichzeitig medikamentös behandelt werden, da sie sich sonst nicht auf die Behandlung einlassen können.

Welches Präparat in welcher Dosierung einem Kind gegeben werden sollte, muss unbedingt ein AD(H)S-erfahrener und mit der medikamentösen Therapie vertrauter Kinderarzt bzw. Kinder- und Jugendpsychiater entscheiden.

Das spricht für Medikamente

Für Eltern ist es immer schwer, sich für die Gabe von Medikamenten zu entscheiden. Die Entscheidung ist sinnvoll, wenn

■ das auffällige Verhalten sehr ausgeprägt ist,

■ das Verhalten in vielen verschiedenen Situationen auftritt und

■ sich die häusliche und schulische Situation so zuspitzt, dass das Kind sich nicht mehr altersgerecht entwickeln kann.

AD(H)S-Kinder werden derzeit am häufigsten mit Psychostimulanzien (das bekannteste ist *Methylphenidat*, der Wirkstoff in Arzneimitteln wie *Ritalin, Equasym* oder *Medikinet*) behandelt.

Psychostimulanzien unterliegen zwar dem Betäubungsmittelgesetz, wirken bei Kindern mit AD(H)S jedoch nicht berauschend und machen auch nicht süchtig. Auf Menschen, die nicht unter AD(H)S leiden, wirkt Methylphenidat aufputschend, anregend und schlafmindernd. Ein AD(H)S-Kind dagegen wird dadurch beruhigt!

Die Ursache liegt in der unterschiedlichen Funktion des Neurotransmittersystems im Gehirn. Stimulanzien verändern den Stoffwechsel der Neurotransmitter *Noradrenalin* und *Dopamin* und beeinflussen so die Informationsverarbeitung bei AD(H)S positiv.

Unter dem Einfluss des richtig dosierten Medikaments wird ein AD(H)S-Kind

■ Reize aus der Umwelt gezielter und schneller wahrnehmen,

■ besser über die Kapazität des Kurzzeitgedächtnisses verfügen,

■ Wissen schneller und präziser abrufen,

■ die Informationsverarbeitung verbessern,

■ die motorische Unruhe reduzieren,

■ die Aufmerksamkeitsleistung erhöhen.

Eltern und Lehrerinnen nehmen die positiven Effekte so wahr:

■ Das Kind ist deutlich ruhiger.

■ Es ist weniger ablenkbar und somit aufnahmebereiter.

■ Es kann sich besser auf Unterricht und Umwelt einlassen.

■ Es steuert sein Verhalten besser und reagiert weniger impulsiv.

■ Es arbeitet strukturierter und konzentrierter mit.

- Sein Schriftbild verbessert sich meist deutlich.
- Die Anzahl seiner Flüchtigkeitsfehler geht zurück.

Die Wirkung von Methylphenidat tritt etwa eine halbe Stunde nach Einnahme der Tablette ein und hält etwa zwei bis vier Stunden an. Manchmal nimmt das AD(H)S-Kind deshalb noch in der Schule eine zweite Tablette. In jedem Fall muss die individuelle Dosierung mit dem behandelnden Arzt genau abgesprochen sein.

Es kann hilfreich sein, eng mit der Lehrkraft des Kindes zu kooperieren. Auf diese Weise erhalten Sie wertvolle Informationen über das Verhalten Ihres Kindes am Vormittag, die Ihnen bei der Einstellung der Medikamente hilfreich sein können.

Medikamente allein zu geben ist in den meisten Fällen von AD(H)S nicht sinnvoll. Die Medikamente werden vielmehr als Basis für eine langfristige Veränderung betrachtet. Welche Therapien sich anschließen können, erfahren Sie auf den Seiten 139–141.

Neues Medikament

Inzwischen gibt es zur Behandlung von AD(H)S ein Medikament, welches vor allem in den Noradrenalin-Haushalt im Gehirn eingreift. Es ist keine Stimulanzie. Der Wirkstoff dieses Medikaments heißt **Atomoxetin**. Atomoxetin wirkt nicht sofort, sondern baut sich über vier bis fünf Wochen auf. Anschließend bleibt seine Wirkung sehr stabil. Die Langzeitwirkungen dieses Wirkstoffs sind noch nicht bekannt.

Das spricht gegen Medikamente

Da kein AD(H)S-Kind dem anderen gleicht, sollten Sie den Arzt nicht sofort um ein Rezept bitten, sondern vorher klären, ob Ihr Kind nicht auch über andere Ressourcen verfügt. Manche AD(H)S-Kinder haben durchaus die Fähigkeit, sich selbst zu kontrollieren, setzen diese aber nicht mehr bewusst ein. Als Eltern können Sie in solchen Fällen beobachten, dass Ihr Kind mitunter sehr wohl in der Lage ist, allein zu spielen und sich längere Zeit mit einer Sache konzentriert

zu beschäftigen. Hier könnten Sie zuerst alternative Verfahren – z. B. ein Selbstinstruktionstraining, siehe Seiten 215 ff. – ausprobieren und dadurch verschüttete Potenziale wieder freilegen.
Die Seiten 139–141 informieren Sie über die unterschiedlichen psychologischen Therapieformen.

Nebenwirkungen

Die negativen Nebenwirkungen einer Stimulanzientherapie sind bei AD(H)S-Kindern in vielen Studien untersucht worden. Dies ist besonders wichtig, weil die medikamentöse Therapie bei AD(H)S in der Regel eine Dauertherapie ist. Werden die Stimulanzien abgesetzt, erscheint nach kurzer Zeit wieder das ursprüngliche Störungsbild.

Die häufigsten Nebenwirkungen sind:
- Verminderung des Appetits
- Durchschlafstörungen
- Bauch- und Kopfschmerzen, die jedoch meist im Verlauf der Therapie verschwinden
- in etwa 1–2 % der Fälle motorische und vokale Ticstörungen; Tics, die bereits vor der Therapie auftreten, können sich verschlimmern

Als Eltern sollten Sie darauf achten, dass Ihr Kind über den Tag verteilt genug isst. Nimmt es die Medikamente nur in den Vormittags- und Mittagsstunden, sollte es abends eine größere Mahlzeit einnehmen, die die morgendliche Appetitlosigkeit ausgleicht. Das Kind sollte keine Mahlzeit ausfallen lassen, auch wenn es nur wenig isst und trinkt. Lassen Sie es nicht ohne Frühstück in die Schule gehen. Wichtig ist zu wissen, dass AD(H)S-Kinder meist weniger Schlaf brauchen als ihre Altersgenossen. Bei manchen Kindern werden die Medikamente vom Kinderarzt bewusst auch am späten Nachmittag gegeben. Die Kinder werden dann ruhiger und können besser einschlafen. Wenn massive Einschlafschwierigkeiten auftreten, sollten Sie unbedingt mit Ihrem Arzt sprechen und herausfinden, ob es sich um eine Nebenwirkung der medikamentösen Therapie handelt oder ob es andere Ursachen dafür gibt.
Beruhigen können wir Sie in einem Punkt: Viele Eltern machen sich große Sorgen, dass die Stimulanzientherapie süchtig machen könne. Dies konnte je-

doch noch in keiner wissenschaftlichen Studie nachgewiesen werden. Eine Suchtgefahr besteht offenbar nicht.

Ich kann das nur, weil ich die »Wunderpille« nehme!

Eine nicht zu vernachlässigende Gefahr birgt jedoch der Umgang mit den Medikamenten. Manche Kinder glauben, dass allein die Medikamente ihren plötzlichen Erfolg in der Schule bewirken. Sie erkennen nicht, dass Medikamente ihnen lediglich helfen, ihre verschütteten Fähigkeiten wieder freizulegen.

Nichts ist schädlicher, als gute Noten und sozial kompetentes Verhalten auf die Medikamente zurückzuführen. AD(H)S-Kinder müssen wissen, dass die Medikamente ihnen nur helfen, sich besser zu konzentrieren, das Wissen besser anzuwenden und das Verhalten sicherer zu kontrollieren. Alles andere bewirken die Kinder selbst.

Erklären Sie Ihrem Kind den Umgang mit Stimulanzien über das Brillenbeispiel. Eine Brille hilft nur, die Buchstaben deutlicher zu sehen. Lesen und schreiben muss ich selbst.

Medikamentengabe bei AD(H)S

- Grundsätzlich gilt: Nicht alle Kinder mit AD(H)S brauchen eine medikamentöse Therapie.
- Medikamente sind dann anzuraten, wenn andere Therapieformen aufgrund der ausgeprägten AD(H)S-Symptome nicht ausreichen.
- Medikamente können in manchen Fällen Therapie und Verhaltensänderungen überhaupt erst ermöglichen.
- Ein Arzt mit viel Erfahrung im Umgang mit AD(H)S muss die Dosierung individuell auf das Kind einstellen.
- Die Medikamente haben Nebenwirkungen, die mit dem behandelnden Arzt abgesprochen werden müssen. Eine Suchtgefahr besteht nach derzeitigen wissenschaftlichen Erkenntnissen nicht.
- Die Behandlung sollte psychotherapeutisch begleitet werden.

Das gleiche Prinzip gilt für die AD(H)S-Medikamente. Sie helfen mir, mich besser zu konzentrieren und ruhiger zu werden. Den Unterrichtsstoff muss ich schon selbst lernen und die guten Noten selbst schreiben.

Psychotherapeutische und andere Möglichkeiten

Gegner der medikamentösen Therapie betonen häufig, dass Stimulanzien keine langfristigen Änderungen bewirken. Setzen Sie das Medikament ab, zeigen sich wieder die unerwünschten Verhaltensweisen.

Daher ist es so wichtig, dass die Kinder begleitende Therapien erhalten. Auch hier muss bei jedem Kind individuell entschieden werden, welche Behandlungsform sich am besten eignet. Manchen AD(H)S-Kindern helfen die psychologischen Therapien so gut, dass auf eine medikamentöse Behandlung völlig verzichtet werden kann.

Für AD(H)S-Kinder eignen sich
- Spieltrainings, die dem Kind helfen, länger und intensiver zu spielen.
- Selbstinstruktionstrainings, mit denen das Kind erfährt, dass es strukturierter und intensiver arbeitet und lernt.
- Selbstmanagementverfahren, die sich vor allem an ältere Kinder und Jugendliche wenden. Hier lernen die Kinder, ihr Verhalten selbstständig zu kontrollieren und zu ändern.
- soziale Kompetenztrainings, die den Kindern den Umgang mit Spielkameraden erleichtern.
- nondirektive Spieltherapien, durch die das Kind Selbstwertgefühl aufbauen und emotionale Belastung besser ausgleichen kann.

Eltern- und familienzentrierte Therapieansätze

Hier steht die Arbeit mit den Eltern im Mittelpunkt. Ihnen werden effektive Erziehungsmethoden im Umgang mit ihrem AD(H)S-Kind vermittelt. In therapeutischen Gesprächen besprechen die Eltern Eigenschaften und Besonderheiten des Kindes, erfahren etwas über ungünstige Zusammenhänge in der Erziehung und bekommen Hilfen für den weiteren Umgang. Im Wesentlichen geht es darum, wieder eine positive Beziehung zu dem Kind aufzubauen. Dabei lernen die Eltern die Anwendung positiver Verstärkung, um

Verhaltensschwierigkeiten zu vermindern, und werden im Umgang mit natürlichen Konsequenzen trainiert.

Ein Familientherapeut stellt die Zusammensetzung der Familie in den Mittelpunkt. Er geht auf Geschwisterkonstellationen ein und betrachtet das AD(H)S-Kind im Netz der Familie. In der Regel richten sich seine Maßnahmen an alle.

Besonders effektiv sind Verhaltensänderungen, wenn Regeln zu Hause sowie in der Schule angewendet werden. Das Kind sollte wissen, dass Eltern und Lehrkraft am gleichen Strang ziehen und einander Rückmeldung über den Vor- bzw. Nachmittag geben.

Zusätzliche Fördermöglichkeiten

Viele AD(H)S-Kinder malen und zeichnen nicht gern. Sie haben schon früh erfahren, dass sie im Umgang mit Stift und Pinsel nicht so geschickt sind wie andere Kinder. Deshalb vermeiden sie alles, was mit feinmotorischer Übung zu tun hat, und bleiben im Vergleich zu ihren Altersgenossen immer weiter in der Entwicklung zurück.

Ein AD(H)S-Kind braucht jedoch mindestens so viel Übung wie andere Kinder, um sich an Dinge heranzuwagen, die es sich nicht zutraut oder die es nicht gerne tut, weil es mit Misserfolg rechnet. Eltern, Erzieherinnen und Lehrerinnen können viel bewirken. Manchmal sind die Defizite aber schon so groß, dass nur eine ausgebildete Fachkraft abhelfen kann.

Ergotherapie Die Ergotherapie hilft den Kindern, ihre Wahrnehmung zu verbessern. Körperwahrnehmung sowie visuelle und akustische Wahrnehmung werden trainiert. Durch Ergotherapie können Kinder Entwicklungsrückstände in der Fein- und Grobmotorik aufholen.

- Sie halten den Stift korrekt und verbessern ihr Schriftbild.
- Sie lernen, gezielt zu werfen, zu springen, zu balancieren etc.
- Sie lernen zu schneiden, zu basteln und zu kleben.
- Sie lernen Formen zu unterscheiden und nachzubauen.
- Sie lernen zu zeichnen und zu malen und vieles mehr.

LegastHenietherapie, Dyskalkulietherapie und Lerntrainings Manchmal sind die schulischen Schwierigkeiten so groß, dass ein Kind Leistungslücken nicht mehr ohne Hilfe von außen schließen kann. In manchen Fällen folgt der AD(H)S eine weitere so genannte »Sekundärstörung«.

Viele AD(H)S-Kinder haben Schwierigkeiten beim Lesen und Rechtschreiben, liegen daher mit ihren Schulnoten unter dem Klassendurchschnitt und wiederholen auch häufiger eine Klasse. Misserfolge und vermindertes Selbstwertgefühl bewirken oft einen weiteren Leistungsabfall.

LegastHenietherapeuten bieten Rechtschreibtrainings an. Sie arbeiten mit den Kindern im Bereich der Lautanalyse und akustischen Wahrnehmungsdifferenzierung.

Dyskalkulietherapie betreut aktuelle schulische Schwierigkeiten in Mathematik und arbeitet an grundsätzlichen Voraussetzungen des Rechnens wie Zahlbegriff und Mengenerfassung.

Die große Frage nach der richtigen Erziehung

In unserer Gesellschaft gibt es heute keine einheitlichen, allgemeingültigen Erziehungsvorstellungen für Eltern mehr. Früher war das anders. Die Generation unserer Großeltern und teilweise auch noch unserer Eltern erzog noch nach dem Prinzip: In unserer Familie machen wir das, was »man« macht. Das, was »man« nicht tut, machen auch wir nicht. Es gab eine gesellschaftliche Einigkeit über das, was richtig, und das, was falsch ist. Auch prägten religiöse Wertvorstellungen die Menschen damals stärker als heute.

Die heutige Gesellschaft kennt all das nicht mehr. Wir leben in einer Konsumgesellschaft, in der sich vor allem junge Menschen häufig über ihren »Marktwert« definieren. Bereits Grundschulkinder stehen unter massivem Leistungsdruck und vergleichen sich sehr kritisch mit ihren Klassenkameraden. Häufig kaufen Eltern alles: Laptop, Computerspiele, eigenen Fernseher … Den Kindern soll es ja an nichts fehlen. Die Schwierigkeiten kommen dann im Umgang mit diesen Dingen. Auch hier fehlen allgemeingültige Kriterien. Wie lange darf ein Grundschulkind fernsehen? Wie lange dann noch am Computer spielen, und soll der Fernseher in seinem Zimmer stehen?

Vielleicht fragen Sie sich, warum wir dies in einem AD(H)S-Ratgeber schreiben. Der Grund dafür ist, dass AD(H)S-Kinder nicht mit anderen Kindern zu vergleichen sind. Ihre Erziehung erfordert von den Eltern besonders viel Stär-

Streitthema Fernsehen

Es lässt sich darüber streiten, wie lange ein Kind jeden Tag fernsehen darf. Eltern können bestimmen, dass eine halbe Stunde pro Tag genug ist. Wenn das Kind protestiert, weil Freunde täglich eineinhalb Stunden schauen dürfen, können Sie antworten: **»Stimmt, bei uns ist das aber anders! Wir möchten nicht, dass du länger als eine halbe Stunde am Tag schaust!«** AD(H)S-Kinder brauchen, um sich entwickeln zu können, in vielen Bereichen andere Regeln als Kinder ohne AD(H)S.

Das kann den Umgang mit Medien betreffen, weil zu viel Fernsehen und Computerspielen ihnen noch deutlicher schadet als anderen Kindern. Das können aber auch spezielle Hausaufgabenregeln oder Tischregeln sein, die Eskalationen vermeiden helfen.

Wenn Sie Regeln ändern wollen, sollten Sie dies mit Ihrem Kind frühzeitig besprechen. Häufig kommen AD(H)S-Kinder mit plötzlichen Änderungen nicht gut zurecht und brauchen besonders klare Strukturen und feste Rituale.

ke, Motivation, Liebe, Verständnis und Mitgefühl. Sie brauchen deutlich mehr Unterstützung und besonders klare Werte und Grenzen.

In einer Gesellschaft, in der eher Erziehungsverwirrung herrscht, stehen Eltern von AD(H)S-Kindern vor der besonders schweren Aufgabe, in ihrem Erziehungsverhalten so klar wie möglich zu sein und sich nicht verwirren zu lassen. Wenn Sie sich als Eltern darüber einig sind, welche Werte und Regeln Sie innerhalb Ihrer Familie haben wollen, dann schaffen Sie ein Klima, in dem sich Ihr Kind gut entwickeln kann.

Wir möchten Sie ermutigen, sich herauszupicken, was sich für Ihre Familie eignet, und kritisch zu überprüfen, ob aufgestellte Regeln sinnvoll sind.

Das hat sich in der Erziehung bewährt

Jedes Kind ist anders. Das gilt in besonderem Maß für Kinder mit AD(H)S. Wie Sie bereits erfahren haben, brauchen AD(H)S-Kinder zum Teil andere Regeln und Strukturen als ihre Spielkameraden.

Sie müssen außerdem für Erfolgserlebnisse länger und ausdauernder üben als Kinder ohne AD(H)S mit der gleichen Grundbegabung und Intelligenz. Sie können jedoch mit der richtigen Unterstützung viel erreichen.

Wenn wir in Familien schauen, in denen sich alle Mitglieder sehr wohl und geborgen fühlen, dann finden sich hier häufig die folgenden vier Grundsäulen im Umgang miteinander wieder.

Eigenverantwortung Kinder können schon sehr früh in bestimmten Bereichen Verantwortung übernehmen. Sie können z.B. von Geburt an selbst entscheiden, wie viel Appetit sie haben. Eltern sollten lediglich festlegen, wann und was ihre Kinder essen – die Menge bestimmt das Kind. Das ist für Eltern nicht immer einfach.

Wir möchten Sie ermutigen, Ihrem Kind Schritt für Schritt Verantwortung zu übertragen. Kinder können durchaus kleine Aufgaben im Haushalt selbstständig übernehmen, ihr Zimmer aufräumen, ihre Hausaufgaben eigenverantwortlich erledigen ...

Manchmal schleicht sich bei Eltern das Gefühl ein: »*Wenn mein Kind selbst entscheidet, dann verliere ich die Kontrolle.*« Vertrauen Sie Ihrem Kind, es kann schon in vielen Punkten richtig entscheiden.

Authentizität Eltern sind wichtige Modelle für ihr Kind. Kinder orientieren sich in ihrem Verhalten an ihnen. Gerade AD(H)S-Kinder, die Gefühle von anderen oft nicht richtig einordnen können, brauchen Eltern, die ehrlich zu ihren Gefühlen stehen und diese klar äußern können. Wir fallen allzu oft in eine Art Rollenspiel, ohne es zu merken. Manchmal bestimmen Vorstellungen, wie wir zu sein haben, unser Verhalten. Unsere Gefühle darunter passen dann unter Umständen nicht mehr dazu und brodeln im Verborgenen.

Stellen Sie sich eine lächelnde Mutter vor, die vor Wut kocht, weil sie schon fünfmal gerufen hat. Trotzdem wiederholt sie in süßem Tonfall: »*Schätzchen, komm bitte sofort her!*« Sie ist für ihr Kind sehr schwer einschätzbar. Ehrlicher und für beide einfacher wäre es, zu sagen: »*Ich will, dass du jetzt sofort herkommst!*« Das ist eine ehrliche Aussage, nach der das Kind sich richten kann.

Wichtig ist, dass Eltern ihre Gefühle äußern. Sonst laufen sie Gefahr, irgendwann völlig überzureagieren. Sie geben dann ihrem Kind die Schuld. Das ist sehr verletzend. Nein zu sagen und die eigenen Gefühle dabei zu nennen enttäuscht ein Kind zwar und macht es manchmal wütend. Das Kind wird dabei aber nicht als Person in Frage gestellt. Hinweise für ein gelungenes Gespräch mit Ihrem Kind finden Sie auf den Seiten 164ff., 176f. und 201–206.

Wertschätzung Kinder müssen wissen, dass sie so, wie sie sind, geliebt werden. Ohne Wenn und Aber. Das heißt nicht, dass Eltern jedes Verhalten ihres Kindes akzeptieren müssen. Ganz im Gegenteil.

Kinder müssen erfahren, dass die elterliche Liebe zu ihnen nicht in Frage gestellt wird; auch wenn sie etwas gemacht haben, was die Eltern nicht akzeptieren und wofür sie unter Umständen sehr geschimpft wurden. AD(H)S-Kinder leiden manchmal schwer unter dem Gefühl, weniger wert zu sein als andere, und trauen sich vieles nicht mehr zu. Deshalb brauchen sie Eltern, die hinter ihnen stehen, ihnen den Rücken stärken und das Gefühl vermitteln, wertvoll und wichtig zu sein.

Verlässlichkeit Sie ist eine tragende Säule in allen gut funktionierenden Familien. Kinder müssen wissen,

- dass sie sich auf ihre Eltern verlassen können,
- dass Abmachungen und Versprechen eingehalten werden,
- dass Eltern zu ihrem Wort stehen.

Umgekehrt müssen Eltern sich auf ihre Kinder verlassen können und wissen, dass auch sie Vereinbarungen einhalten werden. Am besten lernen Kinder das durch das Verhalten der Erwachsenen.

Ich nehme mir Zeit für mein Kind: Gemeinsam die Sinne schärfen

Übungen für das genaue Hinhören

Detektivhören Erzählen Sie Ihrem Kind eine beliebige Geschichte. Bevor Sie anfangen, vereinbaren Sie ein Wort mit Ihrem Kind, z. B. »Vogelfeder«. Sobald Ihr Kind in der Geschichte dieses Wort hört, soll es ein Zeichen geben, etwa die Hand heben oder einmal klatschen. Dieses Spiel schult das genaue Hinhören und übt gleichzeitig die Konzentration.

Versprechergeschichten Auch bei diesem Spiel wird eine Geschichte erzählt, in der absichtlich »falsche« Wörter eingebaut werden, z. B. *»Es ist ein kalter Hintermorgen.«* Ihr Kind entdeckt diese »Versprecher« nur, wenn es konzentriert zuhört.

Übungen für das genaue Hinsehen

Perlen auffädeln Fast in jedem Kinderzimmer lassen sich bunte Perlen finden. Fädeln Sie Ihrem Kind eine Perlenkette auf. Nun hat Ihr Kind die Aufgabe, das gleiche Muster »nachzufädeln«. Hier sind genaues Hinsehen und Konzentration gefragt.

»Ich sehe was, was du nicht siehst!« Dieses Spiel kann überall gespielt werden. Suchen Sie sich in der Umgebung einen Gegenstand und benennen Sie die Farbe: *»Ich sehe was, was du nicht siehst, und es ist rot.«* Ihr Kind sucht mit den

Extratipp: Sind Ohren und Augen fit?

Auch Mittelohrentzündungen und Polypen können zu Zappeligkeit und innerer Unruhe bis hin zur Hyperaktivität führen. Leidet Ihr Kind darunter, so lassen Sie auf jeden Fall seine Hörleistung untersuchen! Beachten Sie dabei Folgendes:

- Jeder Hörtest ist nur eine Momentaufnahme und evtl. von der Tagesform abhängig. Lassen Sie deshalb ggf. mindestens zwei bis drei Untersuchungen innerhalb eines Jahres durchführen!
- Um die meist nur geringgradigen Hörbeeinträchtigungen zu erfassen, sollten Sie einen HNO-Arzt aufsuchen.
- Vor allem wenn Ihr Kind auch sprachliche Auffälligkeiten zeigt, sollten Sie es unbedingt auch einem Pädoaudiologen vorstellen. Er untersucht nicht nur, ob physikalische Reize wahrgenommen werden, sondern auch, ob Ihr Kind die einzelnen Reize bzw. Laute auch im Gehirn entsprechend unterscheiden kann.

Lassen Sie auch die Augen Ihres Kindes regelmäßig untersuchen! Auch hier gibt es ebenfalls Optometristen mit spezieller Zusatzausbildung, die nicht allein die physikalische Wahrnehmungsleistung, sondern auch deren Verarbeitung im Gehirn überprüfen. Bei Auffälligkeiten wird von »Winkelfehlsichtigkeit« gesprochen.

In den USA ist diese Diagnose anerkannt. Bei uns gilt die Wirkung einer deshalb verordneten Brille nicht als erwiesen. Deshalb werden die Kosten für die spezielle Untersuchung und die Brille bei »Winkelfehlsichtigkeit« nicht immer von der Kasse übernommen.

Augen die Umgebung nach roten Gegenständen ab und versucht zu erraten, was Sie gemeint haben. Hat es die Lösung gefunden, darf es selbst den nächsten Gegenstand auswählen.

Übungen für die Motorik

Hüpfen auf dem Minitrampolin Das ist für jedes Kind mit AD(H)S reine Entspannung. Lassen Sie Ihr Kind regelmäßig auf einem Minitrampolin hüpfen. Das macht Spaß und gleicht den erhöhten Bewegungsdrang von Kindern mit AD(H)S aus.

Pinzetten Diese Übungen helfen Ihrem Kind, spielerisch die Feinmotorik zu trainieren. Legen Sie in ein flaches Gefäß (Teller, Tablett …) Erbsen, Linsen oder kleine Perlen. Ihr Kind hat die Aufgabe, mit der Pinzette die Erbsen, Linsen oder Perlen von einem Gefäß in das andere zu legen. Daraus lässt sich auch ein kleiner Wettbewerb machen. Stoppen Sie mit der Uhr, wer es schneller schafft, Sie oder Ihr Kind. Sicher fallen Ihnen andere Aufgaben dieser Art ein: Teelöffel aneinanderlegen, Papierservietten falten, die Nähfäden des abgerissenen Knopfs herauszupfen …

Das erste Schuljahr: Lernprobleme verhindern

Die Schule, der Ernst des Lebens? Fast kommt es Ihnen so vor! Warum macht Ihr Kind im Unterricht nicht konzentriert mit? Wieso fällt ihm nicht ein, was es doch so genau weiß? Niemand kann ihm besser als Sie dazu verhelfen, dass es Strukturen ausbildet und seine Hausaufgaben selbstständig und zügig erledigt.

Das ist heute passiert

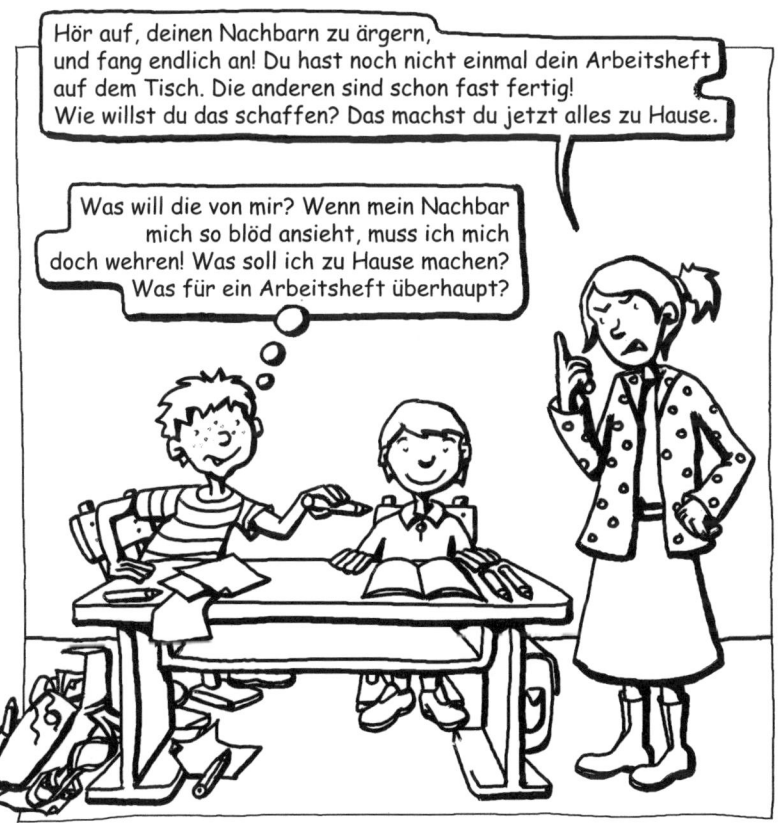

Perspektive des Kindes	Perspektive der Lehrerin	Perspektive der Eltern
Heute ist ein bescheuerter Tag. In der Mathestunde hat mich mein Nachbar, Maxi, so blöd angeguckt. Der hat mich voll genervt. Andere mit Stiften zu piksen macht Spaß. Der regt sich dann immer so schön auf!	Das halte ich nicht mehr aus! Seit 15 Minuten arbeiten alle Schüler still im Arbeitsheft. Kevin hat seines noch nicht mal gesucht! Jetzt reicht's. Nun ärgert er auch noch seinen Nachbarn. Er sitzt schon ganz vorne neben dem Allerbravsten der Klasse! Was soll ich denn noch machen?	Heute ist er wieder unausstehlich, kommt aus der Schule, ohne einen Ton zu sagen, und knallt mir das Hausaufgabenheft auf den Küchentisch. Was ist wohl heute schon wieder passiert? Das kann ein toller Nachmittag werden. Eigentlich wollten wir ins Hallenbad. Das können wir wohl vergessen.
Jetzt schimpft sie schon wieder. Ich hab gar nichts Schlimmes gemacht.	Der braucht unbedingt Konsequenzen.	Schon wieder lauter Beschwerden. Aber wir tun doch schon, was wir können.
Ich hab gar nichts von einem Arbeitsheft gehört. Wo ist das eigentlich? Und welches Fach war das noch mal?	Damit ihm nichts fehlt und er endlich merkt, dass er in der Schule arbeiten muss, lasse ich ihn das jetzt alles zu Hause zusätzlich machen.	Um Gottes willen, so viele Hausaufgaben! Stundenlange Kämpfe stehen mir bevor!
Oh, es schneit wieder! Da renn ich mal zum Fenster!	Es ist hoffnungslos!	Ich kann nicht mehr!

Hintergrundwissen

Kevin kann sich nicht auf den Unterricht konzentrieren. Maxi dagegen arbeitet konzentriert und fühlt sich durch Kevin gestört. Wie sind diese Unterschiede bei etwa gleichaltrigen Kindern erklärbar?

Der »Hürdenlauf der Informationen«

Unser Gedächtnis gleicht einer Datenautobahn, die sich in ihrem Verlauf verschmälert. Am Start der Datenautobahn befinden sich sehr viele Informationen. Nur wenige schaffen es, über die erste Hürde auf den zweiten Abschnitt zu gelangen. Dort wird noch einmal »ausgesiebt«. Denn auch an der zweiten Hürde bleiben Daten hängen. Nur ein winziger Bruchteil von ihnen schafft es, beide Hürden zu nehmen und das Ziel zu erreichen. Der Rest der Informationen geht aus unterschiedlichen Gründen auf der Strecke verloren.

Schauen wir uns genauer an, wie das Gehirn Informationen aufnimmt, verarbeitet und langfristig speichert.

Der Mensch nimmt in jeder Sekunde etwa 10 Millionen Informationseinheiten über die unterschiedlichen Sinnesorgane (Augen, Ohren, Haut, Nase) auf. Sie landen im *Ultrakurzzeitgedächtnis,* auch *Wahrnehmungsspeicher* genannt.

Die allermeisten dieser Informationseinheiten werden genauso schnell wieder gelöscht, wie sie aufgenommen wurden. Sie hinterlassen keinerlei Spuren in unserem Gehirn. Aus der Vielzahl von äußeren Reizen (Vogelgezwitscher, Erklärungen der Lehrerin, Berührungen, Störungen durch den Nachbarn …) filtern

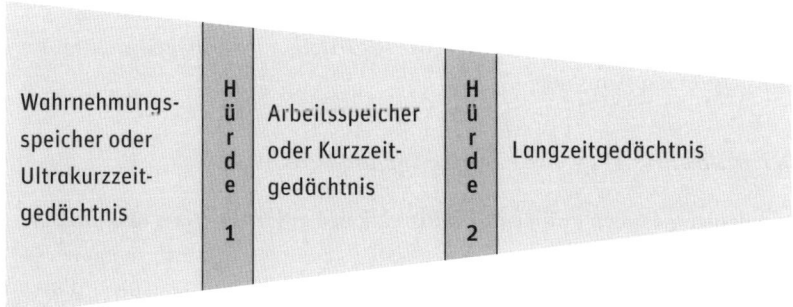

die Empfänger die Informationen heraus, die ihnen im Moment wichtig scheinen. Welche Informationen das sind, hängt vom einzelnen Menschen ab. Die Auswahl fällt demnach für jeden von uns unterschiedlich aus.

In einem blitzschnellen, unbewussten Entscheidungsprozess wird eine Informationseinheit als wichtig eingeschätzt. Die erste Hürde ist damit genommen.

Die ausgewählte Information landet im *Kurzzeitgedächtnis*, auch *Arbeitsspeicher* genannt. Von dort kann sie auf zwei unterschiedliche Arten ins *Langzeitgedächtnis* wandern.

Der leichte Weg ins Langzeitgedächtnis

Interesse, Motivation und intensive Gefühle transportieren Informationen wie von selbst ins Langzeitgedächtnis. Interessiert uns die ankommende Information besonders oder ruft sie intensive Gefühle hervor, nimmt sie scheinbar spielerisch die nächste Hürde und wandert vom Kurzzeitgedächtnis in das Langzeitgedächtnis.

Das Langzeitgedächtnis können wir uns vorstellen wie ein Zimmer mit vielen Regalen. Kommt eine Information in diesem Zimmer an, wird sie systematisch in eines der vielen Regalfächer eingeordnet. Meist findet sie dort ihren Platz, wo schon ähnliche oder passende Informationen liegen. Brauchen wir die Information wieder, »greifen« wir an die entsprechende Stelle im »Regal des Wissens«.

Jeder von Ihnen hat schon einmal über sein Kind gestaunt, was es sich alles merken kann. Es gibt Kinder, die alle Tore der Fußballnationalmannschaft aus den letzten fünf Jahren nennen können. Manche erinnern sich mit Perfektion an kleinste Ereignisse aus dem Urlaub.

Menschen merken sich bestimmte Informationen, weil sie durch Interesse und/oder intensive Gefühle ohne große Anstrengung ins Langzeitgedächtnis transportiert worden sind.

Der mühsame Weg ins Langzeitgedächtnis

Doch leider gelangen nur wenige Informationen auf diese Weise über die zwei Hürden ins Langzeitgedächtnis. Langfristiges Behalten von Informationen ist meist mühsamer und zeitaufwendiger und bedeutet: Üben, üben, üben! Dies ist bei Unterrichtsstoff in der Regel auch der Fall.

Informationen speichern: zwei Möglichkeiten

■ Das Langzeitgedächtnis speichert Informationen, wenn wir an ihnen besonders interessiert sind oder intensive Gefühle damit verbinden.
■ Es speichert außerdem die Informationen dauerhaft, die wir regelmäßig wiederholen.

Ist die Information im Kurzzeitgedächtnis angekommen, muss sie regelmäßig
wiederholt werden. Wer von uns kann sich nicht an die Wiederholungen von
Vokabeln in seiner Schulzeit erinnern? Hatten wir sie nicht regelmäßig wiederholt, waren sie wieder vergessen. Erst nach einer ausreichenden Wieder-
holungsphase gelangt das Gelernte ins Langzeitgedächtnis. Dort hinterlässt es
Spuren in unserem Gedächtnis, kann zu einem späteren Zeitpunkt abgerufen
und mit neuen Informationen verknüpft werden. Damit auf die Information
dauerhaft zugegriffen werden kann, muss sie auch dann in regelmäßigen Ab-
ständen wiederholt werden, wenn sie bereits im Langzeitgedächtnis angekommen ist. Wiederholung ist in allen Phasen des Abspeicherprozesses notwendig,
sonst droht Vergessen!
Wiederholen wir Gelerntes regelmäßig, können wir jederzeit an die entsprechende Stelle im »Regal des Wissens« greifen und die Informationen »hervor-
holen«. Nur das, was regelmäßig wiederholt wird, ist sicher dort eingeordnet.

Wiederholung ist das A und O

Wie Sie gerade erfahren haben, ist die Wiederholung von Gelerntem wichtig
und notwendig. Was regelmäßig wiederholt wird und sicher in unserem »Regal
des Wissens« eingeordnet ist, kann jederzeit herausgeholt und verwendet werden. Wir wissen es und können es wiedergeben.
Lernstoff zu wiederholen hilft, Lerninhalte dauerhaft abzuspeichern. Aber
nicht nur das!

»Wenn du es erst einmal kannst, ist es ganz leicht.«

Kommen Ihnen diese Worte bekannt vor? Haben Sie Ihr Kind damit vielleicht
auch schon einmal über eine Durststrecke beim Wiederholen von Lernstoff
hinweggetröstet?

Aber warum fällt uns das leichter, was wir häufig geübt haben? Was »macht« die Wiederholung in unserem Gehirn?

Versuchen wir die Frage am Beispiel des Leselernprozesses zu beantworten. Eine große Herausforderung in der ersten Klasse ist das Lesenlernen. Mühsam lesen die meisten Kinder in den ersten Schulwochen einfache Silben zusammen. Später folgen einzelne Wörter und kurze Sätze.

Fragen Sie das Kind in diesem Stadium nach dem Inhalt des gerade erst Gelesenen, werden Sie wahrscheinlich auf fragende Blicke und Kopfschütteln treffen. Die Kinder sind mit der Lesetechnik so beschäftigt, dass in ihrem Kurzzeitgedächtnis/Arbeitsspeicher kein Platz bleibt, um sich auch noch auf den Inhalt des Gelesenen zu konzentrieren. Die Lesetechnik »frisst« so viel Konzentration und Anstrengung, dass keine Energie für andere geistige Leistungen übrig bleibt. Wenn das Kind regelmäßig liest, automatisiert sich die Lesetechnik mit der Zeit. Wir merken das daran, dass das Kind flüssiger liest und auch längere Wörter schließlich bewältigt. In diesem Stadium denkt der nun geübte Leser nicht mehr ständig aktiv darüber nach, wie der nächste Buchstabe heißt.

Auch muss sich der Erstleser nun nicht mehr darauf konzentrieren, die Buchstaben zusammen zu lesen. Beides ist so oft und so intensiv geübt, dass es automatisch abläuft.

Übersetzt in die Sprache des Gehirns bedeutet dies: Alle Informationen, die zur Lesetechnik gehören, sind durch viel Üben dauerhaft im Langzeitgedächtnis gelagert. Dort haben sie Spuren hinterlassen. Wenn das Kind weiter regelmäßig liest, bleiben die Spuren im Gehirn stark ausgeprägt. Andernfalls werden sie schwächer und verschwinden teilweise wieder, vielleicht würde das Kind das Lesen wieder verlernen.

Warum Übung den Meister macht

- Neue Aufgaben brauchen am Anfang sehr viel Konzentration und Platz im Arbeitsspeicher.
- Häufiges, intensives Üben hilft, das Gelernte zu automatisieren.
- Der Lernende muss sich bei geübten Aufgaben immer weniger konzentrieren.
- Nun hat er in seinem Gehirn wieder Platz für neue Aufgaben.

Nun aber ist die Lesetechnik im Langzeitgedächtnis des Kindes fest eingeordnet. Sie wurde durch regelmäßiges und intensives Üben automatisiert. Wer das Lesen kann, muss sich beim Lesen nicht mehr so stark konzentrieren wie ein ungeübter Anfängerleser. Das liegt daran, dass automatisierte Prozesse im Gehirn deutlich weniger Konzentration erfordern.

Fragen Sie Kinder, die die Lesetechnik sicher beherrschen, nach dem Inhalt des Gelesenen, werden Sie bald eine Antwort erhalten. Vielleicht überrascht Ihr Kind Sie plötzlich durch Erinnerungen an Details, auf die Sie gar nicht geachtet haben, und zeigt Ihnen die Stelle im Buch. Damit beweist es Ihnen: Es hat ausreichend Kapazität in seinem Kurzzeitgedächtnis/Arbeitsspeicher, um auch auf den Inhalt des Gelesenen zu achten.

Der Abspeicherprozess bei AD(H)S-Kindern

Maxi und Kevin stehen beide vor demselben Arbeitsauftrag. Sie sollen ihr Mathematikarbeitsheft herausnehmen und die angegebenen Aufgaben rechnen. Warum kann Maxi diese Aufgabe erledigen und Kevin scheitert daran?

Durch seine Beeinträchtigung der Aufmerksamkeit hat Kevin schon viele ähnliche Situationen in der Schule und auch zu Hause erleben müssen. Es wird von ihm etwas gefordert, was er nicht leisten kann. Anschließend erntet er negative Reaktionen. Kein Wunder, dass er allmählich beginnt, zum Lernen eine negative Einstellung zu entwickeln.

Aus der Gehirnforschung wissen wir, dass Gefühle beim Lernen eine wesentliche Rolle spielen. Menschen, die positive Lernerfahrungen machen, lernen leichter und besser als solche, die bisher erfahren haben: »Lernen ist mühsam und gelingt mir meist nicht!«

Für Kevin ergeben sich damit gleich zwei Stolpersteine:

■ Er leidet unter der für AD(H)S-Kinder typischen Aufmerksamkeitsbeeinträchtigung.

■ Er entwickelt bereits eine negative Einstellung zum Lernen.

Beides macht es ihm deutlich schwerer, Informationen aufzunehmen. Auch bei Kevin treffen in jeder Sekunde unzählige Informationen über die Sinneskanäle auf die Wahrnehmungsspeicher. Seine Sinnesorgane nehmen jedoch alles ungefiltert auf. Die Gehirnforscher sprechen davon, dass die selektive

Aufmerksamkeit beeinträchtigt ist. Der Schnee vor dem Klassenzimmer ist für ihn genauso wichtig wie die Erklärung der Lehrerin. Dies führt zu einer Art »Verstopfung« an der Hürde zum Kurzzeitgedächtnis.

Fatal ist, dass diese vielen Informationen von Kevin alle als gleich wichtig bewertet werden. Er kann sich nicht auf das Wesentliche konzentrieren und verschwendet einen hohen Anteil seiner knappen Aufmerksamkeit.

Übung: »Rot, grün, wer?« Probieren Sie selbst aus, wie schwer es für Kinder wie Kevin ist, wichtige von unwichtigen Informationen zu unterscheiden! Die folgende Übung wird Ihnen dabei helfen!*

Schreiben Sie auf DIN-A4-Blätter die Wörter *»Rot«*, *»Grün«*, *»Blau«*, *»Gelb«* in unterschiedlicher Reihenfolge über mindestens vier Zeilen, und zwar so groß, dass mindestens die Hälfte der Blätter gefüllt wird. Schreiben Sie die Wörter bunt, aber niemals in der Farbe, die sie bezeichnen, also »Grün« z. B. in Blau, »Rot« in Gelb etc. Nun sollen die Mitglieder einer Gruppe schnell und zügig die Farben nennen, die sie auf einem Blatt von oben nach unten sehen, keineswegs aber die Wörter vorlesen! Das wird kaum einem fehlerfrei gelingen, weil die Gehirnareale, die die Farberkennung bzw. die Lesefähigkeit steuern, einander ständig stören. Bei einem Kind mit ADHS kommt es wegen der scheinbaren »Gleichrangigkeit« der Informationen permanent zu solchen Überlappungen. Es braucht daher viel mehr Konzentration auch bei einfachen Aufgaben.

Kurzzeitgedächtnis

Ein gesunder Erwachsener kann in seinem Kurzzeitgedächtnis circa sieben Informationseinheiten über einige Minuten behalten, bei Kindern liegt die Kapazität bei fünf, bei AD(H)S-Kindern aber bei maximal vier.

Maxi filtert die momentan wichtigen Informationen heraus und merkt sich davon circa fünf wichtige. In Kevins Kurzzeitgedächtnis sind vier Informationen zu finden, die nicht unbedingt alle etwas mit dem Unterricht zu tun haben, z. B. der Schnee. Ständig überfluten ihn weitere Informationen. Der Arbeitsspeicher ist immer randvoll. Kevins Kurzzeitgedächtnis ist in einer permanenten »Notsituation« und behält von vielen unwichtigen und ein paar wichtigen Informationen kaum etwas.

---

* Diese Übung entnehmen wir mit freundlicher Genehmigung aus *Heil/Effinger/Wölfl: Schüler mit ADHS – verstehen, fördern, stärken*, S. 52.

Lernprobleme von AD(H)S-Kindern

- Aus den vielen Eindrücken können sie nur schwer das Wesentliche herausfiltern.
- Ihr Kurzzeitgedächtnis wird durch die Vielzahl der eintreffenden Informationen »verstopft«.
- Ihr Kurzzeitgedächtnis kann weniger Informationen abspeichern.
- Sie lagern neue Informationen nur dann im Langzeitgedächtnis, wenn sie öfter als andere Kinder üben und wiederholen.
- Ihr Langzeitgedächtnis ist weniger strukturiert als das von anderen Kindern.

Langzeitgedächtnis

Bei Maxi wandern die erlernten Unterrichtsinhalte durch Übung ins Langzeitgedächtnis, werden dort verankert und automatisiert. Kevins lückenhafte Informationen aus dem Kurzzeitgedächtnis müssten durch Erklären vervollständigt werden. Anschließend braucht er mehr Übung als Maxi, um sich neue Lerninhalte einzuprägen. Kinder mit AD(H)S üben besonders ungern und haben deshalb Lerninhalte oft nicht ausreichend automatisiert. Sie brauchen daher umso mehr Konzentration, aber Konzentration ist bei ihnen Mangelware! Ein gefährlicher Kreislauf kommt in Gang.

Doch selbst wenn Kevin seine Rechenaufgaben geübt hat, droht ein weiterer Stolperstein.

Wie Sie bereits gelesen haben, gleicht unser Langzeitgedächtnis einem Raum mit vielen Regalen. Ein gut strukturiertes Kind wie Maxi hat Schubladen für neue Informationen und verknüpft sie mit bereits vorhandenem Wissen. Kevins Gedächtnis gleicht einer Rumpelkammer. Wahre Informationsschätze können dort verborgen sein, werden aber nicht immer gefunden. Ein Kind wie er braucht Hilfe, um Lerninhalte im Langzeitgedächtnis geordnet ablegen zu können.

Was zu tun ist

Erinnern wir uns an Kevin und seine Mutter (siehe Seiten 148 f.). Kevin kommt frustriert nach Hause – mit Hausaufgaben und einem Berg Zusatzaufgaben.

Grundsätzlich gilt: Zuerst muss die Situation entschärft werden, bevor ein Neuanfang möglich ist.

- Jetzt keine Hausaufgaben und keine Problemgespräche!
- Kevin braucht Möglichkeiten zum Abreagieren. Er kann Fußball spielen, auf den Boxsack einschlagen, kuscheln …
- Die Mutter braucht eine Verschnaufpause. Sie sollte sich etwas Gutes tun, z. B. Kaffee trinken, in einer Illustrierten blättern …
- Die Mutter fasst Mut zur Lücke. Was ist für Kevin heute sinnvoll und machbar? Sie reduziert seine Hausaufgaben auf ein sinnvolles Maß. Den Grund dafür teilt sie der Lehrerin in einem Brief mit und bittet gleichzeitig um ein Gespräch, um solche Eskalationen in der Zukunft zu vermeiden.

Zusammenarbeit von Eltern und Schule

Notwendiger Ausgleich AD(H)S-Kinder kommen oft sehr erholungsbedürftig aus dem Schulvormittag. Sie brauchen dringend ausgleichende Betätigung. Mehr als 45 Minuten Arbeitszeit sind für ein Erstklasskind mit AD(H)S am Nachmittag nicht zumutbar.

Mutmach-Sprüche

»Nur Mut, dann wird alles gut?!«
»Meine Hausaufgaben pack ich jetzt an,
   damit ich auch noch spielen kann.«
»Zusammen nehm ich alle Kraft,
   dann ist die ›Hausi‹ bald geschafft?!«
»Meine ganze Kraft fließt jetzt in die Hausaufgaben rein,
   dann werden sie bald erledigt sein?!«
»Für die Hausaufgaben bin ich nun bereit,
   danach habe ich zum … Zeit?!«
»Ich schaff das jetzt?!«

Reduzierung der Hausaufgaben Manchmal übersteigt das Hausaufgabenpensum das Zeitmaß, obwohl das Kind konzentriert arbeitet. Besprechen Sie mit der Lehrerin, ob der Umfang der Hausaufgaben in diesem Fall reduziert werden kann. Diese Vereinbarung soll so lange gelten, bis sich das Kind stabilisiert hat.

Hausaufgaben merken Ein Hausaufgabenheft ist für AD(H)S-Kinder eine große Hilfe. Oft sollen sich die Kinder in der ersten Klasse die Hausaufgaben merken. Ihr Kind kann Gedächtnisstützen benutzen, z.B. selbstklebende Zettel, die es nach Besprechung der Hausaufgaben im Buch oder Heft anbringt.

Mündlich statt schriftlich Viele Kinder mit AD(H)S kämpfen außer mit der Informationsverarbeitung auch noch mit der Grafomotorik. Schreiben ist diesen Kindern verhasst. Reden Sie mit der Lehrerin, ob Ihr Kind einen Teil der Hausaufgaben mündlich erledigen darf, z.B. Plus- und Minusaufgaben. Bestätigen Sie durch eine Unterschrift im Hausaufgabenheft, dass die Aufgabe von Ihrem Kind erfüllt wurde. Letztendlich ist es unwichtig, wie der Lernstoff in den Kopf kommt!

Struktur und Hausaufgaben

Um die Schwierigkeiten beim Lernen auszugleichen, brauchen AD(H)S-Kinder besonders viel Struktur. Es gibt in der Pädagogik einen wichtigen Grundsatz: Kinder kommen von der äußeren Ordnung zur inneren Ordnung. Was bedeutet das? Für jeden Lernenden ist Struktur wichtig. So lernt es sich an einem aufgeräumten Arbeitsplatz besser als an einem chaotischen. Jeder merkt sich Inhalte leichter, wenn diese übersichtlich dargeboten werden. Was für lernende Kinder im Allgemeinen gilt, gilt für Kinder mit AD(H)S im Besonderen. Sie brauchen mehr als andere Kinder äußere Struktur, um ihr inneres »Chaos« zu besiegen und zur inneren Ordnung zu kommen.
Es gibt viele Möglichkeiten, durch äußere Bedingungen diese innere Struktur zu schaffen.

Phasen der Hausaufgabenzeit

- Anfangsritual
- Besprechung der Reihenfolge (Zettelmethode!)
- Festlegung von Pausen
- gemeinsames Herrichten des benötigten Materials
- Durchführung der Hausaufgaben und eventueller Zusatzübungseinheiten
- gemeinsamer Abschluss der Hausaufgaben

Struktur am Arbeitsplatz

- Es wird immer an demselben Tisch gearbeitet! Das kann auch der Küchentisch sein, wenn er während der Hausaufgabenzeit ausschließlich für Ihr Kind reserviert ist.
- Die Tischplatte muss frei sein! So wird das Kind nicht abgelenkt. Nur die benötigten Arbeitsmaterialien sollten darauf bereitliegen.
- Störfaktoren ausschalten! Setzen Sie sich selbst an den Arbeitstisch und überlegen Sie, was ablenken könnte (spannender Ausblick aus dem Fenster, Radio, Fernseher, Telefon, Spielsachen in Reichweite…).

Struktur während der Hausaufgabenzeit

Hausaufgaben sind für viele Kinder ungeliebtes »Nebenprodukt« der Schule, besonders für Kinder mit AD(H)S. Aller Anfang ist schwer! Vielleicht kennen Sie das: Sich hinzusetzen und mit der ungeliebten Tätigkeit anzufangen fällt Ihrem Kind besonders schwer.

Festgelegte Rituale für den Hausaufgabenbeginn können Kindern helfen, sich zu überwinden und anzufangen. Als hilfreich haben sich folgende Anfangsrituale erwiesen:

- gemeinsames Herrichten des Arbeitsplatzes
- Aufsagen eines Mutmach-Spruchs (siehe Kasten auf Seite 156)
- eine kurze Stille- oder Konzentrationsübung

Anschließend wird mit dem Kind genau besprochen, in welcher Reihenfolge die Hausaufgaben erledigt werden, wann eine Pause kommt und ob eine zusätzliche Übungseinheit durchgeführt wird. Überraschungen überfordern AD(H)S-Kinder, besonders wenn es um das meist ungeliebte Lernen geht. Manchen Kindern hilft es, jede einzelne Hausaufgabe auf einen Zettel zu schreiben. Die Zettel werden an eine Pinnwand gehängt. Hat Ihr Kind z. B. die Rechenhausaufgabe erledigt, wird der Zettel *Rechnen* abgehängt und weggeworfen. Diese Methode hat zwei große Vorteile:

- Sie macht Erfolge sichtbar (*»Eine Hausaufgabe habe ich schon geschafft!«*).
- Sie »zerlegt« den »Berg an Hausaufgaben« in verdauliche »Happen«.

Nun beginnt das Kind zu arbeiten. Am Ende der Hausaufgaben ist es hilfreich, gemeinsam die Arbeitsmaterialien für den nächsten Tag zu packen. Damit ist die Hausaufgabenzeit abgeschlossen!
Dieser Ablauf (Festlegen der Reihenfolge, Besprechung der Pause ...) sollte stets eingehalten werden. Er gibt dem Kind Sicherheit und hilft ihm, den »Berg an Aufgaben« zu überwinden. Außerdem sind Rituale Gedächtnisstützen für Ihr Kind und fördern die Konzentration, weil sie sich im Laufe der Zeit automatisieren.

Struktur beim Lernen

Die äußere Struktur ist festgelegt – jetzt geht es darum, den inneren Lernprozess zu strukturieren. Wenn Sie mit Ihrem AD(H)S-Kind lernen, sollten Sie darauf achten, dass der Lernstoff
- überschaubar,
- strukturiert und
- einfach ist.

So reduzieren Sie Lernfrust Sammeln Sie Erfolge! Kinder mit AD(H)S haben Angst vor »zu großen« Aufgaben. Wenn Kevin von seiner Lehrerin ein DIN-A4-Arbeitsblatt mit nach Hause bekommt, das er dreimal lesen soll, erscheint ihm diese Aufgabe unerfüllbar.
Für AD(H)S-Kinder muss das Prinzip der kleinen Schritte gelten. Es hilft Kevin, wenn seine Mutter ihm das Arbeitsblatt in drei bis vier Streifen zerschneidet, die er gemeinsam mit ihr liest. Was er erledigt hat, sammelt er auf

einem Stapel. Das geforderte Lernpensum ist so in kleine Schritte »zerlegt« worden. Kevin kann die einzelnen Lernschritte überblicken und erlebt kurzfristige Erfolge. Es ist für ihn ein schönes Gefühl, wieder einen Streifen ablegen zu dürfen.

Weniger ist mehr Erinnern wir uns daran, was im Gehirn von AD(H)S-Kindern passiert: Eine Flut von Informationen strömt ins Kurzzeitgedächtnis und verstopft es.

Deshalb muss Lernstoff für Kinder mit AD(H)S portioniert werden wie gutes Eis. Von zu viel Eis bekommt Ihr Kind Bauchgrummeln. Von zu viel Lernstoff auf einmal bekommt Ihr Kind »Gehirngrummeln«. Beim Lernen gilt: Weniger ist mehr!

Ein Kind mit AD(H)S schafft an einem Tag nicht den gleichen Lernstoff wie andere Kinder. Diese Tatsache muss jeder akzeptieren, der mit diesem Kind lebt und lernt. Deshalb ist langfristiges Planen notwendig. Steht eine Klassenarbeit in einem Lernfach an, muss ein Kind mit AD(H)S frühzeitig mit dem Lernen beginnen. Kleine Portionen, die regelmäßig wiederholt werden, sind für sein Gedächtnis »verdaulich«.

Man ist nur so gut, wie man sich erholt Die Defizite in der Aufmerksamkeit machen es Kindern mit AD(H)S besonders schwer, zu lernen. Ihr Gehirn läuft stets auf »Hochtouren«.

Für jeden Hochleistungssportler ist die ausreichende Erholung nach einem Wettkampf Pflicht. Nur so kann er dauerhaft Höchstleistungen erbringen. Das gilt auch für Kinder mit AD(H)S. Bei einem Erstklasskind muss nach einer Lerneinheit von circa 15 Minuten eine geplante Pause erfolgen. Damit Ihr Kind den »Wiedereinstieg« ins Lernen leicht findet, darf die Pause nur zwei bis drei Minuten dauern. Das Gehirn schaltet andernfalls auf »Freizeit« um und muss sich an den Gedanken »Lernen« erst wieder mühsam gewöhnen. Das zieht unnötige Energie, die besser für die nächste Aufgabe verwendet wird.

Sinnvolle Beschäftigungen für die kurzen Pausen können sein: Hüpfen auf dem Trampolin, kurz an die frische Luft gehen, ausreichend trinken. Auf keinen Fall darf Ihr Kind in diesen Pausen fernsehen oder am Computer spielen. Das ist Gift für das Gehirn Ihres Kindes!

Lautes Denken hilft gegen Datenverlust Kennen Sie das auch? Sie fahren im Auto und hören im Radio eine Buchempfehlung. Um sich den Buchtitel zu merken, sprechen Sie ihn einige Male laut. Dadurch »rutscht« die »Information Buchtitel« von Ihrem Kurzzeitgedächtnis ins Langzeitgedächtnis.
Auch Kindern mit AD(H)S hilft »lautes Denken«, Arbeitsanweisungen im Gedächtnis zu speichern. Gedanken »verpuffen« nicht, sondern bekommen mehr Aufmerksamkeit. Halten Sie Ihr Kind bei den Hausaufgaben oder beim Lernen dazu an, sich die Aufgaben vorzusprechen. Das erhöht die Aufmerksamkeit, und Ihr Kind wiederholt gleichzeitig nochmal, was es zu tun hat.

Wiederholung ist der Schlüssel zum Erfolg Kinder mit AD(H)S müssen Gelerntes häufiger wiederholen als andere Kinder. Nur so bleibt es dauerhaft in ihrem Langzeitgedächtnis.
Ferienzeit ist für viele dieser Kinder deshalb (leider) die Zeit des Vergessens. Selbstverständlich ist es gerade für Kinder mit AD(H)S auch besonders wichtig, dass sie sich in den Ferien erholen. Regelmäßiges Wiederholen des Lernstoffs kann ihnen trotzdem nicht ganz erlassen werden. Der Frust über den »Datenverlust« zu Schulbeginn wäre zu groß! Eine gesunde Mischung aus Erholung und Wiederholung für die Ferien ist wichtig und richtig für AD(H)S-Kinder!

Am Ende steht das Erfolgserlebnis Wie Sie wissen, spielen Gefühle beim Lernen eine große Rolle. Erfolge motivieren für die nächsten Aufgaben und schaffen Selbstvertrauen. Misserfolge blockieren und erschweren das Lernen erheblich.
Versuchen Sie, Ihrem Kind am Ende der Hausaufgaben- oder Lernzeit deshalb einen Erfolg zu ermöglichen. Schließt das Kind mit dem Gefühl *»Das habe ich heute gut gemacht!«*, ist es für den nächsten Tag motivierter.
Gehirnforscher haben herausgefunden, dass der menschliche Körper sich bei Lernerfolgen selbst belohnt. Erledigt der Mensch eine Aufgabe gut, schüttet das Gehirn einen bestimmten Stoff aus, der uns ein Glücksgefühl spüren lässt. So machen Sie Erfolge sichtbar:
- Werfen Sie noch einmal gemeinsam den Blick auf die erledigten Aufgaben!
- Heben Sie einen besonders gelungenen Hefteintrag hervor!
- Verdeutlichen Sie, wie viele Aufgaben richtig gerechnet wurden!

Körperkontakt steigert die Aufmerksamkeit Erinnern wir uns noch einmal an Kevin. Er hat die Arbeitsanweisung seiner Lehrerin nicht wahrgenommen, weil er wesentliche Informationen von unwesentlichen nicht unterscheiden kann. Manchen Kindern mit Aufmerksamkeitsdefiziten gelingt es besser, sich auf das Wesentliche zu konzentrieren, wenn dies durch Körperkontakt »betont« wird. Für Kevin wäre es vielleicht hilfreich gewesen, wenn die Lehrerin ihn während der Arbeitsanweisung an der Schulter berührt hätte. Kevins Wahrnehmung hätte das Signal erhalten: »*Achtung, pass auf, hierauf kommt es jetzt an!*«
Legen Sie Ihrem Kind die Hand auf die Schulter und schauen Sie es an, wenn Sie ihm etwas Wichtiges sagen wollen.

Einfache Übungsformen Für Kinder ohne AD(H)S sind abwechslungsreiche, spielerische Übungsformen motivierend und sinnvoll. Sie sind jedoch Gift für Kinder mit AD(H)S, weil sie sie verwirren, ablenken und letztlich zu keinem Erfolg führen.
AD(H)S-Kinder lernen oft besonders gut über den visuellen Eindruck (also über das Auge) und brauchen Übungsformen, bei denen sie möglichst wenig schreiben müssen. Lernkärtchen erfüllen diesen Zweck ideal. Schreiben Sie Ihrem Kind alle Plus- und Minusaufgaben im Zahlenraum bis 20 auf kleine Kärtchen (vorne die Rechnung, hinten das Ergebnis). Jeden Tag wird fünf Minuten damit geübt. Sie werden sehen, bald automatisieren sich die Aufgaben, und Ihr Kind hat in seinem Kurzzeitgedächtnis wieder Platz.

Lerntechniken Es gibt sehr viele Lerntechniken, aber wenn Sie zu viele verschiedene anwenden, lenken Sie Ihr AD(H)S-Kind ab oder verwirren es. Für ein Erstklasskind reicht es völlig aus, wenn Sie die bisher erwähnten Lernprinzipien berücksichtigen. Für ein älteres Kind mit AD(H)S wählen Sie wenige geeignete Lerntechniken aus. Auf den Seiten 215–220 finden Sie dazu hilfreiche Tipps!

So unterstütze ich mein Kind beim Lernen

Klare Regeln sind für AD(H)S-Kinder lebensnotwendig. Sie geben Orientierung und Sicherheit. Meistens sind die Verhaltensprobleme bei AD(H)S-Kindern so vielfältig, dass die normalen Klassen- und Familienregeln keine Wirkung zeigen. Als Lehrer und Eltern müssen Sie in diesem Fall »härter«, direktiver und konsequenter durchgreifen, um den Weg für Verhaltensänderungen zu ebnen.

Auch der zwischenmenschliche Umgang vor, während und nach dem Lernen ist wichtig. Als »Grundregel« gilt: AD(H)S-Kinder bekommen viel zu wenig Lob! Jeder von uns hat jedoch erfahren, dass Kritik mutlos macht, während Lob anspornt.

Richtig loben!

Ein »Lob« wie »*Es ist schön, dass du ausnahmsweise einmal nicht dauernd aufstehst!*« enthält versteckte Kritik, weil es auf das unerwünschte Verhalten aufmerksam macht. Besser wäre: »*Schön, dass du auf dem Stuhl sitzen bleibst!*«

- Sagen Sie Ihrem Kind so genau wie möglich, was Sie gut finden! »*Schön, dass an deinem Arbeitsplatz nur das Arbeitsblatt und dein Federmäppchen liegen. Nur das brauchst du für die Rechenhausaufgabe!*«
- Schärfen Sie Ihren Blick für kleine Fortschritte Ihres Kindes! Vergleichen Sie Ihr Kind nicht mit anderen Kindern, sondern immer nur mit sich selbst! »*So schwere Rechenaufgaben und alle richtig! Ich bin stolz auf dich!*«
- Lob muss ehrlich gemeint sein!
- Lassen Sie das Lob wirken! Eine nachgeschobene Kritik zerstört vorausgegangenes Lob. Wenn Sie zu Ihrem Kind sagen: »*Die Überschrift ist schön, aber der Rest des Eintrags ist geschmiert!*«, macht die kritische Äußerung die lobende kaputt. Besser formulieren Sie nur: »*Die Überschrift ist schön!*«
- Ein Lächeln und Blickkontakt geben Ihren Lobesworten zusätzliches Gewicht!

Übung: Wo wird richtig gelobt? Kreuzen Sie alle richtigen Formulierungen an! (Unsere Lösungsvorschläge stehen auf Seite 230)

Kevins Mutter versucht, ihren Sohn zu Ordnung im Schulranzen anzuhalten. Heute kommt Kevin freudestrahlend nach Hause. Bereits an der Haustür ruft er seiner Mutter entgegen: »*Mein Schulranzen ist heute ganz*

Richtiges Lob

- ist möglichst konkret,
- würdigt die Anstrengung mehr als das Ergebnis,
- ist ehrlich gemeint.

aufgeräumt!« Als die Mutter – wie vereinbart – nach dem Mittagessen den Ranzen kontrolliert, findet sie ein ähnliches Chaos wie sonst. Im Federmäppchen jedoch stecken die meisten Stifte in den dafür vorgesehenen Schlaufen. Auch sind die Arbeitsblätter in der Sammelmappe abgelegt.

- »*Federmäppchen und Blättermappe sind ordentlich, leider ist der restliche Schulranzen immer noch unordentlich.*«
- »*Ich freue mich, dass du viele Stifte richtig eingeordnet hast. Das hilft dir morgen in der Schule, sie schnell wiederzufinden.*«
- »*Deine Arbeitsblätter sind alle an Ort und Stelle. Ich bin stolz auf dich, dass du das schaffst. So bekommen die Blätter keinen Knick, und du schaffst es vielleicht, von deiner Lehrerin einen Stempel dafür zu bekommen.*«
- »*In deinem Federmäppchen hast du fünf Stifte richtig einsortiert. Warum hast du das nicht gleich bei allen Stiften gemacht?*«
- »*Federmäppchen und Sammelmappe sind eingeordnet. Jetzt ist es ganz leicht für dich, morgen den ganzen Schulranzen sauber zu halten.*«

Übung: Anstrengung und Fehler Kevin beginnt nach einer ausgiebigen Pause mit den Hausaufgaben. Er hat beschlossen, freiwillig den fehlenden Hefteintrag vom Vormittag nachzuschreiben, damit er am nächsten Tag genauso weit wie die anderen Kinder ist. Seine Motivation ist jedoch nicht mehr sehr hoch, weil er vom reichlich misslungenen Vormittag geschafft und frustriert ist. Mit Müh und Not schreibt er den Eintrag. Als die Mutter das Geschriebene kontrolliert, entdeckt sie viele Fehler. Kevins Schrift ist schwer lesbar.
Formulieren Sie ein richtiges Lob, das die Anstrengung Kevins würdigt! Einen Lösungsvorschlag finden Sie im Anhang ab Seite 230.

Fenstertechnik

Die Fenstertechnik ist eine bewährte Methode aus der Verhaltenstherapie und führt bei konsequenter Durchführung zum Erfolg. Sie ist immer dann sinnvoll, wenn die Verhaltensschwierigkeiten so gehäuft auftreten, dass Sie als Eltern/ Lehrer permanent damit beschäftig sind, Strafen auszusprechen.
Hinter dieser Methode steckt folgende Grundidee: Es ist nicht möglich, ein Fehlverhalten langfristig zu verändern, wenn es in zu vielen unterschiedlichen Situationen auftritt und schon automatisiert ist. Ebenso unrealistisch ist es, in kurzer Zeit die ganze Palette unerwünschter Verhaltensweisen positiv zu verändern.

Deshalb ist es sicherlich nicht sinnvoll, mit Kevin zu vereinbaren, dass er sich ab jetzt den gesamten Vormittag an alle Klassenregeln halten muss. Misserfolge wären bei einer solchen Vereinbarung vorprogrammiert. Kevin kann sein Verhalten über einen so langen Zeitraum weder bewusst steuern noch fühlt er sich von allgemein formulierten Regeln angesprochen.

Sinnvolle Regeln sind

- überschaubar,
- für das Kind nachvollziehbar,
- leicht zu befolgen und
- durchsetzbar.

Er braucht wenige, klare und auf ihn zugeschnittene Regeln, die er in einem eng begrenzten Zeitraum einhalten kann. Auch Eltern und Lehrer wären restlos überfordert, wenn sie den ganzen Tag über konsequent verfolgen müssten, ob Kevin sich an die Regeln hält, und das Verhalten dann belohnen oder bestrafen sollten.

Durch die Fenstertechnik hat Kevin die Chance, erwünschtes Verhalten in einem vorher festgelegten Zeitraum zu zeigen und auch dafür belohnt zu werden. Eltern und Lehrer schaffen es so, ihn zu loben. Der Teufelskreis der permanenten Entmutigung wird unterbrochen.

So probieren Sie die Fenstertechnik aus:

- Legen Sie einen Zeitrahmen fest, in dem Kevin sich an die Regeln halten muss, im Unterricht z.B. circa 15 Minuten am frühen Vormittag.
- Überlegen Sie sich eine konkrete erwünschte Verhaltensweise, die Kevin in diesem Zeitrahmen zeigen soll, z.B. zehn Minuten konzentriert an einer Aufgabe zu arbeiten.
- Wenn sich Kevin an die Regel gehalten hat: Wie werden Sie loben? Schreiben Sie jetzt einen konkreten Satz auf! Beginnen Sie mit: *»Ich freue mich...«*, *»Schön, dass...«*

Ein ähnliches Vorgehen ist bei den Hausaufgaben denkbar:

- Ich lege auf meinen Arbeitsplatz nur das, was ich für die Hausaufgabe brauche!
- Nach 15 Minuten konzentrierter Arbeit darf ich kurz aufstehen und z.B. Seil springen oder etwas trinken.
- Ich darf nicht ans Telefon gehen und nicht die Türe öffnen, wenn Freunde läuten.
- Meine Hausaufgaben schreibe ich lesbar auf.

Konsequenz statt Strafe

Setzen Sie sich an dem Tag, an dem Sie beginnen wollen, ruhig mit dem Kind zusammen und besprechen Sie das Vorgehen. Notieren Sie die Regeln auf einem großen Plakat. Für Leseanfänger können Sie dazu Zeichnungen oder Symbole verwenden.

Und wenn die Regeln nicht eingehalten werden, Kevin z. B. die Hausaufgaben kaum lesbar hinschmiert? Auf keinen Fall sollte die Mutter zur Strafe das Taschengeld entziehen. Diese Maßnahme steht in keinem logischen Zusammenhang mit Kevins Regelverstoß.

Wirksamer ist eine vorher gemeinsam festgelegte Konsequenz, z. B. ihn die gesamten Hausaufgaben noch einmal lesbar schreiben zu lassen. Für ein AD(H)S-Kind ist das oft eine Überforderung. In Kevins Fall wäre es sinnvoll, ihn nur die ersten drei Sätze noch einmal lesbar aufschreiben zu lassen.

Wichtig: Die Konsequenz muss unmittelbar und ohne Diskussionsmöglichkeit auf das Fehlverhalten folgen.

Punkteplan

Tritt ein Fehlverhalten dauerhaft auf, ist es sinnvoll, einen Punkteplan einzuführen.

Zum Beispiel können Sie für jeden geleisteten Arbeitsabschnitt von zehn bis 15 Minuten einen Punkt in Form eines Smileys, eines Stempels oder eines Aufklebers geben. Die Punkte können die Kinder dann zu Hause in Spielminuten mit den Eltern oder einem Elternteil eintauschen. In der Schule könnte sich das Kind einen »Spielwunsch« für den Sportunterricht verdienen. Werden Regeln innerhalb eines Abschnitts nicht eingehalten, kann ein Punkt wieder abgezogen werden. Bewerten Sie außerdem auch das Bemühen des Kindes und nicht nur das Ergebnis seiner Arbeit.

An einem Strang ziehen

Besonders effektiv ist der Umgang mit Punkteplänen, wenn Elternhaus und Schule eng zusammenarbeiten. Gelten dieselben Regeln zu Hause und in der Schule, gewinnt das Kind an Orientierung und Sicherheit.

Ich nehme mir Zeit für mein Kind: Gemeinsam das Gedächtnis trainieren

Memory In jedem gut sortierten Spielzeugladen werden Sie eine Vielzahl von Spielen dieser Art finden. Memory lässt sich wunderbar mit der ganzen Familie spielen, macht Spaß und schult gleichzeitig das Gedächtnis.

Hör-Memory Füllen Sie gemeinsam mit Ihrem Kind leere Filmdosen mit Reis, Büroklammern, Steinchen etc., und zwar immer zwei Dosen mit dem gleichen Inhalt. Wer findet die gleich klingenden Dosen heraus? Zur Kontrolle dienen farbige Punkte auf den Unterseiten der Dosen.

Kofferpacken *»Ich packe meinen Koffer...«* kann man überall spielen. Zappeligen AD(H)S-Kindern kommt es entgegen, wenn die Begriffe mit Gesten verbunden werden.

Stille Post Ein geflüsterter Satz wandert von Ohr zu Ohr. Hinhören und Konzentration sind gefordert.

Regeln einhalten Nehmen Sie ein bekanntes Brettspiel und erfinden Sie mit Ihrem Kind neue oder zusätzliche Regeln. Alle passen auf, dass die neuen Regeln eingehalten werden.

Extratipp: Sport macht fit!

Sportliche Betätigung schafft Ausgleich nach einem stressigen Schulvormittag. Gleichzeitig lernt das Kind spielerisch, sich an Regeln zu halten.
AD(H)S-Kinder brauchen mehr Zeit, um sich auf Neues einzustellen. Es dauert daher auch oft länger, bis sie sich an eine Gruppe und an deren Regeln gewöhnen. Geben Sie nicht gleich auf, wenn Ihr Kind nach wenigen Besuchen der Sportgruppe keine Lust mehr hat! Sprechen Sie mit Ihrem Kind über seine Erlebnisse. Vereinbaren Sie einen Termin, bis zu dem es auf jeden Fall in der Gruppe bleibt (z.B. in zwei Monaten). Erst dann soll sich Ihr Kind endgültig entscheiden.

Das zweite Schuljahr: Selbstbewusstsein stärken

Ihr AD(H)S-Kind hat wahrscheinlich schon schulischen Misserfolg erlebt. Dass es weiterhin mit Mut an seine Aufgaben herangeht, ist die wichtigste Voraussetzung für seine Zukunft. Stellen Sie ihm und sich selbst deshalb immer wieder vor Augen, wo seine Stärken sind. Niemand kann das besser als Sie.

Das ist heute passiert

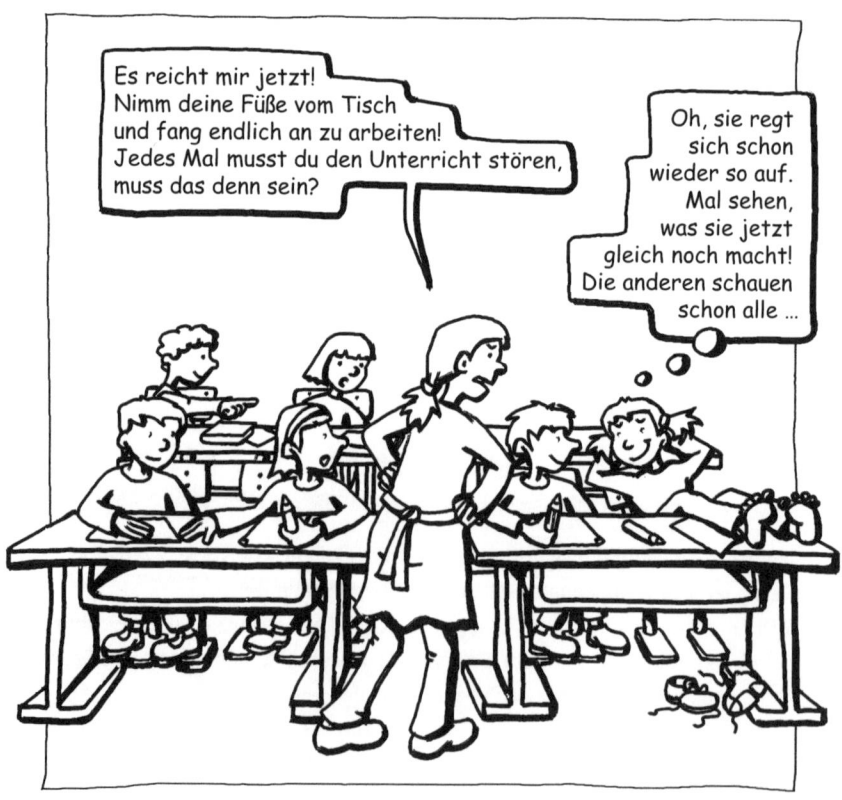

Perspektive des Kindes	Perspektive der Lehrerin	Perspektive der Eltern
Keiner sieht mich hier! Außerdem verstehe ich den ganzen Quatsch nicht. (kippelt auf dem Stuhl)	Oje, die Stunde hat kaum angefangen, und Nadine schaut wieder so komisch! Gleich bekommt sie einen Anfall und stört.	Endlich ist sie raus aus der Tür! Bis sich Nadine morgens fertig macht. Das kostet mich immer meine letzten Nerven!
Ich mach's mir mal gemütlich! (legt die Füße auf den Tisch) Ach, ist das langweilig hier! (gähnt mehrmals ganz laut)	Ich ignoriere ihr Verhalten jetzt, vielleicht beteiligt sie sich ja doch noch und erspart uns den Zirkus ... Ach nein, das klappt leider wieder mal nicht! Heute zeige ich ihr, wer hier das Sagen hat: **»Nadine, nimm sofort die Füße vom Tisch, hör auf zu gähnen und fang an zu arbeiten!«**	Mal sehen, was heute wieder passiert. Ich bin mit meinem Latein am Ende!
Ich will meine Füße aber nicht vom Tisch nehmen. (grinst provokant und lässt die Füße auf dem Tisch) **»Ist mir doch egal!«**	Jetzt reicht es mir aber! Dieses ewige Stören! Die wird schon noch lernen, sich hier einzugliedern und anzupassen. Jetzt schreibe ich ihren Namen an die Tafel. **»So, und jetzt machst du eine Strafarbeit!«**	

Perspektive des Kindes	Perspektive der Lehrerin	Perspektive der Eltern
»Die mag mich sowieso nicht!« (hat immer noch die Füße auf dem Tisch) O geil, alle schauen mich an! Jetzt weiß meine Lehrerin nicht mehr, was sie tun soll!	»Wenn du nicht machst, was ich dir sage, kannst du auch nachsitzen und einen Verweis haben!« Jetzt hat sie's geschafft. Alle grinsen und kichern anstatt zu arbeiten. Was mach ich denn jetzt noch?	
(Nadine bockt und rührt sich nicht. Sie genießt ihre Mittelpunktrolle.)	»Morgen musst du nachsitzen. Deine Eltern rufe ich heute an!« So ein Mist, jetzt muss ich mich mit ihren Eltern treffen und morgen länger bleiben. Ändern wird sich ja eh wieder nichts.	Nadine kommt gleich nach Hause! Wie schön, wenn heute mal nichts vorgefallen wäre! Hoffentlich muss ich nicht wieder in die Sprechstunde! Ich weiß ja auch nicht, wie wir es ändern können!

Hintergrundwissen

Fast immer hat ein Kind »gute Gründe« für sein Handeln. Nadine hält ihr auffälliges Verhalten nur aufrecht, weil es sich für sie auf bestimmte Weise lohnt. Ein grundlegendes Bedürfnis von ihr wird durch den Machtkampf mit der Lehrerin bestens erfüllt.

Teufelskreis Machtkampf

Nadine will Aufmerksamkeit, und diese bekommt sie in hohem Maß. Dafür nimmt sie in Kauf, dass es sich um negative Zuwendung handelt. Ihr Bedürfnis, gesehen zu werden und im Mittelpunkt zu stehen, ist einfach zu groß. Die Lehrerin reagiert in unserem Beispiel mit großer Unsicherheit. Bei AD(H)S-Kindern greifen die üblichen pädagogischen Maßnahmen nicht. So lernt Nadine mit ihrer Art zu provozieren nicht allein, dass sie damit Aufmerksamkeit bekommt, sie geht aus dem Machtkampf mit der Lehrerin auch noch als Gewinnerin hervor. Die Klassenkameraden lachen und schenken ihr ebenfalls die ersehnte Mittelpunktrolle.

Negative Aufmerksamkeit ist besser als keine

Viele AD(H)S-Kinder leiden unter einem sehr geringen Selbstwertgefühl. Zu oft schon haben sie erfahren, dass ihre Umwelt genervt und negativ auf sie reagiert. Lob und echte Anerkennung erleben sie dagegen meist wesentlich seltener als andere Kinder ihres Alters. Leider wird auch von uns Erwachsenen oft nicht erkannt, dass diese Kinder unter einer großen Selbstwertproblematik leiden. Nadine wirkt auf die Lehrerin momentan sehr stark und selbstsicher. Sie weiß sich durchzusetzen und die ganze Klasse auf ihre Seite zu ziehen. In dieser Situation fühlt sich die Lehrerin (zu Hause sind es die Eltern) schwach und hilflos. Nadine dagegen glaubt sich in der Machtkampfsituation stark, sie geht ja auch als Siegerin daraus hervor.

Doch mit echtem Selbstbewusstsein hat das nichts zu tun. Nadine lernt vielmehr, dass sie normalerweise nicht gesehen wird, es »nicht wert« ist, im positiven Sinne Aufmerksamkeit zu bekommen. Ihrer Erfahrung nach muss sie sich und den anderen ständig beweisen, dass sie stärker ist und etwas darstellt. Nur wenn sie provoziert und sich extrem auffällig verhält, wird sie wahrgenommen. Ist sie dagegen friedlich und »normal«, sind alle Beteiligten, vor allem aber die Lehrerin (zu Hause die Eltern) froh, dass sie nicht stört. Sie schenken ihr keine Beachtung und Aufmerksamkeit, um auf keinen Fall einen neuen Ausbruch hervorzurufen. Ein sehr ungünstiger Kreislauf wird für Nadine immer weiter aufrechterhalten. Es ist der tägliche Kampf um Aufmerksamkeit, ein Teufelskreis, aus dem Nadine selbst nicht herauskommt. Es ist die Aufgabe von uns Erwachsenen, diesen Teufelskreis zu erkennen und ihn bewusst zu durchbrechen.

Der Teufelskreis dreht sich weiter

Nadine befindet sich schon lange Zeit im Kampf um Anerkennung. In der Schule erfährt sie täglich, dass sie Aufmerksamkeit nur durch störendes Ver-

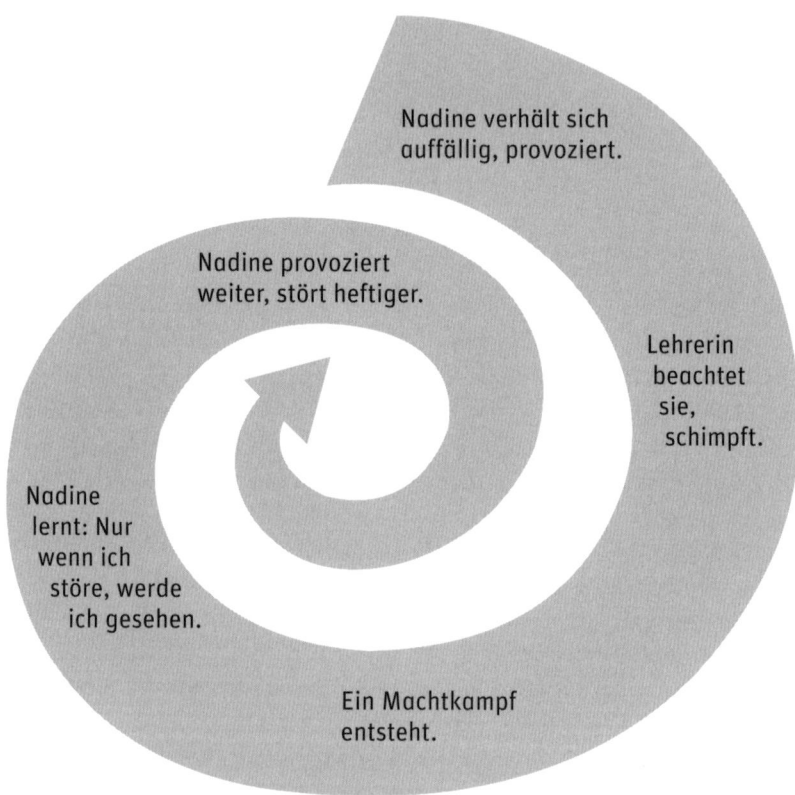

Nadine verhält sich auffällig, provoziert.

Nadine provoziert weiter, stört heftiger.

Lehrerin beachtet sie, schimpft.

Nadine lernt: Nur wenn ich störe, werde ich gesehen.

Ein Machtkampf entsteht.

halten erhält. Verhält sie sich ausnahmsweise einmal ruhig, ist die Lehrerin froh, den Unterricht fortführen zu können. Nadines positives Verhalten sieht sie nicht und lobt es nicht entsprechend. Erst bei der nächsten Störung erfährt Nadine wieder Beachtung und lernt: »*Ich werde nur gesehen, wenn ich mich auffällig benehme!*«

Im Unterricht stört sie immer weiter. Meistens ist sie abgelenkt und mit sich selbst beschäftigt. Ein gefährlicher Kreislauf beginnt, sich weiter zu drehen. Denn Nadine erfährt nicht nur Ablehnung und Kritik in der Schule, ihre Leistungen sinken ab. Greifen Eltern und Schule nicht rechtzeitig ein, dreht sich die ungünstige Spirale immer weiter und ein Flächenbrand kann entstehen. Nadines Leistungen werden immer schlechter, ihr Verhalten wird immer auffälliger.

Ursachen für einen Flächenbrand

In Studien wurde Folgendes festgestellt: Verabreicht man AD(H)S-Kindern ein Medikament, das ihre Aufmerksamkeit erhöht, verbessert sich nicht automatisch die Schulleistung. Zu erklären ist dies durch die negativen Erfahrungen, die viele AD(H)S-Kinder bereits gemacht haben. Häufige Kritik und Zurückweisung haben ihr Selbstwertgefühl stark gemindert.

In der Regel lernen Kinder schon sehr früh den Zusammenhang zwischen Anstrengung und Erfolg. Sie erleben, dass sie in ihrer Umwelt etwas bewirken können *(Selbstwirksamkeit)*. Die zweijährige Carla, die einen Turm aus Bauklötzchen umstößt, kann dies auf ihr eigenes Tun zurückführen. Sie macht die Erfahrung: *»Ich kann den Turm umstoßen.«* Aus der Motivationspsychologie ist bekannt, dass diese Selbstwirksamkeit eine der wichtigsten Voraussetzungen für Leistungsbereitschaft ist. Erst wenn AD(H)S-Kinder zusätzlich zur Medikation die Erfahrungen der Selbstwirksamkeit nachholen konnten, verbesserten sich ihre schulischen Leistungen.

Solange diese Erfahrungen fehlen, dreht sich die Spirale weiter. Misserfolge bewirken dann, dass die Leistungsmotivation weiter sinkt. Das AD(H)S-Kind entwickelt eine misserfolgsorientierte Grundhaltung. Das heißt, es erwartet von vornherein einen Misserfolg. Erfolge schreibt es nicht sich selbst zu. Durch diesen Teufelskreis wird das Selbstwertgefühl weiterhin geschwächt.

AD(H)S-Kinder schützen ihren Selbstwert

Um sich zu schützen, verliert das Kind den Kontakt zu seinen Gefühlen. Traurigkeit, Angst und tiefe Enttäuschung kann es nicht zulassen. Bei Nadine zeigt sich diese Problematik durch scheinbar selbstbewusstes Verhalten. Jedes Kind reagiert aber anders, um sein Selbstwertgefühl zu retten.

Verhaltensauffälligkeiten sind Notsignale, die unbedingt ernst genommen werden müssen. Wenn ein Kind in der Schule versagt, ist seine Angst groß, die Liebe der Eltern zu verlieren. Kurzfristig betrachtet, ist das auffällige Verhalten sinnvoll, denn es schützt es vor einem weiteren Angriff auf das Selbstbewusstsein. Langfristig gesehen, gerät das Kind dadurch oft in den beschriebenen Teufelskreis.

Für uns Erwachsene ist es wichtig, die Schutzstrategien des Kindes als das zu erkennen, was sie sind, und Brücken zu bauen, damit das Kind wagen kann, sein auffälliges Verhalten zu ändern.

Signale für Selbstwertverlust

Null Bock

Nadine erfährt in der Schule immer wieder, dass sich Anstrengung nicht lohnt. Aufgrund ihrer Aufmerksamkeitsstörung sind ihre Wissenslücken so groß, dass sich ihre Noten trotz zusätzlichen Lernens nicht verbessern. Um die wachsende Verzweiflung ihrer Eltern nicht mehr spüren zu müssen, vermeidet Nadine alles, was irgendwie mit Leistung zusammenhängt.

- Am Unterricht beteiligt sie sich nicht mehr, dann kann sie auch keine Fehler machen.
- Hausaufgaben vergisst sie aufzuschreiben, dann muss sie sie nicht erledigen.
- Schlechte Arbeiten versteckt sie in ihrem Zimmer und tut so, als ob alles gut wäre. Kommen die Noten doch zur Sprache, bockt Nadine und sagt, es sei ihr scheißegal.

Klassenclown

- Als Klassenclown wird Nadine wenigstens gesehen. Lieber kurz mal Queen bzw. King sein als übersehen werden! Eltern und Lehrer reagieren außerdem sehr besorgt und kümmern sich vermehrt um sie.

Vor Klassenarbeiten hab ich Bauchweh

- Vor angekündigten Klassenarbeiten hat Nadine Bauchweh und weigert sich, in die Schule zu gehen.
- In der Schule hat sie Kopfweh und möchte abgeholt werden.

AD(H)S-Kinder im Teufelskreis

- AD(H)S-Kinder laufen Gefahr, verhaltensauffällig zu werden und in einen Teufelskreis aus schulischem Misserfolg und weiteren Verhaltensauffälligkeiten zu rutschen.
- Ihr auffälliges Verhalten ist meist ein Hilferuf.
- AD(H)S-Kinder brauchen dringend Lob und Anerkennung, um aus dem Teufelskreis ausbrechen zu können.

Cool sein schützt vor Selbstwertverlust

Das Kind wird noch tiefer in den Teufelkreis hineingezogen. Zusätzlich zur Selbstwertproblematik und den schulischen Misserfolgen erfährt ein AD(H)S-Kind häufig soziale Ablehnung.

Die Lehrerin erlebt es in der Regel als Klassenclown, der den Unterricht stört. Gegenüber Gleichaltrigen verhalten sich AD(H)S-Kinder meist zudringlich und albern zugleich. Oft stören sie deren Aktivitäten und verhalten sich wie »Nervensägen«. Deshalb werden sie häufig von ihren Altersgenossen abgelehnt und haben Schwierigkeiten, Freunde zu finden.

Auch im sozialen Bereich also bekommt ihr Selbstwertgefühl keine Nahrung.

Was zu tun ist

Das Selbstbild eines Kindes formt sich durch die Rückmeldungen aus der Umgebung, und das bereits in den ersten Lebensjahren. Je älter das Kind wird, umso schwerer ist dieses Bild zu verändern. Wer immer wieder hört: *»Du störst!« – »Du kannst das nicht!« – »Sei doch nicht so nervig!«*, wird diese Meinung in sein Selbstbild aufnehmen: »Ich bin nichts wert!«.

Echte Wertschätzung und Anerkennung

AD(H)S-Kinder erleben häufig negative Rückmeldungen und haben ein ungünstiges Bild von sich selbst. Ihre Selbstmeinungen sind oft sehr hinderlich für ihre weitere Entwicklung. Ausreden können Erwachsene ihnen diese schlechte Meinung über sich selbst zwar nicht, sie können ihnen aber helfen, langsam Schritt für Schritt auch positive Bilder in ihr Selbstbild zu integrieren.

Gehen wir zurück zu Nadine. Nadine erfährt im Unterricht Tag für Tag, dass sie stört und nichts kann. Dementsprechend verhält sie sich auch: Sie stört und beteiligt sich nicht am Unterricht. Dasselbe geschieht zu Hause. Auch hier hört sie hauptsächlich Kritik. Ihre Eltern schimpfen viel und gehen immer wieder stark auf ihr störendes Verhalten ein.

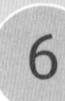

Der pädagogische Zweischritt

Erster Schritt: Einfühlen in die Situation und die Gefühle benennen.
Zweiter Schritt: Norm benennen und Grenze setzen.

Das Kind lernt dabei:
- Meine Gefühle und Gedanken sind in Ordnung, ich darf sie haben.

Aber:
- Ich darf nicht handeln, wie ich will. Ich muss mich an Regeln halten.

Eltern können Brücken bauen

Echte Wertschätzung und aufrichtiges Lob der Eltern werden Nadine helfen, ihr schlechtes Bild von sich selbst zu revidieren. Die große Schwierigkeit bei allen nachfolgenden Übungen ist, dass die Beziehung zwischen Eltern und Kind häufig nicht mehr auf gegenseitiger Akzeptanz und Wertschätzung beruht. Ohne echte Beziehungsarbeit nützen die besten Übungen nichts. Entscheidend ist Ihre innere Haltung dem Kind gegenüber. Ein AD(H)S-Kind tritt in Konflikt zur Umwelt, um wahrgenommen zu werden. Eltern müssen bereit sein, ihm Beziehungsbrücken zu bauen und gemeinsam mit ihm an einer positiveren, tragfähigen Beziehung zu arbeiten.

Wertschätzend Grenzen setzen

Zu Hause und in der Schule muss ein AD(H)S-Kind klare Grenzen spüren. Dabei hilft es ihm, wenn seine Eltern Humor bewahren, ihm Zeit lassen und Regelungen vereinbaren, die es versteht und umsetzen kann. Die tragende Säule ist die Eltern-Kind-Beziehung.
Wenn es Ihnen gelingt, den pädagogischen Zweischritt, (siehe oben), zu verinnerlichen, wird Ihr Alltag leichter.
Im Beispiel von Nadine könnte das in der Schule folgendermaßen aussehen:

Erster Schritt: einfühlen Nadine muss ernst genommen werden. Die Lehrerin sagt: »*Ich stell mir vor, dass du gerade überhaupt keine Lust hast zu rechnen und viel lieber etwas ganz anderes tun würdest!*«

Zweiter Schritt: Norm benennen Nadine wird eine Grenze aufgezeigt, und die Norm wird benannt. Die Lehrerin sagt: *»Ich erlaube aber nicht, dass du die Füße auf den Tisch legst! Jetzt ist Mathematik, und wir rechnen im Buch!«* **Meistens wird ein Nachspiel nötig sein!** Nadine erfährt die Konsequenzen. Die Lehrerin sagt: *»Wenn du nicht anfängst zu arbeiten, dann musst du in der Freiarbeitszeit zehn Minuten nacharbeiten!«*

Zu Hause könnte sich Folgendes abspielen: Nadine will den Tisch nicht abdecken und lieber gleich rausgehen zum Spielen. Sie schreit und bockt…
Erster Schritt: einfühlen Der Vater sagt: *»Du willst lieber gleich spielen gehen!«*
Zweiter Schritt: Norm benennen Der Vater zeigt ihr eine klare Grenze auf und benennt die Norm. Er sagt: *»Wir helfen im Haushalt alle mit! Du kannst erst in den Garten gehen, wenn wir gemeinsam den Tisch abgedeckt haben!«*
So könnte das Nachspiel aussehen Der Vater zeigt ihr die Konsequenzen ihres Verhaltens auf. Er sagt: *»Je länger du das Abdecken herauszögerst, desto weniger Zeit hast du, um im Garten zu spielen!«*

Die Methode des pädagogischen Zweischritts hat einen großen Vorteil: Das Kind bleibt in seinem Selbstwert unverletzt. Allein seine Handlung, nicht seine Persönlichkeit unterliegt einem Urteil.

So fördern Sie die Selbstakzeptanz Ihres Kindes

Ich kann das sowieso nicht! Mich mag eh keiner!
Kennen Sie solche Sprüche? Dann sollten Sie hellhörig werden und sorgsam gegensteuern. Versuchen Sie Ihrem Kind zu vermitteln, dass es wertvoll ist, so wie es ist. Aufrichtiges Lob und Anerkennung können AD(H)S-Kinder nie genug bekommen. Im Folgenden geben wir Ihnen einige Anregungen, wie Sie Selbstwertgefühl und Selbstbewusstsein Ihres Kindes auf vielfältige Weise spielerisch nähren können.
Aber Vorsicht: Gerade Kindern mit wenig Selbstbewusstsein fällt es schwer, sich auf solche Übungen einzulassen. Sie blocken oft ab. Deshalb ist es wichtig, zuerst mit einfacheren, »unverfänglichen« Übungen zu beginnen. Später können Sie schwierigere und emotional tiefergehende Übungen ausprobieren.

Das mag ich an dir

Viele Familien mit AD(H)S-Kindern geraten in einen negativen Kreislauf, indem sie sich hauptsächlich damit beschäftigen, was sie aneinander stört. Mit dieser Übung können Sie bewusst gegensteuern. Setzen Sie sich einmal in aller Ruhe zusammen und überlegen Sie, was Sie aneinander mögen. Jedes Familienmitglied bekommt einen Zettel, auf den es seinen Namen schreibt. Jetzt wandern die Zettel reihum, und alle schreiben Komplimente darauf, die sie diesem Familienmitglied machen möchten. Zum Schluss werden die Komplimente laut vorgelesen.

Wir sagen uns etwas Nettes

Alle Mitspieler überlegen sich, welche positiven Erlebnisse sie mit anderen verbinden. Auch hier ist das Ziel des Spiels die Förderung der Selbstakzeptanz und Sozialkompetenz.

So führen Sie das Spiel ein: »*Heute möchte ich euch ein Spiel vorstellen, bei dem es darum geht, sich und anderen eine Freude zu machen. Als Erstes darf jeder erzählen, wann und wie er in letzter Zeit einem anderen eine Freude gemacht hat. Das kann die beste Freundin, der beste Freund, die Mama oder der Papa oder sonst jemand gewesen sein.*«

Beginnen Sie selbst mit einem Beispiel: »*Ich habe gestern der Oma gesagt, dass mir ihr selbst gebackener Kuchen ganz wunderbar geschmeckt hat! Sie hat gelächelt, und ich glaube, sie hat sich darüber gefreut.*«

Jetzt sind die anderen an der Reihe und berichten nacheinander ihre persönlichen Beispiele.

Und so geht es weiter:

»*Jetzt berichtet jeder von einem Erlebnis mit einem Familienmitglied. Das kann auch etwas sein, das dir im ersten Moment gar nicht aufgefallen ist; eine Kleinigkeit, mit der jemand dir gezeigt hat, dass du ihm wichtig bist.*« Idealerweise fängt ein Elternteil mit dem AD(H)S-Kind als Beispiel an. »*Ich habe mich gestern sehr gefreut, als Nadine mir beim Aufräumen geholfen hat!*«

Nun berichten alle der Reihe nach.

Dieses Spiel kann auch in größeren Kindergruppen oder im Unterricht gespielt werden. Dabei erhält immer ein Kind die Komplimente der anderen. Es darf sich dann auf den *Nette-Worte-Stuhl* setzen und hört, worüber sich die anderen

Kinder bei ihm gefreut haben. Die netten Worte können dabei laut gesagt oder ins Ohr geflüstert werden.

Diese Spielvariante kann aber nur in sozial kompetenten Gruppen gespielt werden. Ausschlaggebend ist dabei, wie das AD(H)S-Kind in der Gruppe akzeptiert wird. Steht es bereits in einer starken Außenseiterposition, ist das Spiel nicht geeignet.

An die Gesprächsrunde können sich folgende Fragen anschließen:

- Wie war das Spiel für mich?
- Wie wirken freundliche Worte?
- Über wen freue ich mich besonders?
- Ich nehme mir vor, heute jemandem etwas besonders Freundliches zu sagen.

Mein Plakat – ein Malspiel

Jeder Mensch hat Fähigkeiten und Eigenschaften, die aus ihm eine einzigartige Persönlichkeit machen. Niemand auf der Welt hat nur negative Eigenschaften; niemand wird nur durch eine einzige Sache charakterisiert.

Wie Sie bereits wissen, besteht in Familien mit AD(H)S-Kindern die Gefahr, den Schwerpunkt im Umgang miteinander auf den schwierigen Verhaltensweisen zu belassen. Mit diesem Spiel können Sie Ihrem Kind bewusst machen, dass es viele positive Eigenschaften besitzt. Helfen Sie ihm, sich auch von diesen Seiten wahrzunehmen, und lassen Sie nur Positives gelten!

Ihr Kind erhält ein Plakat, auf dem es sich selbst darstellen soll. Besprechen Sie mit ihm vorher die Zeichenaufträge:

- Zeichne etwas, was du besonders gut kannst!
- Zeichne etwas, was du gerne tust!
- Zeichne etwas von dir, worauf du stolz bist!
- Zeichne etwas, was du nicht gerne tust!

Jüngere Kinder können auch folgende Themen zeichnen:

- Lieblingstier
- Lieblingsfarbe
- Lieblingsessen
- Lieblingsbeschäftigung

So können Sie hinterher mit Ihrem Kind über das Spiel sprechen.

- Was fiel dir leicht? Wozu ist dir sofort etwas eingefallen?

- Was war eher schwierig?
- Was findest du an anderen Plakaten besonders interessant?

Würdigen Sie das Plakat! Lassen Sie es sich ausführlich erklären und hängen Sie es an einem besonderen Platz auf. Das Plakat gibt Anregungen für gemeinsame Aktivitäten mit Ihrem Kind.

Als Spielvariation für die ganze Familie eignet sich das Thema: Wir entwerfen unser Familienwappen!

Gemeinsam statt einsam

Die *Pizzamassage* ist ein Entspannungsspiel für mindestens zwei Spieler. Im Alter von etwa sieben Jahren ist für Kinder die Abgrenzung von Mama und Papa ein wichtiges Thema. Gemeinsames Kuscheln gilt bei ihnen oft als »uncool«, obwohl das Bedürfnis danach noch groß ist. Die Verpackung in ein Spiel erlaubt es dem Kind, Berührungen zuzulassen. Spielerisch fördern Sie dabei auch seine Körperwahrnehmung.

Einer lieg entspannt auf dem Bauch, der Partner setzt sich neben ihn und massiert den Rücken nach folgendem Beispiel: *»Wir wollen heute eine Pizza backen. Dafür brauchen wir einen Teig. Zuerst kommt das Mehl* (imaginäres Mehl auf den Rücken rieseln lassen), *dann brauchen wird noch Öl* (›Öl‹ auf dem Rücken verteilen), *Salz und Pfeffer. Nun wird der Teig gut durchgeknetet* (den ganzen Rücken massieren, oben an den Schultern, vorsichtig die Wirbelsäule entlang). *Nun wird er ausgerollt* (mit flacher Hand den Rücken entlangstreichen) *und auf das Backblech gelegt. Eine Pizza braucht natürlich auch noch einen Belag! Die Tomatensauce muss bis in alle Ecken verteilt werden* (Rücken sanft ausstreichen). *Jetzt belege ich die Pizza mit Schinken und Oliven, streue Käse darüber und würze noch einmal nach* (den Rücken ›belegen‹ und weiter massieren). *Zum Schluss wird die Pizza in den Ofen geschoben* (den Rücken gut ausstreichen).«

Danach ist Ihr Kind an der Reihe. Es »bäckt« auf Ihrem Rücken eine Pizza. Vielleicht wird es Ihre Anleitung übernehmen, vielleicht variieren. Entscheidend ist nicht, dass es perfekt massiert, sondern dass bei diesem Spiel ein liebevoller und rücksichtsvoller Umgang mit dem anderen stattfindet. Dieser darf jederzeit Rückmeldung geben, wenn ihm etwas unangenehm ist.

Sie können das Spiel variieren. Kinder haben oft wunderbare, fantasievolle Ideen.

- Wir backen einen Kuchen!
- Wir backen Plätzchen!
- Wir sind Zoowärter und waschen heute das Nilpferd (mit Wasser bespritzen, gut einseifen, abbürsten, abduschen, mit dem Handtuch trocken rubbeln …)!

Gefühle bewusst erleben

AD(H)S-Kinder haben oft große Schwierigkeiten, ihre eigenen Gefühle richtig wahrzunehmen. Die Gefühle der anderen zu verstehen fällt ihnen deshalb besonders schwer. Gestik und Mimik ihrer Mitmenschen deuten AD(H)S-Kinder

AD(H)S-Kinder und ihre Gefühle

Fördern Sie Ihr Kind im Umgang mit anderen! Achten Sie dabei auf
- seinen Umgang mit den eigenen Gefühlen und
- die bessere Einschätzung der Gefühle anderer Kinder.

oft nicht richtig. Sie fühlen sich schnell bedroht oder angegriffen, auch wenn dies objektiv gesehen nicht der Fall ist.

Bei den folgenden Spielen geht es um die Wahrnehmung von Gefühlen. Dafür werden die Gefühlskarten gebraucht, die auf Seite 182 abgebildet sind.

Gefühlsdetektive

Jedes Familienmitglied erhält die Gefühlskarten, die die Gefühle *traurig, glücklich, ärgerlich* und *wütend* ausdrücken. Ihre Kinder versuchen, die Gesichter den Gefühlen zuzuordnen. Anschließend finden Sie gemeinsam Beispiele zu den entsprechenden Gesichtern.

Anschließend werden unterschiedliche Situationen vorgelesen. Jeder überlegt, welches Gefühl bei ihm in der Situation entstehen würde, und hebt die entsprechende Gefühlskarte hoch. Nun wird verglichen, ob sich alle für die gleiche Gefühlskarte entschieden haben. Haben Teilnehmer unterschiedliche Karten gewählt, werden die Gründe dafür besprochen. So kann der Satz »*Morgen gehen wir alle zusammen ins Schwimmbad!*« ganz unterschiedliche Gefühle auslösen.

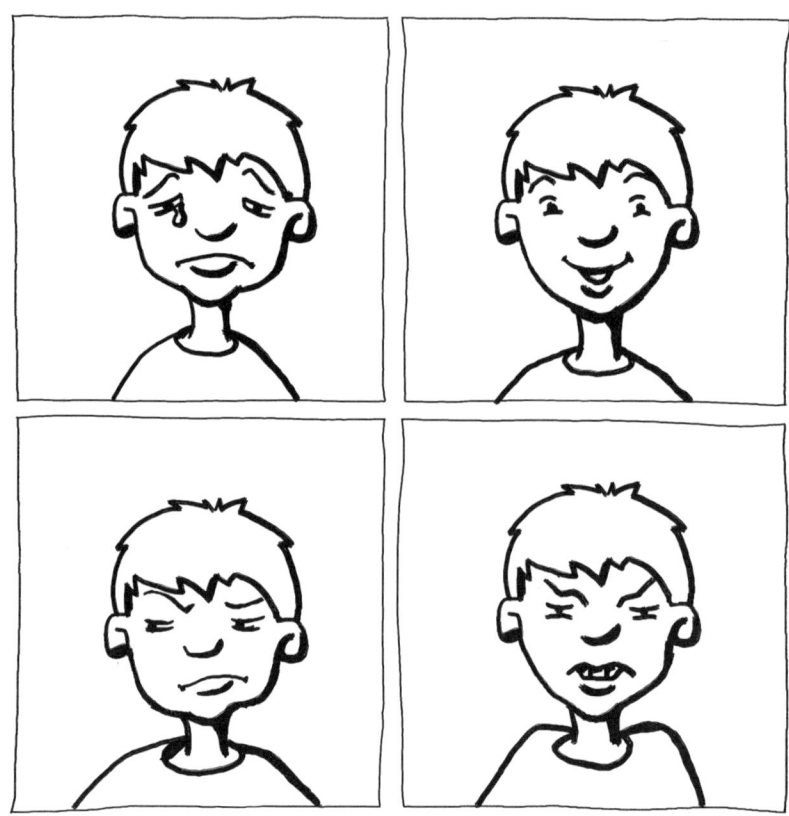

Ihr Kind freut sich, dass es endlich einmal wieder zum Schwimmen gehen darf. Der große Bruder dagegen würde sich lieber mit seinen Freunden treffen. Papa geht nicht gerne schwimmen, er würde lieber wandern, und Mama findet ihre Idee eines gemeinsamen Ausflugs großartig …

Auch dieses Spiel können Sie variieren, indem Sie die Beispiele so ändern, dass sie auf Ihre Familie zutreffen, aber nicht unbedingt die Konfliktherde thematisieren.

- Bald ist Weihnachten!
- Morgen ist Sonntag und wir gehen in die Berge!
- Heute gibt es Spaghetti zum Mittagessen!
- Wir schaffen uns einen Hund als Haustier an!

- Im Urlaub fahren wir nach Italien ans Meer!
- Morgen ist Schulfest!
- Morgen wird es ganz heiß und sonnig!

So können Sie anschließend über das Spiel sprechen:
- Werden unterschiedliche Gefühle gezeigt?
- Welche Gründe gibt es für unterschiedliche Gefühle in derselben Situation?

Dieses Spiel eignet sich auch für größere Kindergruppen oder den Unterricht. Versuchen Sie z. B. folgende Themen:
- Deine Mama nimmt dich mit zum Einkaufen.
- Deine Freundin geht mit einer anderen Freundin ins Kino.
- Wir spielen heute Ball.
- Es regnet.
- Morgen hast du Geburtstag.
- Du bekommst ein Buch geschenkt.
- Du ziehst mit deiner Familie in eine andere Stadt.
- Du bekommst ein Meerschweinchen als Haustier.
- Du hast dich mit deinem besten Freund gestritten.
- Du bekommst einen Liebesbrief.

So kann das Spiel weitergehen:
Zusätzlich zu den oben genannten Gefühlskarten erhält jedes Kind die »Gefühlsskala«.

Sie klären im Gespräch, dass Gefühle unterschiedlich stark ausfallen. Besprechen Sie Situationen, in denen alle Familienmitglieder und vor allem die Kinder beispielsweise einmal
- sehr wütend,
- etwas wütend oder
- nur ein bisschen wütend waren.

Lesen Sie die einzelnen Situationen vor. Die Mitspieler entscheiden sich für ein Gefühl, schreiben es auf und bestimmen dessen Intensität (stark, mittel, schwach). Anschließend werden die Ergebnisse im Gespräch verglichen.

Diese Situationen eignen sich:

- Ich habe beim Uno-Spielen verloren.
- Ein anderes Kind hat mich beim Anstellen geschubst.
- Mein Hase ist gestorben.
- Wir fahren in den Ferien nach Italien.
- Ich habe meine Hausaufgaben vergessen.
- Ein Freund hat mich nicht zu seinem Geburtstag eingeladen.
- Wir fahren ins Schullandheim.
- Meine Mama hat mich angeschrien.
- In der Pause hat sich jemand über mich lustig gemacht.
- Wir setzen uns im Klassenraum um.
- Ich habe kein Taschengeld bekommen.
- Ich darf ins Kino gehen.
- Meine Lehrerin hat mich gelobt, weil ich keinen Fehler gemacht habe.

So können Sie anschließend über das Spiel sprechen:
Für welches Gefühl hast du dich entschieden? Warum? Waren die Gefühle bei allen gleich stark? Warum haben sich die Gefühle in ihrer Stärke unterschieden?

Was tun, wenn man vor Ärger platzt?

Wie Sie schon unter *Wertschätzend Grenzen setzen* auf Seite 176 gelesen haben, ist ein wichtiges Erziehungsziel der Umgang mit negativen Emotionen. Gerade AD(H)S-Kinder erleben Wut und Aggressionen anderen gegenüber oft sehr impulsiv und unkontrolliert. Sie müssen lernen, dass es zwar in Ordnung ist, »Wut im Bauch zu haben«, dass sie sie aber nicht an anderen auslassen dürfen. Wir zeigen Ihnen drei hilfreiche Methoden.

Auszeit nehmen Die einfachste Lösung bei Wut im Bauch ist: Rückzug statt Angriff!
Bieten Sie Ihrem Kind eine Möglichkeit zum Rückzug, wenn es sich von seinen Emotionen überwältigt fühlt. Eine räumliche Trennung (z. B. das Kinderzimmer, eine Kuschelecke, ein kleines Spielzelt oder eine selbst gebaute Höhle) hilft meistens, wieder ruhiger zu werden.
Zauberformel und Helfertier Ihr Kind kann lernen, seine Aggressionen besser zu kontrollieren. Denken Sie sich gemeinsam mit ihm eine Zauberformel aus, die ihm in der nächsten Zeit hilft, nicht mehr so heftig »auszurasten«. Beispiele hierfür sind:
Nur Mut, weg mit meiner Wut!
Lirum larum Löffelstiel, meine Wut ist mir zu viel!

Balsam für die Seele Ihres Kindes

- Zeigen Sie Ihrem Kind möglichst oft, wie gern Sie es haben!
- Betonen Sie seine Fortschritte, auch wenn es nur kleine Schritte sind, und erkennen Sie seine Anstrengung an!
- Helfen Sie ihm, selbstständig zu werden, und überlassen Sie ihm möglichst oft Entscheidungen, die es selbst betreffen.
- Bedenken Sie: Nur aus Fehlern kann man lernen!
- Nehmen Sie sich Zeit füreinander.
- Versuchen Sie, das Positive zu betonen und auf schwieriges Verhalten nicht zu stark einzugehen.

Ene, mene Miste, ab mit meiner Wut in die Kiste!
Oder geheimnisvolle Zauberworte wie *Maruan, mirasol*…
Ein kleines Tier (zum Beispiel eignet sich ein Stofftier, ein Holz- oder auch ein Plastikelefant) kann als Helfertier eingesetzt werden und dem Kind dabei beistehen, seine Wut nicht impulsiv an anderen auszulassen. Dem Tier sollte diese wichtige Aufgabe dabei mit einem kleinen Ritual übertragen werden, wobei es offiziell zum Helfer ernannt wird.

Frust aushalten Kommt Ihnen das bekannt vor? Sie haben schon keine Lust mehr zu spielen, weil es am Ende nur Streit und Ärger gibt. Verlieren ist gerade für AD(H)S-Kinder besonders schwer. Denn ein geringes Selbstwertgefühl zieht oft eine niedrige Frustrationstoleranz nach sich. Trotzdem ist es wichtig, dass das AD(H)S-Kind auch Erfahrungen mit negativen Gefühlen macht. Weisen Sie Ihr Kind bereits vor dem Spiel auf die Möglichkeit des Verlierens hin. Kinder gehen mit viel Elan an ein Spiel heran. Das negative Gefühl des Verlierens trifft sie dann völlig unvorbereitet. Deshalb können sie mit ihrem Frust nicht umgehen und reagieren aggressiv.
Unser Tipp: Stellen Sie vor Spielbeginn kleine Belohnungen in Aussicht. Einen Preis bekommt der Gewinner, einen kleinen Preis aber auch jeder Verlierer, der nicht ausflippt. Auf diese Weise lernt Ihr Kind nach und nach, auch mal zu verlieren.

Ich nehme mir Zeit für mein Kind: Gemeinsame schöne Zeit

Jedes Kind ist etwas Wertvolles und Besonderes.
Schenken Sie Ihrem Kind ganz bewusst täglich etwas Zeit, die Sie ausschließlich mit ihm verbringen. Da darf dann aber auch niemand stören – selbst Geschwister nicht, die natürlich auch ihre Exklusivzeit bekommen, und zwar täglich, notfalls nach einem anderen Rhythmus, der sich mit Ihrer zeitlichen Planung vereinbaren lässt. Es kommt darauf an, dass jedes Kind Sie als verlässlichen Partner erlebt.
Für diese Sonderzeit sind drei Regeln wichtig:

■ Sie bestimmen, wann und wie lange diese Sonderzeit stattfindet (wenn viel los ist, reicht auch mal eine Viertelstunde).

Extratipp: Kunst macht fit!

Kreativität fördert das Selbstwertgefühl. Kinder erleben sich beim Gestalten als produktiv und selbstwirksam und malen mit großer Begeisterung. Gerade AD(H)S-Kinder zeigen oft viel Spontaneität im Umgang mit Farben. Sie experimentieren gerne mit neuen Techniken und sind häufig besonders fantasievoll.

Nutzen Sie diese Stärke Ihres Kindes, und regen Sie es immer wieder zum freien Gestalten an. Hier ein paar Anregungen:

- Farbtöne selbst mischen → dazu brauchen Sie auf jeden Fall die Grundfarben Gelb, Rot und Blau.
- Malen mit Wachsmalkreiden → Wachsmalkreiden haften auf jedem Untergrund: Papier, Holz, Pappe oder Kunststoff.
- Tiere oder Fabelwesen aus Ton töpfern.

Das sollten Sie noch wissen:
Kreativität fördert das Selbstwertgefühl. Das Kind erlebt sich beim Gestalten als produktiv und selbstwirksam.

- Sonderzeiten werden eingehalten, sie dürfen nicht als Erziehungsmaßnahme gestrichen werden!

Probieren Sie es aus! Sie werden sehen, dass es Ihrer Beziehung guttut und dem Selbstbewusstsein Ihres Kindes auch! Und wenn es weiß, dass es diese festen Zeiten gibt, wird Ihr Kind sehr wahrscheinlich in der übrigen Zeit weniger Aufmerksamkeit fordern.

Das dritte Schuljahr: Schule und Elternhaus als Erziehungsgemeinschaft

Zwischen den Eltern eines AD(H)S-Kindes und seiner Lehrerin herrscht oft dicke Luft. Das schadet dem Kind. Nur im Gespräch ist Konsens zu erreichen. Wenn Elternhaus und Schule an einem Strang ziehen, gewinnt das Kind die Gewissheit, den Erwachsenen wichtig zu sein.

Das ist heute passiert

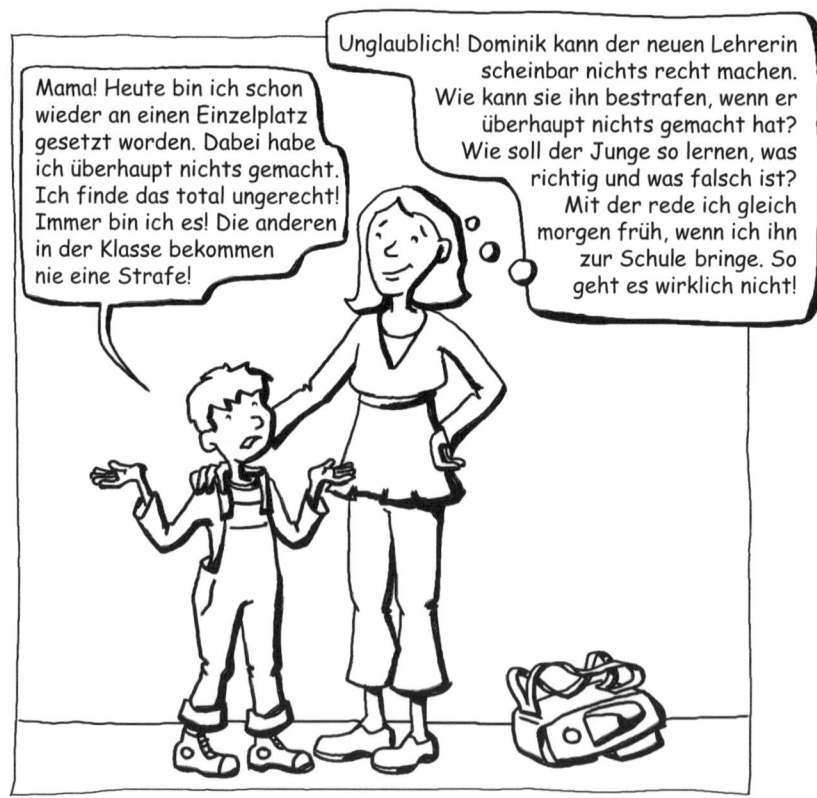

Perspektive des Kindes	Perspektive der Lehrerin	Perspektive der Mutter
Ha, jetzt wird die Mama der Lehrerin sagen, dass ich gar nichts gemacht habe?!	O neln, nicht schon wieder die Mama von Dominik. Jetzt wird sie mir wieder vorwerfen, wie ungerecht ich ihren Sohn behandelt habe. Und das um fünf Minuten vor acht?! »Guten Morgen?!«	Na, der sage ich heute meine Meinung. Was bildet sich die gute Frau überhaupt ein?! Immer soll es mein Sohn sein. »Morgen, ich muss Sie unbedingt jetzt sofort sprechen?!«
	Wie ich das hasse! Die Viertelstunde vor dem Unterricht wollte ich eigentlich noch zum Austeilen der Hefte verwenden.	»Sie haben Dominik gestern wieder an einen Einzelplatz gesetzt. Es würde mich doch sehr interessieren, warum. Angeblich, weil er gestört hat. Dabei hat er selbst zu mir gesagt, dass sein Nachbar der Störenfried war. Aber wer wird wieder weggesetzt, natürlich mein Sohn.«
Ja, genau, so ist es gewesen?!	»Frau Meier, es ist jetzt wirklich ungünstig. Sie sehen doch …« (andere Kinder stehen um die Lehrerin herum, um sie etwas zu fragen)	Typisch, beim Elternabend betont sie, wie wichtig es ist, Probleme zu besprechen. Jetzt will ich mit ihr sprechen, und sie ist genervt!
Eigentlich würde ich jetzt lieber spielen?! Die reden über mich, beachten mich aber gar nicht.	Die weiß doch selbst nicht, was sich gehört. Kein Wunder, dass das Kind sich so aufführt! (es läutet zum Unterrichtsbeginn)	»Finden Sie es richtig, dass immer Dominik der Sündenbock für alles ist? Ich habe das Gefühl, dass er Ihnen gar nichts recht machen kann!«

Perspektive des Kindes	Perspektive der Lehrerin	Perspektive der Mutter
Die Lehrerin mag mich gar nicht?! Immer sagt sie das! Dabei strenge ich mich ganz oft an, brav zu sein!	»Welche Maßnahmen ich im Unterricht treffe, müssen Sie schon mir überlassen. Ich bestrafe Dominik nur, wenn er es verdient hat. Und jetzt würde ich gerne meinen Unterricht beginnen. Wenn Sie noch mal darüber sprechen wollen, lassen Sie sich einen Sprechstundentermin geben!«	Sie hat überhaupt kein Verständnis. Typisch, Dominik ist schon in einer Schublade, und da kommt er nicht mehr heraus?! Was bildet sich die eigentlich ein, mich hier so abzukanzeln! Das wird sie bereuen!

Hintergrundwissen

»Sie haben Dominik gestern wieder an einen Einzelplatz gesetzt. Es würde mich doch sehr interessieren, warum.« Mit dieser Aussage »überfällt« Dominiks Mutter die Lehrerin. Wer aber unter die Oberfläche schaut, entdeckt in ihrer kurzen Nachricht weitere Informationen. Sie erklären, warum dieses Gespräch zum Scheitern verurteilt ist.

Eine Nachricht, viele Botschaften

Sehen wir uns die an die Lehrerin gesendete Nachricht mit Hilfe moderner Kommunikationspsychologie genauer an! Welche Botschaften werden tatsächlich vom »Nachrichtensender« (in diesem Fall die Mutter) zum »Nachrichtenempfänger« (Lehrerin) geschickt? Handelt es sich um eine oder um mehrere Botschaften, die die Mutter an die Lehrerin weitergibt?

Jede Nachricht enthält vier Botschaften. Die meisten Botschaften gelangen durch die Art und Weise, wie sie gesprochen werden, an den Nachrichtenempfänger. Durch Mimik und Gestik werden diese impliziten Botschaften oft verstärkt. Nehmen wir die Nachricht aus unserem Beispiel mit Hilfe dieser Kommunikationstheorie von Friedemann Schulz von Thun unter die Lupe! Sie enthält vier Botschaften an die Lehrerin:

- **Sachinhalt:** Dominik wurde weggesetzt. Daran zweifelt weder die Lehrerin noch die Mutter.
- **Selbstkundgabe:** Die Sprechweise der Mutter teilt der Lehrerin indirekt mit: Die Mutter ist wütend.
- **Beziehungshinweis:** Die Mutter zweifelt die Maßnahme der Lehrerin an. Mit diesem Vorwurf zeigt sie, dass sie nicht viel von der Lehrerin hält.
- **Appell:** Die Mutter wünscht, dass ihr Sohn von der Lehrerin gerecht behandelt wird. Diesen Wunsch spricht sie nicht aus.

Nachrichten senden und empfangen

Der Sender von Nachrichten teilt vier Botschaften mit.
- Er gibt Sachinformationen wieder.
- Er teilt etwas über sich mit.
- Er drückt aus, wie er den Empfänger sieht.
- Er versucht, den Empfänger zu beeinflussen.

Die impliziten Botschaften werden transportiert durch Mimik, Gestik und Tonfall des Nachrichtenempfängers. Sie müssen vom Empfänger »zwischen den Zeilen« gelesen werden.

Der Nachrichtenempfänger hat ein Ohr immer besonders weit offen. Das bevorzugte Ohr kann entweder besonders gut hören:
- was inhaltlich weitergegeben wird (Sach-Ohr) oder
- was die Nachricht über die Beziehung zwischen Sender und Empfänger aussagt (Beziehungs-Ohr) oder
- was die Nachricht über den Sender offenbart (Selbstoffenbarungs-Ohr) oder
- was die Nachricht bewirken soll (Appell-Ohr).

Hat der Empfänger das Ohr der Selbstoffenbarung weit offen, ist dies besonders förderlich für konfliktfreie Kommunikation. Außerdem ist es wichtig, die Sachebene nicht aus den Augen zu verlieren.

Nachrichten haben ihre Tücken! Gerade darin liegt die Gefahr von Missverständnissen und Konflikten im Gespräch. Jeder kennt die Situation, dass etwas Gesagtes beim anderen ganz anders »ankommt«, als es eigentlich gemeint war. Es ist nicht selbstverständlich, dass der Empfänger hört, was wir meinen. Denn auch er kann die gesendete Nachricht auf unterschiedliche Art und Weise empfangen.

»Übersetzt« könnten die vier Seiten der Nachricht sich so anhören:

	Inhalt »Mein Sohn sitzt allein!«	
Selbstoffen-barung »Ich bin wütend!«	»Sie haben Dominik gestern wieder an einen Einzelplatz gesetzt. Es würde mich doch sehr interessieren, warum.«	**Appell** »Behandeln Sie Dominik endlich gerecht!«
	Beziehung »Von Ihnen halte ich wenig!«	

Eine Nachricht, vier Empfangsohren

Gehen wir zurück zu unserem Beispiel! Die Mutter sendet eine Nachricht, in der vier Botschaften stecken. Wie fasst die Lehrerin die Nachricht der Mutter auf? Welche Botschaft hört sie »heraus« oder was will sie »heraushören«? Auch der Empfänger hat vier verschiedene Möglichkeiten, Nachrichten zu empfangen. Er entscheidet intuitiv, auf welche Nachricht er reagieren will.

Sach-Ohr: Reagiert die Lehrerin auf den Sachaspekt, könnte sie Folgendes antworten: *»Richtig, Dominik sitzt alleine. Warum glauben Sie, dass die Strafe ungerecht ist?«*

Beziehungs-Ohr: Hört die Lehrerin auf dem »Beziehungs-Ohr« besonders gut, fühlt sie sich in ihrer erzieherischen Kompetenz angegriffen. Sie reagiert wie in unserem Beispiel: *»Das müssen Sie schon mir überlassen. Ich bin hier die Lehrerin.«*

Selbstoffenbarungs-Ohr: Bei manchen Nachrichtenempfängern ist das Selbstoffenbarungs-Ohr besonders gut ausgeprägt. Diese Menschen stellen sich vorrangig die Frage: *»Was erfahre ich durch die Nachricht über den anderen?«* Eine Reaktion könnte in unserem Beispiel so formuliert werden: *»Sie sind wütend und enttäuscht.«*

Appell-Ohr: Es gibt Menschen, die es immer allen recht machen wollen. Sie hören besonders gut auf dem Appell-Ohr. In diesem Fall würde die Lehrerin antworten mit: *»Wenn Sie meinen, dann setze ich Dominik wieder an einen Zweiertisch.«*
Empfänger mit einem übergroßen Appell-Ohr sind meist wenig selbstbewusst. Sie haben oft kein »Rückgrat«, vor allem in Konfliktsituationen zu eigenen Entscheidungen zu stehen. Bei der kleinsten Gegenwehr fallen sie um und folgen dem Wunsch des Nachrichtensenders.

Die vier Empfangsohren noch einmal in aller Kürze:

	Inhalt »Dominik sitzt allein!«	
Selbstoffen-barung »Sie ist wütend und enttäuscht!«	»Sie haben Dominik gestern wieder an einen Einzelplatz gesetzt. Es würde mich doch sehr interessieren, warum.«	**Appell** »Ich muss Dominik an eine Zweierbank setzen.«
	Beziehung »Was bildet die sich ein. Ich bin hier die Lehrerin!«	

Aktives Zuhören

Menschen, die besonders gut auf dem Selbstoffenbarungs-Ohr hören, gehen immer zuerst auf die Gefühle und Gedanken des Gegenübers ein, die sich hinter der Sachinformation verstecken. Das nennt man aktives Zuhören. Aus Äußerungen wie »*Ich finde Ihr Auftreten unmöglich!*« (eine Bewertung) wird beim aktiven Zuhören »*Sie sind sehr verletzt und machen sich große Sorgen um Ihr Kind*«. Das ist der erste Schritt, ein Gespräch ohne Kommunikationsstörungen zu führen.

Das Kind als Verlierer

Bei jeder gesendeten Nachricht liegt der Schwerpunkt auf einer der vier Botschaften. Genauso wird jede Botschaft auf einem der vier Ohren bevorzugt empfangen.

In unserem Beispiel legt die Mutter den Schwerpunkt auf den Appell: »*Behandeln Sie Dominik endlich gerecht!*« Die Lehrerin allerdings empfängt die Nachricht auf der Beziehungsebene und fühlt sich angegriffen. Gespräche, die hauptsächlich auf der Sachebene ablaufen, sind weniger konfliktanfällig.

Weil Lehrerin und Mutter auf unterschiedlichen Ebenen kommunizieren, sind beide unzufrieden. So gehen beide als Verlierer aus diesem Streitgespräch hervor. In diesem Fall gibt es neben ihnen noch einen Verlierer: Dominik. Wenn Eltern und Lehrerin falsch miteinander reden, trägt das Kind auf jeden Fall den größten Schaden davon.

Konflikte und ihre Ereignisse

- Es gibt einen Gewinner und einen Verlierer.
- Es gibt zwei Verlierer.
- Es gibt zwei Gewinner.

Was zu tun ist

Dominiks Mutter wird nach dem abrupten Ende des Gesprächs noch wütender sein als vorher. Ein weiteres Gespräch kann sie sich momentan unter keinen Umständen vorstellen. Jetzt ist es wichtig, »Dampf abzulassen«, z. B. durch Sport. Auch hilfreich: Das Erlebte jemandem erzählen, der nichts mit der Lehrerin zu tun hat. Und auf keinen Fall impulsiv handeln, lieber eine Nacht darüber schlafen und dann überlegen:

- Gehe ich noch einmal zu dieser Lehrerin?
- Nehme ich eine Person meines Vertrauens zum nächsten Gespräch mit?
- Welcher Zeitpunkt ist günstig für ein sachliches Gespräch?
- Welche Fachkraft aus der Schule könnte vermitteln (z. B. Beratungslehrer, Schulpsychologe)?
- Wie kann ich in das nächste Gespräch einsteigen?
- Was ist mir für das nächste Gespräch besonders wichtig?

Das Gespräch mit der Lehrerin

Von der zweiten zur dritten Klasse wechselt in vielen Fällen auch die Lehrerin. Für AD(H)S-Kinder ist es wichtig, dass Bewährtes aus den ersten zwei Schuljahren fortgesetzt wird. Dazu gehören rechtzeitige Gespräche zwischen Eltern und Lehrerin. Andernfalls läuft das Kind Gefahr, gleich in den ersten Schultagen der dritten Klasse falsch behandelt zu werden, weil die Lehrerin nicht über die nötigen Informationen verfügt.

Das Gespräch mit der Lehrerin

- Geben Sie der Lehrerin alle Informationen über Ihr Kind, die sie braucht!
- Benennen Sie die Stärken Ihres Kindes!
- Einigen Sie sich auf gemeinsame Erziehungsgrundsätze!
- Besprechen Sie anhand der Erfahrungen der ersten beiden Schuljahre geeignete Maßnahmen für den Unterricht!
- Bilden Sie eine Erziehungsgemeinschaft mit der Lehrerin!

Wenn die Lehrerin von der bestehenden Problematik weiß, wird das Kind eher angenommen und nicht als »ungezogene Göre« »abgestempelt«. Je eher Sie mit der Lehrerin sprechen, umso sicherer können Sie Ihrem Kind die Unterstützung sichern, die es braucht. Außerdem können Lehrerin und Kind eine gute Beziehung aufbauen.

Gerade für AD(H)S-Kinder im Grundschulalter ist das lebensnotwendig. Sie leisten vieles nur »ihrer« Lehrerin zuliebe. Diese Chance muss genutzt werden! Sie ist unbezahlbar!

Äußere Bedingungen

Wichtig für jedes Gespräch ist ein angemessener äußerer Rahmen. Völlig ungeeignet ist die Zeit vor Unterrichtsbeginn, wie am Beispiel von Dominiks Lehrerin deutlich wurde. Elterngespräche zwischen Tür und Angel führen zu Stress. Konflikte sind vorprogrammiert. Dies alles kann leicht vermieden werden. Gehen Sie zu Beginn der dritten Klasse zur Klassenlehrerin und bitten Sie um einen Sprechstundentermin. Oder schreiben Sie Ihren Wunsch ins Hausaufgabenheft Ihres Kindes.

Kommt es bereits in den ersten drei Schulwochen zu einem Gespräch, erkennt die Lehrerin Ihr Engagement und lernt gleichzeitig die besonderen Bedürfnisse Ihres Kindes kennen.

So bilden Sie eine Erziehungsgemeinschaft

Gemeinsame Grundsätze geben dem Kind Halt und erleichtern der Erziehungsgemeinschaft »Lehrerin und Eltern« den Umgang mit dem Kind.
Im Beispiel von Dominik lag bereits ein Konflikt zwischen Mutter und Lehrerin vor, und diese wusste nichts von der AD(H)S-Problematik von Dominik. Für das erste Zusammentreffen von Mutter und Lehrerin ist das ungünstig. Wie auch diese Situation mit dem richtigen »Handwerkszeug« gemeistert wird, siehe Seiten 201 f.

Inhalte für das erste Gespräch

Die Lehrerin sollte möglichst umfangreiche Informationen von Ihnen bekommen. Dazu können gehören:

- wesentliche Inhalte der AD(H)S-Diagnose
- Erscheinungsformen der AD(H)S bei Ihrem Kind (Träumer, Zappler ...)
- vorgeschlagene Maßnahmen vonseiten des betreuenden Arztes
- bisherige medikamentöse Behandlung Ihres Kindes
- eventuelle außerschulische Therapien
- familiäre Strukturen
- Erziehungsgrundsätze
- eventuell bestehende Belohnungssysteme
- Maßnahmen, die in den ersten beiden Schuljahren im Unterricht gut funktioniert haben

Positive Seiten benennen

Wichtig ist es, in diesem Gespräch auch die positiven Eigenheiten des Kindes zu benennen. Lenken Sie die Wahrnehmung der Lehrerin ganz bewusst auch auf die Stärken Ihres Kindes! So muss die Lehrerin nicht erst mühsam herausfinden, womit sie das Selbstbewusstsein Ihres Kindes stärken kann, und die Beziehung zwischen Lehrerin und Kind entwickelt sich von Anfang an positiv. Gerade bei Kindern im Grundschulalter ist dies wichtig.

So finde ich die richtigen Worte

Wie können wir so miteinander sprechen, dass beide Gesprächspartner sich wohlfühlen und keine Missverständnisse auftreten?
Die größte Gefahr liegt in der missverständlichen Formulierung von Nachrichten. Wenn Sie aber einige Grundregeln beachten, sind Sie auf der sicheren Seite und werden Ihre Anliegen so ausdrücken, dass sich der Nachrichtenempfänger nicht angegriffen fühlt.
Eine besonders sensible Phase ist der Beginn eines Gesprächs. Sie haben mit Ihrem ersten Satz die Chance, die »Tür« für ein Gespräch zu öffnen.

Folgende »Türöffner« haben sich bewährt:
- *»Ich brauche Ihren Rat.«*
- *»Schön, dass Sie sich so schnell für ein Gespräch Zeit genommen haben.«*
- *»Mir ist es ein großes Anliegen, gleich zu Beginn der dritten Klasse mit Ihnen zu sprechen.«*

Wenn Sie so oder ähnlich Ihr Gespräch eröffnen, kommt beim Nachrichten-empfänger die Botschaft an: »*Ich werde gebraucht und in meiner Kompetenz ernst genommen. Die Eltern sind zur Zusammenarbeit bereit.*« Solche Gedanken schaffen eine angenehme Atmosphäre und machen Ihr Gegenüber offen für weitere Gesprächsinhalte.

Wolfssprache und Giraffensprache

Im weiteren Verlauf des Gesprächs werden Sie nun Ihre Anliegen und Wünsche ansprechen.

Wichtig für jedes Gespräch ist es, auch die Sichtweise des Gesprächspartners im Blick zu haben. So ist ein achtsamer Umgang miteinander möglich. Das ist in einem geplanten, vorbereiteten Gespräch einfacher als in spontan geführten Gesprächen.

Nützliche und kontraproduktive Sprechweisen

Wolfssprache	Giraffensprache
■ benutzt Worte, die den anderen verletzen: »**Ich möchte gerne einmal wissen, was das soll?**«	■ schildert den Konflikt aus der eigenen Sicht: »**Dominik kam gestern niedergeschlagen nach Hause. Er fühlt sich ungerecht behandelt. Für mich ist es schwer, zu beurteilen, was vorgefallen ist.**«
■ lässt keine Alternativen zu: »**Dominik muss sofort wieder an seinen alten Platz zurückgesetzt werden, sonst werde ich mich beschweren!**«	■ äußert die eigenen Wünsche: »**Wie kann Dominik davor geschützt werden, dass er vor der ganzen Klasse bloßgestellt wird?**«
■ ist sehr emotional, ohne das echte Gefühl zu benennen.	■ schildert die eigenen Gefühle: »**Ich bin sehr enttäuscht von Ihrem Verhalten.**«

Auf der Basis von Carl Rogers' Prinzip der *Gewaltfreien Kommunikation* wurde von Marshall Rosenberg die *Giraffen- und Wolfssprache* entwickelt.

Wolfssprache Die Wolfssprache ist unberechenbar und verletzend. Symbolisch für diese Art der Kommunikation steht ein Tier, das versucht, seine Gefühle zu verstecken, und sich zeitweise aggressiv, aber auch schreckhaft verhält. Die eigentlichen Gefühle werden bei der Wolfssprache unterdrückt, falsche Gefühle vorgegeben. Diese Sprache ist nicht ehrlich. Sie be- und verurteilt Verhalten nach Richtig oder Falsch. Menschen, die so sprechen, suchen oft bewusst Streit und schieben die Verantwortung auf andere ab. Sie lassen dem Gesprächspartner keine Wahl.

Giraffensprache Die Giraffe hat durch ihren langen Hals den Überblick. Sie geht achtsam mit anderen um und ist offen und freundlich.

»Übersetzen« Sie die Wolfssprache in die Giraffensprache!
(Lösungsvorschlag siehe Seite 230)

Wolfssprache	Giraffensprache
Entweder du hörst jetzt auf, mit dem Radiergummi herumzuspielen, oder ich mache mit dir keine Hausaufgaben mehr!	....
Es ist unglaublich! Du hast in der Klassenarbeit schon wieder die letzten Aufgaben nicht gemacht. Kein Wunder, dass du eine Fünf hast!	....
Jetzt stell dich nicht so an! Diese paar Rechnungen wirst du wohl noch schaffen!	....

Die Giraffensprache macht es leicht, miteinander zu reden. Sie bespricht mit dem anderen Konflikte, ohne ihn zu beleidigen. Die eigenen Gefühle werden dabei klar benannt. Auch werden die eigenen Erwartungen in Form von Bitten formuliert.

Übung: Welche Sprache wird gesprochen? Kreuzen Sie alle Giraffensätze an! (Lösungsvorschläge siehe Seite 230)
Dominik fängt im Sportunterricht den Ball nicht, deshalb verliert seine Mannschaft einen Punkt. Wütend setzt er sich auf die Bank und will nicht mehr mitspielen.

- Mitschüler: Typisch, dass du keinen Ball fängst! Du passt nie auf! Das nächste Mal wähle ich dich nicht!
- Dominik: Ich hab eh keine Lust, in eurer Mannschaft zu sein!
- Lehrerin: Du bist sauer, weil du nicht gefangen hast. Das verstehe ich.
- Dominik: Ich spiele nicht mehr mit!
- Lehrerin: Nach einem Fehler darfst du wütend sein. Mich stört aber, dass du dich nun weigerst, nach diesem Fehler weiterzuspielen. Ich möchte, dass du wieder mitspielst.

Im Gespräch bleiben

Durch regelmäßige Gespräche entwickelt sich gegenseitiges Verständnis. Die Erziehungsgemeinschaft lernt sich besser kennen und einander vertrauen. Regelmäßige Gespräche senden auch eine wichtige Botschaft an das Kind. Es spürt: »*Mama, Papa und meine Lehrerin kümmern sich um mich. Ich bin ihnen wichtig!*«
Das regelmäßige Miteinandersprechen sollte aber nicht nur der Beziehungspflege dienen. Wichtig ist auch, dass die getroffenen Vereinbarungen immer wieder auf ihren Erfolg hin gewissenhaft überprüft werden.
- Greift das Belohnungssystem für gemachte Hausaufgaben bei Dominik?
- Wie sieht die Umsetzung zu Hause aus?
- Wie gelingt es der Lehrerin, die vereinbarte Maßnahme umzusetzen?
- Schafft es Dominik vielleicht auch ohne Belohnungssystem?
All diese Fragen können im Gespräch geklärt werden. Wenn es nötig wird, verändern Sie einzelne Maßnahmen.

Konfliktgespräche

Nicht immer wird die Erziehungsgemeinschaft harmonieren. Kommt es in der Schule zu Maßnahmen, die Sie als Eltern nicht richtig finden, sollten Sie darüber mit der Lehrerin sprechen.

Auch solche »Problemgespräche« lassen sich auf der Basis einer vertrauensvollen Beziehung leichter führen.

Erzählt Ihnen Ihr Kind von einer »Bestrafung«, mit der Sie nach den Schilderungen Ihres Kindes nicht einverstanden sind, gehen Sie mit Bedacht vor! Gießen Sie kein »Öl ins Feuer«. In dieser Situation sollten Sie das Kind in seinen Gefühlen ernst nehmen, sich aber erst dann eine Meinung bilden, wenn Sie beide Seiten gehört haben. Das ist nicht leicht, aber es lohnt sich!

Dominiks Mutter hätte auf die Wut und Enttäuschung ihres Sohnes mit *aktivem Zuhören* (siehe Seite 194) reagieren können: »*Du bist traurig und enttäuscht, weil du an einem Einzelplatz sitzt und nicht weißt, warum. Ich werde gemeinsam mit deiner Lehrerin überlegen, wie wir dir helfen können.*«

In einem zweiten Schritt ist es sinnvoll, mit der Lehrerin einen Termin zu vereinbaren, um den Konflikt zu bereinigen. Gehen Sie in jedem Fall gut vorbereitet in das Gespräch.

Merkzettel für Konfliktgespräche

- Was ist der Grund für das Gespräch?
- Wie fühle ich mich als Mutter/Vater dabei? Wie fühlt sich mein Kind?
- Welche Erklärungen habe ich für das Verhalten meines Kindes?
- Was würde ich gerne verändern?

Gespräche mit dem Kind

Gehen wir davon aus, dass Dominiks Mutter mit der Lehrerin ein zweites, geplantes Gespräch geführt hat. Beide haben die Situation geklärt und geeignete Maßnahmen besprochen. Der Konflikt zwischen Elternhaus und Schule ist bereinigt.

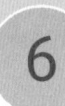

Strategie für Konfliktgespräche

Gesprächs-grund	Mutter	»Ich habe Sie um das Gespräch gebeten, weil Dominik mir gestern erzählte, dass er an einen Einzeltisch gesetzt worden ist.«
	Lehrerin	»Das ist richtig.«
Gefühle benennen	Mutter	»Dominik war traurig. Für ihn war die Strafe nicht nachvollziehbar. Mir würde es helfen, wenn Sie mir die Situation schildern, damit ich mit ihm reden kann. Ich habe Angst, dass er wieder Rückschritte macht.«
	Lehrerin	»Dominik konnte sich gestern kaum auf den Unterricht konzentrieren. Ich musste ihn ermahnen. Nach der dritten Ermahnung habe ich ihn an einen Einzeltisch gesetzt.«
Erklärung für das Verhalten	Mutter	»Nun ist für mich die Situation klar. Wissen Sie, Dominik hat AD(H)S. Für ihn waren die Ermahnungen wahrscheinlich nach kurzer Zeit wie weggeblasen.«
	Lehrerin	»Diese Information ist für mich ganz neu.«
Veränderungs-möglichkeiten	Mutter	»Könnten Sie ihm beim nächsten Mal deutlicher machen, dass er schon ermahnt wurde?«
	Lehrerin	»Ich werde Dominik drei Glassteine auf den Tisch legen. Für jede Ermahnung nehme ich einen weg. Nach der dritten Ermahnung muss er an einen Einzeltisch.«
	Mutter	»Ich bin sicher, das wird ihm helfen. Können Sie eine Notiz im Hausaufgabenheft machen, damit ich weiß, wie viele Glassteine Dominik bis zur Pause noch hatte?«

Für Dominik ist die Situation indessen noch nicht geklärt. Er fühlt sich nach wie vor ungerecht behandelt. Nun ist es an der Zeit, Dominik in den Lösungsprozess einzubeziehen.

Das Kind zwischen allen Stühlen

Rufen wir uns noch einmal ins Gedächtnis, was passiert ist: Dominik fühlte sich ungerecht behandelt, weil er seine Störungen im Unterricht bereits wieder vergessen hatte (siehe Seiten 188 f.). Das Verhalten der Mutter bestätigte Dominik zunächst in seiner Wahrnehmung. Sie verteidigte ihn und gab damit indirekt seiner verzerrten Wahrnehmung recht. Zudem musste Dominik nach dem ersten »Tür-und-Angel-Gespräch« zwischen Mutter und Lehrerin den Eindruck haben: Mama und die Lehrerin reden über mich, aber nicht mit mir!

Zwei Gesprächsebenen

- Das »Erwachsenengespräch«: Mutter und Lehrerin klären in einem Gespräch Wesentliches (siehe Seiten 195–200).
- Das »Kindergespräch«: Nach dem Gespräch zwischen der Mutter und der Lehrerin muss auch Dominik alle Informationen bekommen, die für ihn wichtig sind.

Inhalte für das Gespräch mit dem Kind

Das Kind erfährt alle Gesprächsinhalte, die es direkt betreffen. Dominik sollte über folgende Punkte informiert werden:

Maßnahmen im Unterricht Ich bekomme drei Glassteine auf meinen Tisch. Für jede Ermahnung wird ein Glasstein weggelegt. Wenn der dritte Glasstein weg ist, werde ich an einen Einzelplatz gesetzt.

Regelmäßige »Erwachsenengespräche« Meine Mutter und die Lehrerin werden sich regelmäßig zu Gesprächen treffen. Sie überlegen zuerst gemeinsam, was

So könnte miteinander gesprochen werden

»Türöffner«!	»Es ist mir sehr wichtig, dass wir miteinander reden.«
Was ist das Problem?	»Deine Lehrerin hat dich letzte Woche an einen Einzeltisch gesetzt. Du fandest das ungerecht. In dir war deswegen eine große Wut! Vielleicht steckt die Wut noch in dir?«
Worum geht es im Gespräch?	»Du weißt, dass ich gestern mit deiner Lehrerin darüber gesprochen habe. Sie sagte, dass sie dich nach drei Ermahnungen weggesetzt hat. Du hast die Ermahnungen vielleicht gar nicht gehört. Damit das nicht mehr passiert, haben deine Lehrerin und ich uns etwas für dich überlegt.«
Schlagen Sie eine Regel vor!	»Wir wissen beide, dass es für dich sehr anstrengend ist, im Unterricht aufzupassen und nicht zu stören. Damit du selbst erkennst, wie es damit klappt, legt deine Lehrerin dir jetzt jeden Morgen drei Glassteine auf den Tisch. Für jede Ermahnung wird ein Stein weggenommen. So siehst du immer, wie oft du schon ermahnt worden bist. Kannst du dir vorstellen, dass dir das hilft?«
Setzen Sie positive Konsequenzen fest!	»Wenn du bis zur Pause noch einen Glasstein hast, darfst du als Erster hinausflitzen.«
Setzen Sie negative Konsequenzen fest!	»Sobald du alle drei Glassteine verloren hast, wirst du an einen Einzelplatz gesetzt. Am nächsten Tag darfst du dich wieder neben deinen Nachbarn setzen.«

mir helfen kann, in der Schule besser zurechtzukommen. Dann sprechen sie darüber mit mir.

Ist es zwischen der Lehrerin und den Eltern im »Erwachsenengespräch« zum Konflikt gekommen, dann bleibt dieser Konflikt auch dort. Im »Kindergespräch« haben diese Informationen nichts verloren. Konflikte werden auf der Ebene der Erwachsenen ausgetragen, niemals vor dem Kind! Das gilt im Übrigen auch, wenn sich Elternpaare in Erziehungsfragen nicht einig sind.

Äußere Bedingungen

Achten Sie darauf, dass Sie ungestört mit Ihrem Kind reden können! Besonders wichtig ist, dass Ihr Kind an diesem Tag »gut drauf« ist. Gab es am Vormittag in der Schule Schwierigkeiten oder ist Ihr Kind morgens bereits mit dem »falschen Bein« aufgestanden, verschieben Sie das Gespräch auf den nächsten Tag. Niemand ist bereit, Probleme anzupacken, wenn er nicht ausgeglichen ist!

Erwachsenen- plus Kindergespräche: Dabei gewinnen alle

An Dominik werden durch das »Kindergespräch« zwei wichtige Botschaften gesendet:
- Ich bin meiner Mutter und der Lehrerin wichtig, deshalb reden die beiden miteinander über mich und mit mir.
- Mama und meine Lehrerin halten zusammen. Wenn die Lehrerin in der Schule mich an einen Einzelplatz setzt, ist auch meine Mutter damit einverstanden.

Beides gibt Dominik Orientierung und Sicherheit. Gemeinsame Gespräche schaffen Vertrauen und intensivieren die Beziehung zwischen Kind und Lehrerin. Zusätzlich stärken sie die Erziehungsgemeinschaft zwischen Elternhaus und Schule.

Ein Vertrag

Schreiben Sie gemeinsam mit Ihrem Kind die vereinbarten Regeln mit ihren negativen und positiven Konsequenzen auf! Das kann in Form eines Vertrags sein, den alle Vertragspartner (Lehrerin, Mutter, Kind) unterschreiben. Auch ein Plakat ist denkbar.
Nun ist es wichtig, dass Sie täglich die Ergebnisse mit Ihrem Kind besprechen!

Wir schließen einen Vertrag

Sebastian verspricht, folgende Regeln einzuhalten:

1. *Ich bereite am Morgen meinen Platz ordentlich vor.*   ○ ○ ○
2. *Ich melde mich im Unterricht und rufe nicht herein.*   ○ ○ ○
3. *Ich schreibe meinen Hefteintrag ordentlich.*   ○ ○ ○

Für jede Einhaltung einer Regel im Zeitraum von *8.00 bis 9.00 Uhr* (vereinbarter Zeitrahmen) darf ein Punkt ○ angemalt werden.

Bei 5 Punkten erhält *Sebastian* folgende Belohnung:
Er darf sich im Sportunterricht ein Spiel aussuchen.

Werden die Regeln nicht eingehalten, dann muss Sebastian folgende Konsequenz tragen:
Er muss im Sportunterricht ein Spiel aussetzen.

Unterschriften:

_____   _____   _____

Kind   Eltern   Lehrerin

Ich nehme mir Zeit für mein Kind: Gemeinsam spielen

Geschichtendomino Erzählen Sie Ihrem Kind den Anfang einer Geschichte! Entscheiden Sie gemeinsam, wo Sie erzählen wollen, und los geht's, z. B.: »*Eines Nachmittags machte sich ein kleiner Junge auf den Weg zum Fußballplatz. Von weitem sah er dort schon seine Freunde. Doch plötzlich … *« Brechen Sie an passender Stelle mitten im Satz ab. Nun ist Ihr Kind an der Reihe. Es erzählt weiter, bricht auch nach einigen Sätzen ab und gibt an Sie weiter. So entsteht eine lustige Geschichte.

Nächste Woche fahren wir ins Schullandheim.

Sabine geht jetzt in meine Klasse.

Mama kriegt ein Baby.

Papa ist nächste Woche nicht da.

Wir haben eine neue Lehrerin bekommen.

Ich sitze in der Schule jetzt neben Stefan.

Ich kriege jede Woche einen Euro Taschengeld.

Am Sonntag frühstücken wir immer gemeinsam um acht Uhr.

Meine Schwester ist heute nicht da.

Nächste Woche fängt die Schule wieder an.

Meine Haare sind ganz rot.

Das hätte ich von dir nicht erwartet.

Morgen haben wir später Schule.

In der Pause spielen alle Jungen immer Fußball.

Meine neuen Schuhe sind lila.

Meine Mutter hat mich zum Ballettunterricht angemeldet.

Geräusche raten Besorgen Sie sich eine CD mit Geräuschen und spielen Sie während langer Autofahrten ein Geräusch vor! Wer als Erster errät, was er hört, bekommt den Punkt.

Vorleseritual Führen Sie eine Vorlesezeit ein, abends 15 Minuten. Auch dabei sollten Sie und Ihr Kind ungestört sein, das müssen alle Familienmitglieder wissen! Geschwister kommen auch mal dran.

Stille Minute Eine Minute still daliegen und lauschen! Faszinierend, was da alles zu hören ist: die Amsel im Garten, ein vorbeifahrendes Auto, eine knarrende Tür, der Wind … Für AD(H)S-Kinder kann es eine Erholung sein, die

Wahrnehmung auf ein Minimum zu reduzieren. Hilfreich ist eine nicht tickende Uhr, die Ihnen das Ende der Minute anzeigt. Dann erzählt jeder, was er gehört hat.

Stimme verändern Ziehen Sie abwechselnd einen Satzstreifen (siehe Seite 206) und sprechen Sie Ihren Satz traurig oder glücklich oder wie Sie mögen. Der andere Spieler muss raten, mit welchem Gefühl gesprochen wurde.

Extratipp: Musik macht fit!

Musik macht emotional stabiler und baut Aggressionen ab. Sie senkt den Spiegel von Stresshormonen, wenn sie dem Musikgeschmack des Zuhörers entspricht.*
Melden Sie Ihr Kind in einer Musikgruppe an, oder besuchen Sie eines der vielen Kinderkonzerte, die mittlerweile von professionellen Orchestern angeboten werden. Dazu gibt es oft auch passende Einführungsveranstaltungen, die Kinder an das Werk heranführen. Wenn Kinder frühzeitig den Zugang zu klassischer Musik erhalten, eröffnen sich für sie ganz neue Welten.

---

* Aus: *www.musik-osnabrueck.de/musik-osnabrueck/Sitar-Musik/Texte/Aerzteblatt.htm*

Die letzten Grundschuljahre: Vertrauen in die Zukunft

Die Entscheidung für eine Schulart ist für Eltern von AD(H)S-Kindern besonders schwer. Nutzen Sie fachkundige Beratung, und helfen Sie selbst Ihrem Kind, effektive Lern- und Arbeitsmethoden auszubilden. Jetzt kann es selbst schon bewusst auf seine persönlichen Stärken setzen und Schwachpunkte ausgleichen.

Das ist heute passiert

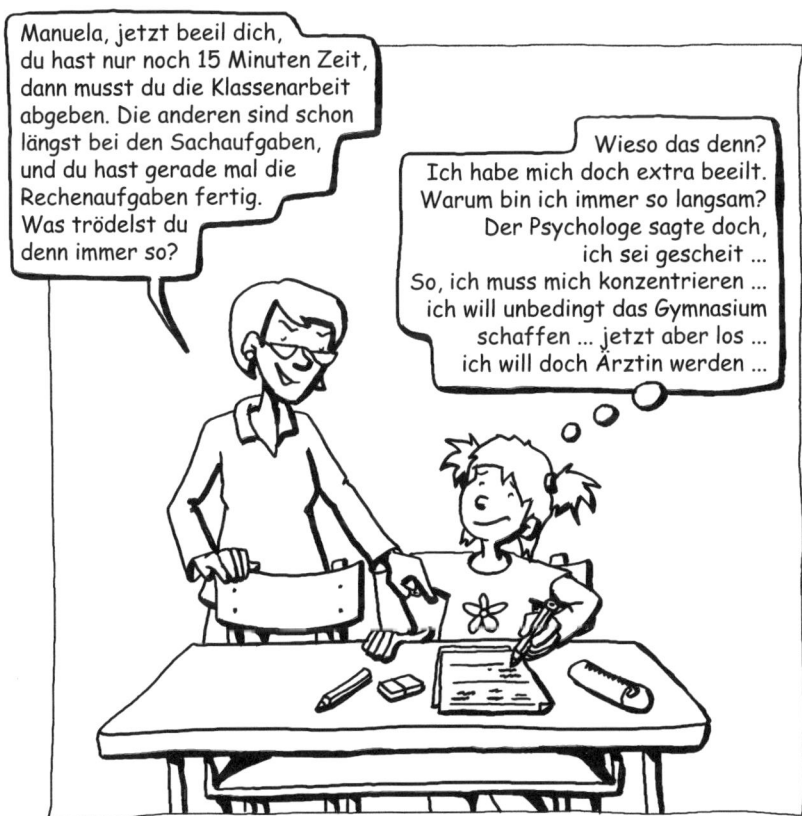

Perspektive des Kindes	Perspektive der Lehrerin	Perspektive der Eltern
Ich muss heute in Mathe eine Zwei schaffen ... Ich will aufs Gymnasium ... Ich will doch Ärztin werden ... Mein Bauch tut mir schon wieder so weh ... Jetzt teilt sie die Aufgaben aus ... Hoffentlich kommen auch die Sachaufgaben dran, die ich gestern geübt habe ...	Heute hat Manuela ihre letzte Chance, wenn sie den Übertritt auf das Gymnasium schaffen will. Auf 2,5 steht sie in Mathematik. Eigentlich kommt sie mir ja ganz fit vor. Ich wünsche ihr die Zwei in Mathe wirklich, wenn sie nur nicht immer so trödeln würde.	Ich bin furchtbar nervös. Manuela braucht unbedingt eine Zwei, um auf das Gymnasium gehen zu dürfen. Ich kann an gar nichts anderes denken. Ohne Abitur hat man doch heutzutage kaum eine Chance. Stundenlang haben wir geübt. Ganz blass ist das arme Kind schon, weil sie kaum noch an die frische Luft kommt.
Die Rechnungen gingen leicht. Aber ich habe nur noch 15 Minuten für die Sachaufgaben. Wie soll ich das denn schaffen? Also erst einmal lesen. Was ist jetzt wichtig? Das muss ich unterstreichen. Ich unterstreiche einfach mal alle Zahlen. Und jetzt? Die ersten Kinder sind schon fertig und geben ab. Ich probiere die nächste Aufgabe. Noch mehr Zahlen! Was könnte ich denn da unterstreichen? Welche Farbe nehme ich diesmal? Wo ist mein Lineal?	Die Rechenaufgaben am Anfang hat Manuela problemlos gemeistert. Wenn sie nicht so oft aus dem Fenster geschaut hätte, bliebe ihr jetzt mehr Zeit für die Sachaufgaben. Oje, sie sieht völlig ratlos aus! Jetzt fängt sie wieder an, alles bunt im Text zu unterstreichen. Das habe ich doch so oft mit ihr besprochen. Was kramt sie denn ewig in ihrer Schultasche? Bei der Arbeitshaltung ist es vielleicht auch vernünftiger, wenn sie trotz guter Intelligenz nicht das Gymnasium besucht.	Dabei hat sie bei dem Test vom Schulpsychologen so gut abgeschnitten. Einen IQ von 114 hat sie. Das ist oberer Durchschnitt. In manchen Bereichen hat sie sogar überdurchschnittliche Werte. Dafür hatte sie in anderen Bereichen wieder völlige Ausfälle. Zahlenfolgen, so ähnlich wie Telefonnummern, konnte sie sich z.B. überhaupt nicht merken. Hoffentlich hat sie heute in der Mathearbeit nicht auch wieder so einen Durchhänger. Die Hälfte der Aufgaben löst sie wunderbar, und dann geht plötzlich gar nichts mehr, und sie schreibt nur noch wirres Zeug.

Perspektive des Kindes	Perspektive der Lehrerin	Perspektive der Eltern
Gleich ist die Zeit um, schnell noch was hinschreiben. Sonst lachen wieder alle. So, und schnell abgeben, damit ich nicht die Letzte bin.	Manuela gibt ab, das darf doch nicht wahr sein. Warum nutzt sie denn die letzten Minuten nicht? Ich weiß mir wirklich keinen Rat mehr.	Was soll ich machen, wenn sie wieder heulend nach Hause kommt? Trösten? Weiter üben? Aufgeben? Mein Mann will schon gar nichts mehr mit dem leidigen Thema zu tun haben.

Hintergrundwissen

In den meisten Bundesländern steht nach der vierten Klasse der Wechsel in eine andere Schulart bevor. Durch die frühe Aufteilung der Schüler auf Hauptschule, Realschule und Gymnasium wird ein enormer Druck auf Eltern, Kinder und auch Lehrkräfte ausgeübt. Dies führt oft dazu, dass Eltern mit ihrer gut gemeinten Förderung die Kinder überfordern.

Manuelas Mutter ist völlig verunsichert. Sie erlebt ihre Tochter als wissbegierig, aufgeweckt und kreativ. Manuela vertieft sich in naturkundliche Bücher und kann sich sprachlich gut ausdrücken. In Prüfungssituationen kommt es jedoch seit Beginn der vierten Klasse immer häufiger zu regelrechten Blackouts.

Intelligenz und Schulerfolg

Die menschliche Intelligenz ist in Teilbereichen messbar. Ein Intelligenztest ermittelt deshalb in verschiedenen Untertests einzelne Fähigkeiten, z. B. Sprachverständnis, logisches Denken und räumliches Vorstellungsvermögen. Als Gesamt-IQ (= Intelligenzquotient) wird der Durchschnitt aus den Untertests berechnet.

Der IQ

Stellen Sie sich ein Thermometer vor, das Intelligenz misst:

- Die Mitte wurde bei 100 festgelegt. Das heißt, ein IQ von 100 entspricht exakt dem Durchschnitt. Als Durchschnittsbereich gelten Werte zwischen 85 und 115 IQ-Punkten.
- Unter 85 liegt der unterdurchschnittliche Bereich. Menschen mit diesen Werten sind auf besondere Förderung angewiesen.
- Menschen mit Werten über 115 gelten als überdurchschnittlich begabt.
- Von Hochbegabung spricht man frühestens ab einem IQ von 130.

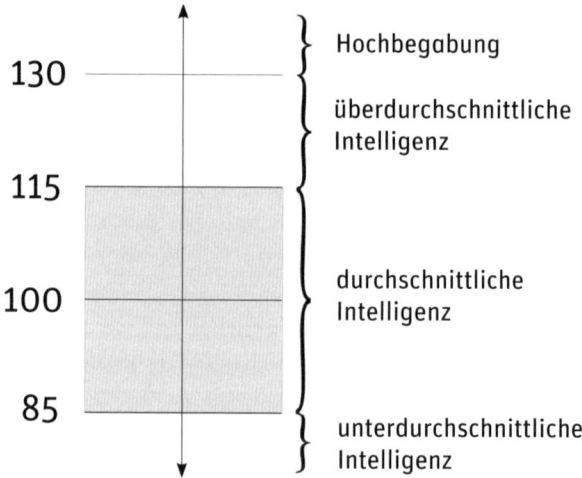

Intelligenz allein garantiert keinen Schulerfolg

Wäre Intelligenz der einzig ausschlaggebende Faktor, so könnte man anhand unseres IQ-Thermometers ganz leicht die Schullaufbahn vorhersagen. Manuela hätte mit ihrem Wert von 114 gute Chancen auf einen höheren Schulabschluss. Es gibt aber auch Hochschulabsolventen mit einem IQ von 105 und Lagerarbeiter mit einem IQ von 120. Bei Kindern mit AD(H)S bewirken Defizite z.B. bei der Konzentration, dass eine gute Begabung oft nicht im Schulerfolg sichtbar wird. Es kann sogar sein, dass kein objektiver IQ-Test möglich ist, weil das Kind nicht die nötige Aufmerksamkeit aufbringt. Bei Manuela kommt noch hinzu, dass ihr die emotionale Stabilität fehlt. Sie leidet unter Stress und Prüfungsangst.

Teilbereiche der Intelligenz

Erreicht jemand in allen Aufgaben eines Intelligenztests etwa gleich gute Werte, zeigt er ein homogenes Intelligenzprofil. Stellen Sie sich alle Teilbereiche als Glieder einer Kette vor. Ein Mensch mit einem homogenen Intelligenzprofil kann sich auf seine »Intelligenzkette« verlassen. Er fühlt sich meist leistungsstark und entwickelt ein gesundes Selbstbewusstsein.
Schwanken die Werte in den einzelnen Untertests sehr, so besteht die Kette aus unterschiedlich starken Gliedern. Man spricht von einem schwankenden oder heterogenen Intelligenzprofil.

Ein schwankendes Intelligenzprofil verunsichert

Menschen mit einem heterogenen Intelligenzprofil sind oft verunsichert. Bei Aufgaben, die die starken Glieder ihrer Kette ansprechen, erleben sie sich als leistungsstark. Sobald sie die schwachen Glieder benutzen müssen, versagen sie und wissen nicht, warum. Manuela z. B. löst problemlos Rechenaufgaben, scheitert aber bei Sachaufgaben, weil bei deren Lösung viele Glieder ihrer »Intelligenzkette« zusammenarbeiten müssen. Sie muss lernen, ihre »Intelligenzkette«

Wichtige Faktoren für Lernerfolg

- Motivation und Anstrengungsbereitschaft
- Kreativität
- Konzentration und Ausdauer
- effektive Lern- und Arbeitstechniken
- Förderung
- emotionale Stabilität

so zu benutzen, dass sie nicht reißt. Wenn sie Erfolg hat, wird sie auch wieder Vertrauen in ihre Leistungsfähigkeit gewinnen.

Was zu tun ist

Manuela wird frustriert von der Schule nach Hause kommen. Durch einfühlsames Zuhören kann die Mutter ihr helfen, das Erlebte zu verarbeiten. Eine entspannende Aktivität, z. B. ein kleiner Ausflug, kann Manuela von dem erlebten Misserfolg ablenken. Bestimmt gibt es etwas, was sie besonders gut kann, z. B. Tennis, Basteln, Malen, Schach spielen ... Wenn sie sich dafür an diesem Nachmittag Zeit nehmen darf, kann sie sich von dem Misserfolg schnell erholen. Auf keinen Fall darf an diesem Nachmittag schon wieder Mathematik geübt werden! Ein überlasteter Kopf, der kaum zum Verschnaufen kommt, glüht irgendwann nur noch! Wenn das erste Feuer gelöscht ist, können Manuela und ihre Eltern versuchen, langfristig Manuelas Lernverhalten zu ändern.

Nützliche Lernmethoden

Zum Thema »das Lernen lernen« gibt es viel Literatur, und in Instituten oder Volkshochschulen werden Kurse angeboten. Für Kinder mit AD(H)S sind die Tipps allerdings oft zu umfangreich und unübersichtlich. Abwechslungsreichtum ist für viele Kinder motivierend. AD(H)S-Kinder werden davon aber oft überfordert und verwirrt. Wählen Sie deshalb gemeinsam mit dem Kind maximal zwei bis drei Lerntechniken aus. Einige Grundsätze gelten aber für alle Kinder (siehe Kasten auf Seite 215).

Manuela könnte zum Beispiel mit ihrer Mutter gemeinsam einen Übungsplan für die nächste Mathearbeit aufstellen. Aus ihrem Mathebuch kann sie aktuelle Sachaufgaben entnehmen. Eine Übungseinheit sollte etwa zehn bis 20 Minuten umfassen und aus zwei Sachaufgaben bestehen. Es ist sinnvoll, jeweils eine neue Sachaufgabe zu erarbeiten, wobei sie eventuell Hilfe in Anspruch nehmen darf. Außerdem soll sie eine bekannte Sachaufgabe ohne Hilfe der Mutter noch einmal rechnen.

Drei solche Übungseinheiten pro Woche bzw. vor einer anstehenden Mathearbeit sind völlig ausreichend. Hausaufgaben und zusätzliche Übungseinheiten müssen sinnvoll über die Woche verteilt werden.

»Das Lernen lernen«

- Wer sich zu große Portionen auf einmal vornimmt, wird Probleme mit der Verdauung haben! Portionieren Sie den Lernstoff für Ihr Kind in sinnvolle Einheiten!
- Jeden Tag zehn Minuten üben hat mehr Effekt als einmal in der Woche 60 Minuten! Die Einheiten müssen deshalb gleichmäßig über die Woche verteilt werden.
- Wichtige Grundlagen, zum Beispiel das Einmaleins, muss Ihr Kind regelmäßig wiederholen, um sie im Langzeitgedächtnis zu verankern.
- Achtung! Du behältst:
  20 % von dem, was du gehört hast,
  30 % von dem, was du gesehen hast,
  50 % von dem, was du gehört und gesehen hast,
  70 % von dem, worüber du selbst gesprochen und was du anderen erklärt hast, und
  90 % von dem, was du ausprobiert und erlebt hast.
- Wer sich vielfältig mit dem Lernstoff auseinandersetzt, verankert das Gelernte besser im Gedächtnis.
- Wer sich beim Lernen anstrengt, braucht einen Ausgleich in der Freizeit, zum Beispiel Sport.
- Man ist nur so gut, wie man sich erholt hat!
- Jede Prüfung muss rechtzeitig vorbereitet werden. Am Tag vor der Prüfung geht es nur noch um Entspannung. Wer sich kurz vorher noch mit Wissen vollpumpt, riskiert schlechten Schlaf und Nervosität. Sein Kopf hat keine Zeit, das Wissen zu verarbeiten, und streikt im schlimmsten Fall in der Prüfungssituation komplett: Es kommt zum Blackout.

Regeln für die Hausaufgaben- und Lernzeit

- Ich bereite meinen Arbeitsplatz ordentlich vor.
- Ich lege fest, in welcher Reihenfolge die Aufgaben erledigt werden, und trage sie in den Wochenplan ein.
- Ich darf während der Arbeitszeit nicht telefonieren, Radio hören oder fernsehen.
- Nach jedem Arbeitsabschnitt mache ich drei Minuten Pause: gehe zur Toilette, trinke eine Apfelschorle, springe ein paar Mal auf dem Trampolin oder mit dem Springseil.

- Ich trage die benötigte Zeit ein. Sie sollte in den ersten Grundschuljahren insgesamt höchstens 30 Minuten, in den letzten Grundschuljahren höchstens 60 Minuten betragen.
- Für jeden erfolgreich bewältigten Arbeitsabschnitt darf ich mir einen Punkt anmalen!

Als Belohnung für 20 Punkte erhalte ich: _____

Name: _____

Mein Wochenplan für die Woche vom _____ bis _____ (Datum)

Mein Mutspruch für diese Woche: _____ !

Wochentag	Montag	Dienstag	Mittwoch	Donnerstag	Freitag	Samstag
1. Hausaufgabe						
2. Hausaufgabe						
3. Hausaufgabe zusätzliche Übung						
benötigte Zeit						
Punkte für eingehaltene Regeln	○○○○	○○○○	○○○○	○○○○	○○○○	○○○○

Lesen mit vier Brillen

Die »Brillentechnik« kann z. B. Manuela helfen, ihr Defizit in der Merkfähigkeit auszugleichen und mit den komplexen Sachaufgaben fertig zu werden.

 Die »**Überflieger-Brille**«: Um einen Überblick zu gewinnen, überfliege ich den Text zunächst grob. Es kommt darauf an, den Gesamtzusammenhang zu verstehen.

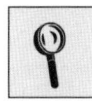 Die »**Lupen-Brille**«: Nun lese ich den Text ganz genau, eventuell auch zweimal. Wenn es mir hilft, unterstreiche ich wichtige Stichpunkte.

 Die »**Fragezeichen-Brille**«: Worum geht es? Habe ich alles verstanden? Auf welche Details will ich achten, wenn ich den Text noch einmal lese?

 Die »**Schlaumeier-Brille**«: Jetzt weiß ich alles! Ich halte mir selbst einen Vortrag über den Text und wiederhole den Inhalt mit meinen eigenen Worten.

Diese Methode hilft nicht nur bei Sachaufgaben, auch zum Verständnis von Sachtexten trägt sie bei. Wer sich mit diesem Vorgehen vertraut macht, ist beim Lesen von komplexen Sachtexten, z. B. mit naturkundlichem oder geschichtlichem Inhalt, klar im Vorteil.

Spickzettel und selbst gestellte Testaufgaben

Für Kinder mit AD(H)S ist die Vorbereitung auf Prüfungen in so genannten »Lernfächern«, z. B. Biologie, Geschichte oder Erdkunde, oft eine Strapaze. Schneller und mit mehr Spaß kommt Ihr Kind mit der »Spickzettel-Methode« zum Ziel. Kennen Sie das nicht auch aus Ihrer Schulzeit? Als Sie Ihren Spickzettel fertig hatten, merkten Sie, dass Sie ihn eigentlich nicht mehr brauchten: So intensiv hatten Sie sich mit dem Stoff beschäftigt.
Geben Sie also Ihrem Kind den Auftrag, einen Spickzettel zu schreiben und gut zu überlegen, was darauf stehen muss. Wenn Ihr Kind fertig ist, fragen Sie es

ab. Sie werden sehen, dass es den Zettel zur Prüfung nicht mehr nötig hat. Zur Sicherheit kann die Merkhilfe über Nacht unterm Kopfkissen liegen. Viel Vergnügen bereitet es Kindern auch, in die Rolle der Lehrerin zu schlüpfen. Regen Sie Ihr Kind dazu an, die Testaufgaben selbst zu entwerfen. Fast unbemerkt befasst es sich dabei gründlich mit dem Stoff. Vielleicht finden Sie als Eltern Zeit, die entworfene Arbeit zu schreiben. Mit Wonne wird Ihr Kind Ihr Können korrigieren – und sich dabei noch einmal mit dem Prüfungsstoff auseinandersetzen.

Mindmapping

Schreiben wir uns etwas auf, so ist vor allem die linke Gehirnhälfte aktiv. Beim Zeichnen ist dagegen vermehrt die rechte Hälfte angesprochen. Bei der Erstellung einer Mindmap arbeiten beide Gehirnhälften intensiv zusammen. Deshalb entwickeln manche Menschen dabei besonders viel Kreativität und setzen sich gründlich mit einem Themengebiet auseinander.

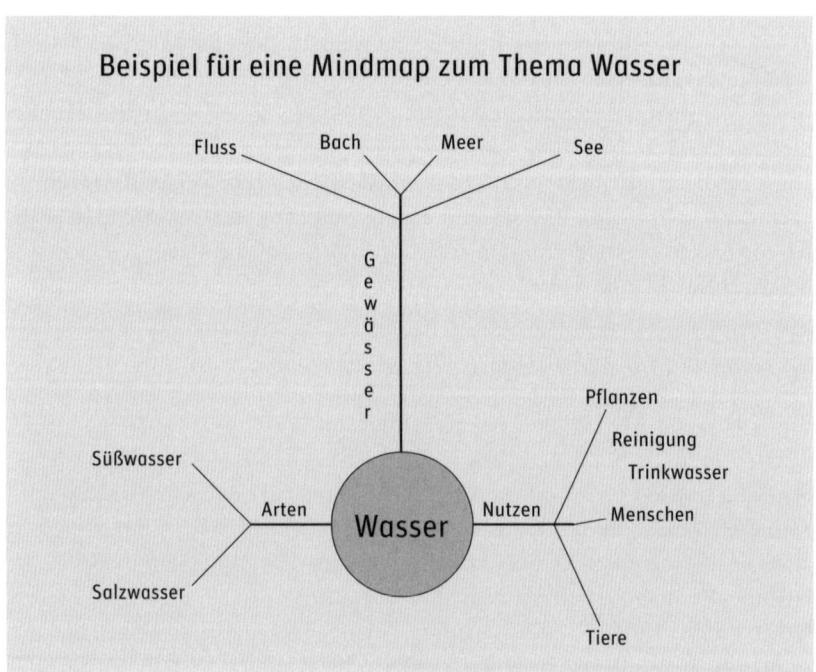

Beispiel für eine Mindmap zum Thema Wasser

So erstellt Ihr Kind eine Mindmap

Zuerst schreibt es das Thema in die Mitte eines großen Blattes und kreist es ein.
Dazu malt es ein Bild. Anschließend notiert es um den Kreis seine Hauptgedanken (Oberbegriffe) zu dem Thema und zeichnet auch dazu jeweils ein kleines
Bild. Die Hauptgedanken werden durch Hauptäste mit dem Zentrum verbunden.
Nun entwickelt Ihr Kind zu jedem Oberbegriff weitere Ideen. Diese werden als
Unterbegriffe passend zugeordnet und mit Nebenästen verbunden. Mindmaps
eignen sich hervorragend zum besseren Verständnis von komplexen Sachtexten,
zur Vorbereitung auf ein Referat oder auch zur Ideensammlung für einen Aufsatz. Besonders gut kann mit ihnen gearbeitet werden, wenn Ihr Kind deutlich
schreibt und verschiedene Farben sinnvoll einsetzt.

Lernen mit dem Karteikasten

Zum Einprägen von Vokabeln eignet sich eine Lernkartei. Dabei handelt es
sich um ein Karteikastensystem, das Sie im Schreibwarenladen kaufen können.
Meist ist die Kartei in drei bis fünf Abschnitte unterteilt. Auf Karteikarten
werden die neuen Vokabeln geschrieben, z. B. Lernwörter aus dem deutschen
Grundwortschatz oder aus einer Fremdsprache. Ihr Kind schreibt jedes neue
Wort auf eine eigene Karte. Kontrollieren Sie dabei die Rechtschreibung, und
achten Sie auch auf lesbare Schrift! Notfalls sollten Sie die Karte beschriften,
damit Ihr Kind ein deutliches Wortbild vorfindet.
Soll sich Ihr Kind die Rechtschreibung eines deutschen Wortes merken, wird
nur eine Seite der Karte beschriftet. Bei einem fremdsprachigen Wort schreiben
Sie auf die Rückseite die deutsche Übersetzung.

So arbeiten Sie und Ihr Kind mit der Lernkartei

Jeden Nachmittag nach den Hausaufgaben nehmen Sie sich fünf bis zehn
Minuten Zeit und durchsuchen die letzten Hefteinträge, Proben, Diktate usw.
nach Rechtschreibfehlern. Die »Fundstücke« schreibt Ihr Kind nun einzeln
auf jeweils eine Karteikarte, natürlich in der richtigen Schreibweise. Eventuell
kann Ihr Kind die schwierige Stelle noch farbig markieren oder verwandte
Wörter dazuschreiben.

Muster für eine Lernkarte:

Die Maschine

Waschmaschine, Bügelmaschine, Maschinenpark

Alle neu beschrifteten Karten wandern zunächst in das erste Fach des Kartei-kastens.

Nach ein bis zwei Wochen ist genügend Wortmaterial gesammelt. Nun können Sie gemeinsam mit Ihrem Kind etwa dreimal in der Woche trainieren. Eine Übungseinheit dauert etwa zehn Minuten und besteht aus zwei Phasen: Zuerst werden fünf bis zehn neue Wörter in das erste Karteifach aufgenommen. An-schließend werden fünf Minuten lang zehn Wörter aus der Kartei geübt. Dabei sollen vorwiegend Wörter aus besonders vollen Fächern verwendet werden. Wurde ein Wort erfolgreich geübt, darf es in der Lernkartei ein Fach weiter-wandern. Auf diese Weise durchwandern alle Wörter die Kartei, bis sie im letz-ten Fach angekommen sind. Nun müssten sie sicher im Gedächtnis verankert sein und werden aus der Kartei genommen. Gab es bei einem Wort Schwierig-keiten, so kommt es zurück ins erste Fach.

Die richtige Schule für mein Kind

Bei jedem Menschen ist die Aufmerksamkeit dann am höchsten, wenn An-forderungen und Begabungsstruktur möglichst gut zusammenpassen. Sind wir unterfordert, schalten wir ab, weil wir uns langweilen. Ebenso hören wir irgendwann gar nicht mehr zu, wenn wir dem Inhalt nicht mehr folgen kön-nen, weil wir überfordert sind.

Ein AD(H)S-Kind braucht eine optimale Passung von Begabung und schuli-scher Leistungsanforderung, damit es seine knappe Konzentration gut nutzen kann. Es soll durch die gewählte Schulart möglichst nicht unter-, aber auch nicht überfordert werden. Vergleichen Sie die besonderen Begabungen, aber auch die Schwächen Ihres Kindes mit den Anforderungen der jeweiligen Schulen.

Sind Sie sich unsicher, so wählen Sie lieber die Schule mit der geringeren Anforderung. Ihr Kind wird mehr profitieren, wenn es Erfolgserlebnisse sammelt und vielleicht nach einer gewissen Zeit den Übergang in die höhere Schulart schafft. Scheitert es, weil es überfordert wurde, wird es lange dauern, bis es das Erlebnis der Frustration überwinden kann.

Überforderung

Folgende Faktoren führen in weiterführenden Schulen oft zu Überforderung.

- Grundlagen, wie z. B. Rechtschreibung, werden vorausgesetzt. Übungseinheiten dazu finden kaum noch statt.
- Das Arbeitstempo ist höher, Selbstständigkeit wird gefordert.
- Ihr Kind muss mit neuen Aufgabenstellungen zurechtkommen und Kenntnisse in anderen Zusammenhängen anwenden.

Stressfaktoren

- In weiterführenden Schulen kommt jede Stunde eine neue Fachlehrerin. Sie kann keine Rücksicht auf vorherige Anstrengungen nehmen.
- Prüfungstermine legt jede Lehrerin für sich fest. Klassenarbeiten häufen sich oft vor Ferien oder vor dem Notenschluss.
- Es wird für Sie schwer werden, alle Lehrkräfte über die Probleme Ihres Kindes zu informieren. Jede unterrichtet in vielen Klassen. Es wird lange dauern, bis man Ihr Kind kennenlernt.
- Vielleicht fällt ein langer Schulweg an, und Ihr Kind muss früher aufstehen.
- Bei Nachmittagsunterricht bleibt Ihr Kind mittags in der Schule und hat dann noch Hausaufgaben.
- Die Schule ist unübersichtlicher. Ihr Kind muss sich selbstständig orientieren und im Stundentakt andere Klassenzimmer aufsuchen. In den Pausen herrschen Trubel und Unruhe.

Beratungsstellen helfen weiter

Schulpsychologen, Kinder- und Jugendpsychiater, zum Teil auch Beratungslehrkräfte und Erziehungsberatungsstellen bieten Intelligenztests an. Adressen

Die Schullaufbahnentscheidung

- **Wie belastbar ist mein Kind?** Hat es noch Ressourcen, die es z.B. im Gymnasium mobilisieren kann? Oder ist es in der Grundschule schon völlig ausgelastet? Bleibt ihm ausreichend Freizeit?
- **Wie ist das angestrebte Bildungsziel in Ihrem Bundesland erreichbar?** Kinder mit AD(H)S sind oft »Spätzünder«. Es gibt auch später noch viele Wege zur Universität oder Fachhochschule. Informieren Sie sich bei der Beratungslehrerin, beim Schulpsychologen oder in der Berufsberatungsstelle.
- **Welche alternativen Schulen kommen in Frage?** Oft sind private Schulen spezialisiert, z.B. auf hörgeschädigte Kinder oder Kinder mit Schwächen im akustischen Kurzzeitgedächtnis. Auch Ganztagskonzepte können für Kinder mit AD(H)S hilfreich sein, weil der Lernstoff verteilt wird und längere Verschnaufpausen möglich sind.

staatlicher Beratungsstellen erhalten Sie im Sekretariat der Schule Ihres Kindes. Über die Ergebnisse sollten Sie sich ausführlich informieren. Fragen Sie ruhig nach, bis Sie alles verstanden haben! Nur wenn Sie das Intelligenzprofil Ihres Kindes kennen, können Sie auch entsprechend helfen. Lassen Sie sich auch Tipps geben, wie Sie es sinnvoll fördern können.

Immer wieder: Das Gespräch mit der Lehrerin

Informieren Sie die Lehrerin ebenso ausführlich über die Ergebnisse des Tests, damit sie sich besser auf Ihr Kind einstellen kann. Sammeln Sie mit ihr Kriterien für die Schullaufbahn Ihres Kindes. Stellen Sie die Chancen einer Schulart den Risiken gegenüber. Suchen Sie auch möglichst rasch das Gespräch mit der zukünftigen Lehrerin. Haben Sie aber auch Verständnis für sie: Sie muss sich gerade auf etwa 30 neue Kinder einstellen. Sprechen Sie nach ein paar Wochen noch einmal mit ihr (siehe auch Seiten 195–202).

Bewältigung von Prüfungsangst

Machen Sie sich und Ihrem Kind bewusst: Eine gewisse Aufregung ist gesund und hilfreich! Nur wenn die Aufregung zu viel wird, blockiert der Motor und die Leistung sinkt. Für Kinder eignen sich Entspannungsübungen aus der Hypnotherapie, auch Yoga und autogenes Training.

»Ruhig Blut!«

So trainiert Ihr Kind Entspannung in Prüfungssituationen.

- Lassen Sie Ihr Kind fünf Minuten Seil springen oder 20 Kniebeugen machen. Messen Sie seinen Puls: »*So ähnlich rast dein Herz auch, wenn du aufgeregt bist. Ein bisschen davon ist gut, dann springt dein innerer Motor richtig an. Aber wenn es zu viel wird, musst du zur Ruhe kommen.*«
- Üben Sie: »*Du atmest einige Male tief durch. Ein und aus. Jedes Mal sagst du dir ›Ruhig Blut! Ruhig Blut!‹ Merkst du, wie dein Herz langsamer schlägt?*« Fühlen Sie den Puls und lassen Sie Ihr Kind vergleichen.
- Besprechen Sie mit Ihrem Kind, den Wechsel von Aktivität und »Ruhig Blut« bei Prüfungen einzusetzen.
- Frischen Sie die Übung mit Ihrem Kind regelmäßig auf.

Der Stein des Erfolgs

Um Selbstbewusstsein zu erwerben, muss Ihr Kind tief in seinem Bewusstsein verankern, was es gut kann. Dazu eignet sich der »Stein des Erfolgs«.

- Gehen Sie mit Ihrem Kind ins Freie und wählen Sie gemeinsam einen Stein aus. Er soll Ihrem Kind gefallen und sich richtig gut in seiner Hand anfühlen.
- Schreiben oder malen Sie in Ruhe auf ein schönes Blatt Papier, was Ihr Kind gut kann, zu Hause oder in der Schule. Denken Sie auch an soziale Fähigkeiten, z.B. »*Du kannst gut trösten*«, »*Du kannst andere oft zum Lachen bringen*«.
- Wickeln Sie den Stein feierlich in das beschriebene Papier. Er bleibt mindestens eine Nacht darin, vielleicht unterm Kopfkissen. Erklären Sie: »*Der Stein tankt auf, was du gut kannst. Und morgen steckst du ihn in die Hosentasche. Wenn du dich kraftlos fühlst, berührst du den Stein. Er wird dich an all die Dinge erinnern, die du so gut beherrschst. Und gleich wirst du wieder neue Kraft und neuen Mut bekommen.*«
- Sprechen Sie mit Ihrem Kind darüber, wann der Stein geholfen hat. Tanken Sie den Stein von Zeit zu Zeit gemeinsam mit einem neu beschriebenen Blatt Papier wieder auf!

Ich nehme mir Zeit für mein Kind: Die Familie ausbalancieren

In Manuelas Familie leiden alle unter den Schulproblemen des Mädchens. Während die Mutter kaum noch an etwas anderes denken kann als an Manuelas Mathenoten, ist der Vater völlig genervt. Er will nicht mehr über das leidige Thema sprechen. Kommt die Familie am Esstisch zusammen, herrscht oft eisiges Schweigen. Manuelas Schulprobleme sind zur Familienkrise geworden!

Eltern-Burn-out vermeiden

Eltern von AD(H)S-Kindern müssen besonders anstrengende Erziehungsarbeit leisten und kommen in Phasen mit hohem Stresspotenzial nicht selten an die Grenzen ihrer Kraft. In der Sorge um das Kind stellen sie die eigenen Bedürfnisse oft zurück oder vergessen sie sogar. Viele Eltern, vor allem die Mütter, fühlen sich ausgebrannt, leer, funktionieren nur noch irgendwie, sind ständig gereizt, haben Kopfschmerzen oder andere psychosomatische Symptome. Man kennt diesen Zusammenhang aus dem Arbeitsleben als *Burn-out-Syndrom*, das vor allem soziale Berufsgruppen betrifft. Heute wird der Begriff auch auf erschöpfte Eltern angewandt, deren Erziehungsarbeit oft noch eine größere Belastung darstellt als die berufliche.

Stopp, so kann es nicht weitergehen!

- Reservieren Sie genug Zeit für Familienaktivitäten!
- Machen Sie eine Liste von Vorhaben, die allen Spaß machen, und tragen Sie in einen Kalender geplante Ausflüge ein. Vorfreude ist die schönste Freude!
- Schulprobleme sind während der Familienaktivitäten tabu.
- Streichen Sie auf keinen Fall bei schlechten Noten diese Aktivitäten!

Ihre persönliche Wellness

Stellen Sie Ihr persönliches Programm zusammen!

- Was tut Ihnen gut?
- Was entspannt Sie?
- Was haben Sie früher gerne unternommen, als Sie noch keine Kinder hatten?
- Was wollten Sie vielleicht schon immer einmal machen und haben es sich nie gegönnt?
- Vielleicht wollten Sie mal wieder tanzen gehen?
- Wie wäre es mit einem Malkurs?
- Oder entspannen Sie beim Sport am besten?

Engagieren Sie einen Babysitter für einen Tag im Monat, besser in der Woche, und gehen Sie mit Freunden aus. Feste Termine garantieren, dass Sie sich die Zeit auch regelmäßig nehmen. Wenigstens einmal im Jahr sollten Sie sich ein Wochenende oder eine Kurzreise ohne Kinder gönnen; das gibt Kraft für Wochen. Im Alltag sollten Sie jeden Tag ein paar Minuten genießen, Tee trinken, baden, telefonieren...

Positives Denken wirkt Wunder

Schreiben Sie regelmäßig auf, was gut gelaufen ist: wo Sie gelassen reagiert haben, wann Sie stolz auf sich waren. Benutzen Sie dafür ein richtig hübsches Büchlein. Nicht nur Ihr Kind braucht Ermutigung, auch Ihnen tut Mut gut!

Rückzug im Notfall

Treten Sie innerlich vier Schritte zurück und fragen Sie sich:

- Was brauche ich jetzt?
- Was sind meine eigenen Bedürfnisse? (Essen, Schlaf, Ruhe ...)

Tun Sie etwas für sich. Wenn Sie wieder Kraft haben, betrachten Sie Ihr Kind mit liebevollem Abstand! So können Sie mit neuem Mut auf seine Bedürfnisse eingehen.

Gemeinsam geht es besser

In manchen Städten haben sich Eltern zu Selbsthilfegruppen zusammengetan. Adressen stehen im Internet beim Bundesverband ADS/ADHS unter www.bv-ah.de. In solchen Gruppen merken viele Eltern zum ersten Mal, dass auch in anderen Familien ein täglicher Kampf um die Einhaltung von Regeln stattfindet. Es tut gut, wertvolle Tipps auszutauschen. Gibt es in Ihrer Nähe noch keine Gruppe, werden Sie doch selbst aktiv! Bei einem Anteil von 3–6 % AD(H)S-Kindern finden Sie bestimmt auch an der Schule Ihres Kindes genügend interessierte Eltern. Erster Ansprechpartner könnte der Elternbeirat sein. Bei der Suche nach einem geeigneten Raum ist Ihnen sicherlich die Schulleitung behilflich.

Extratipp: Nachhilfe – ja oder nein?

Vor dieser Frage stehen verzweifelte Eltern oft schon in der Grundschule. Nachhilfe ist nur sinnvoll,

- wenn die Nachhilfelehrerin mit dem Lehrplan vertraut ist, sonst wird Ihr Kind durch Unterschiede zur Schule verwirrt.
- wenn die »Chemie« zwischen Ihrem Kind und der Nachhilfelehrerin stimmt; sie ist vor allem für Kinder im Grundschulalter unersetzlich.
- wenn die Nachhilfe dazu beiträgt, den Familienfrieden wiederherzustellen; viele Kinder üben williger mit Außenstehenden.
- wenn Ihr Kind zur Mitarbeit motiviert werden kann.
- wenn die Nachhilfe nur vorübergehend stattfindet, um Lernkrisen zu überwinden oder Lücken zu schließen; jahrelange Dauernachhilfe ist keine Lösung.

Eltern-Fragebogen

(Conners u.a. 1978, bearbeitet von H.-C. Steinhausen)

Name, Vorname:　　　　　Alter:　　Datum:

Bitte beurteilen Sie das Kind hinsichtlich der unten aufgeführten Verhaltens-
merkmale auf der vorgegebenen Antwortskala. Lassen Sie bitte kein Merkmal
aus. Vielen Dank für Ihre Mitarbeit!

	überhaupt nicht	ein wenig	ziemlich stark	sehr
1. zupft an Dingen (Nagel, Finger, Haare, Kleidung)	0	1	2	3
2. ist frech zu Erwachsenen	0	1	2	3
3. hat Probleme, Freundschaften zu schließen oder zu halten	0	1	2	3
4. ist erregbar, impulsiv	0	1	2	3
5. will immer bestimmen	0	1	2	3
6. lutscht oder kaut (Daumen, Kleidung, Decken)	0	1	2	3
7. weint leicht und häufig	0	1	2	3
8. fühlt sich ständig angegriffen	0	1	2	3
9. hat Tagträume	0	1	2	3
10. hat Lernschwierigkeiten	0	1	2	3
11. ist unruhig im Sinne von zappelig	0	1	2	3
12. ist furchtsam (vor neuen Situationen, Leuten oder Plätzen, vor dem Schulweg)	0	1	2	3
13. ist unruhig, immer auf dem Sprung	0	1	2	3
14. ist zerstörerisch	0	1	2	3
15. erzählt Lügen oder unwahre Geschichten	0	1	2	3
16. ist schüchtern	0	1	2	3
17. gerät in mehr Schwierigkeiten als andere Gleichaltrige	0	1	2	3

	überhaupt nicht	ein wenig	ziemlich stark	sehr
18. spricht anders als andere Gleichaltrige (Babysprache, Stottern, schwer verständlich)	0	1	2	3
19. verleugnet Fehler oder beschuldigt andere	0	1	2	3
20. ist streitsüchtig	0	1	2	3
21. mault und schmollt oft	0	1	2	3
22. stiehlt	0	1	2	3
23. ist ungehorsam oder gehorcht nur widerwillig	0	1	2	3
24. sorgt sich mehr als andere (über Alleinsein, Krankheit oder Tod)	0	1	2	3
25. bringt angefangene Dinge nicht zu Ende	0	1	2	3
26. hat leicht verletzte Gefühle	0	1	2	3
27. tyrannisiert andere	0	1	2	3
28. kann eine sich wiederholende Aktivität nicht beenden	0	1	2	3
29. ist grausam	0	1	2	3
30. ist kindlich oder unreif (möchte nicht erforderliche Hilfen, klammert sich an, braucht ständige Beruhigung)	0	1	2	3
31. ist ablenkbar und hat eine kurze Aufmerksamkeitsspanne	0	1	2	3
32. hat Kopfschmerzen	0	1	2	2
33. hat schnelle und ausgeprägte Stimmungswechsel	0	1	2	3
34. mag oder befolgt Regeln und Einschränkungen nicht	0	1	2	3
35. kämpft ständig	0	1	2	3
36. kommt mit Geschwistern nicht gut aus	0	1	2	3
37. ist bei Bemühungen leicht frustriert	0	1	2	3
38. stört andere Kinder	0	1	2	3

	überhaupt nicht	ein wenig	ziemlich stark	sehr
39. ist grundsätzlich ein fröhliches Kind	0	1	2	3
40. hat Essprobleme (schlechter Appetit, Unterbrechungen beim Essen)	0	1	2	3
41. hat Bauchschmerzen	0	1	2	3
42. hat Schlafprobleme (kann nicht einschlafen, wacht zu früh auf, wacht in der Nacht auf)	0	1	2	3
43. hat andere Schmerzen	0	1	2	3
44. hat Erbrechen oder Übelkeit	0	1	2	3
45. fühlt sich im Familienkreis betrogen	0	1	2	3
46. prahlt und gibt an	0	1	2	3
47. lässt sich herumstoßen	0	1	2	3
48. hat Darmprobleme (häufiger, dünner Stuhl, unregelmäßige Gewohnheiten, Verstopfung)	0	1	2	3

Auswertung des Eltern-Fragebogens

Die einzelnen Merkmale werden gemäß der Gewichtung von 0 bis 3 zu einem Gesamtwert verrechnet. Häufungen im Bereich 3 lassen mit hoher Wahrscheinlichkeit auf die Diagnose AD(H)S schließen. Ferner können vier Skalenwerte berechnet werden:

I Verhaltensprobleme:
Merkmale 2, 3, 5, 8, 14, 17, 19, 20, 21, 22, 23, 27, 29, 33, 34, 35, 36, 39, 45, 46
II Hyperaktivität/Aufmerksamkeitsdefizit:
Merkmale 4, 11, 13, 15, 25, 28, 31, 38
III Angst:
Merkmale 1, 7, 12, 16, 26, 30, 37
IV Psychosomatische Beschwerden:
Merkmale 24, 32, 41, 43, 44, 48

Lösungsvorschläge

»Wo wird richtig gelobt?«, Seiten 163f. Kevins Mutter hat bei Aussage zwei und drei richtig gelobt. Die anderen (sicherlich gut gemeinten) Bemerkungen enthalten versteckte Kritik. Näheres erfahren Sie in der rechten Spalte.

»Federmäppchen und Blättermappe sind ordentlich, leider ist der restliche Schulranzen immer noch unordentlich.«	Hier würdigt Kevins Mutter einerseits die Leistung. Sie erkennt an, dass er Federmäppchen und Blättermappe aufgeräumt hat. Doch die nachgeschobene Bemerkung, dass der Rest des Schulranzens nicht ordentlich ist, zerstört das gut gemeinte Lob. Bei Kevin wird im Gedächtnis bleiben: »Ich habe es wieder nicht geschafft!« Das steigert Frust und vermindert seine Bereitschaft, weiter an seiner Aufgabe zu arbeiten.
»Ich freue mich, dass du viele Stifte richtig eingeordnet hast. Das hilft dir morgen in der Schule, sie schnell wiederzufinden.«	Hier hat Kevins Mutter richtig gelobt: Sie legt das Augenmerk auf den Fortschritt. Kevin hat einen Teil seiner Aufgabe erfolgreich erledigt. Durch das Lob zeigte ihm seine Mutter: Ich sehe deine Anstrengung und würdige sie. Gleichzeitig betont sie durch die nachgeschobne Erklärung noch den Nutzen für Kevin. Kevin erkennt: »Ich mache das für mich.«
»Deine Arbeitsblätter sind alle an Ort und Stelle. Ich bin stolz auf dich, dass du das schaffst. So bekommen die Blätter keinen Knick, und du schaffst es vielleicht, von deiner Lehrerin einen Stempel dafür zu bekommen.«	Hier hat Kevins Mutter richtig gelobt: Auch hier hebt sie das Positive hervor und betont den Nutzen aus dem veränderten Verhalten. Kevin erfährt: »Meine Anstrengung wird gesehen.« Das gibt ihm Mut, sich weiter anzustrengen, und stärkt sein Selbstbewusstsein. Das Lob richtet folgende Botschaften an Kevin: ■ Teilerfolge werden gesehen und gewürdigt. ■ Ich weiß, wie schwer es für dich ist. ■ Diesen Erfolg hast du dir zu verdanken.

»In deinem Federmäppchen hast du fünf Stifte richtig einsortiert. Warum hast du das nicht gleich bei allen Stiften gemacht?«	Hier sieht die Mutter einerseits, dass Kevin einen Teil der Aufgabe erledigt hat, erkennt diesen Teilerfolg aber nicht an. Sie würdigt Kevins Anstrengung nicht, die fünf Stifte richtig eingeordnet zu haben. Durch ihre Frage signalisiert sie ihrem Sohn: »Du hast dich nicht genug angestrengt!« Das erzeugt Frustration und macht mutlos.
»Federmäppchen und Sammelmappe sind eingeordnet. Jetzt ist es ganz leicht für dich, morgen den ganzen Schulranzen sauber zu halten.«	Auch hier erkennt die Mutter nicht, wie anstrengend es für Kevin ist, Ordnung zu halten. Es ist für ihn eben nicht »ganz leicht«, den ganzen Schulranzen sauber zu halten. Sonst würde er das sicherlich tun. Die Gefahr ist groß, dass Kevin sein Ziel aufgibt, den Schulranzen irgendwann ordentlich halten zu können.

»Anstrengung und Fehler«, Seiten 164 f. So könnte Kevins Mutter seine Anstrengung würdigen: »*Es war sehr schwer für dich, nach dem anstrengenden Vormittag noch zusätzlich den Eintrag zu schreiben. Trotzdem hast du dich ›durchgebissen‹ und nicht aufgegeben. Darauf kannst du sehr stolz sein.*« In diesem Fall auf die Unlesbarkeit der Schrift oder auf die vielen Fehler einzugehen, wäre kontraproduktiv. Kevin hat den Eintrag freiwillig geschrieben. Deshalb ist hier ausschließlich zu würdigen, dass er bereit war, eine zusätzliche Anstrengung auf sich zu nehmen. Gäbe es Kritik für seine Schrift oder die Abschreibfehler, könnte Kevin denken: »*Das habe ich davon. Jetzt schreibe ich freiwillig den Eintrag fertig und werde noch geschimpft dafür. Das nächste Mal lasse ich es gleich bleiben!*«

»Welche Sprache wird gesprochen?«, Seiten 200 f. In der ersten Übung spricht nur die Lehrerin in der Giraffensprache, die Kinder formulieren alle Botschaften in der Wolfssprache.

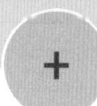

Lösungsvorschläge zur zweiten Übung:

Wolfssprache	Giraffensprache
»Entweder du hörst jetzt auf, mit dem Radiergummi herumzuspielen, oder ich mache mit dir keine Hausaufgaben mehr!«	»Mich macht es furchtbar wütend, dass du mit dem Radiergummi herumspielst und mit den Hausaufgaben nicht weiterkommst. Ich kann ja verstehen, dass du wenig Lust auf Schularbeiten hast. Ich würde auch lieber gleich schwimmen gehen. Lass uns gemeinsam überlegen, wie viel Hilfe du brauchst, was du alleine bewältigen kannst und in welcher Zeit du die Aufgaben schaffen könntest.«
»Es ist unglaublich! Du hast in der Klassenarbeit schon wieder die letzten Aufgaben nicht gemacht. Kein Wunder, dass du eine Fünf hast!«	»Mir ist aufgefallen, dass du ganz oft bei Klassenarbeiten die letzten Aufgaben nicht schaffst. Kann es sein, dass du Probleme mit der Zeit hast? Lass uns einmal in Ruhe darüber sprechen, woran das liegen könnte.«
»Jetzt stell dich nicht so an! Diese paar Rechnungen wirst du wohl noch schaffen!«	»Ich habe den Eindruck, dass du furchtbar trödelst. Meiner Meinung nach sind das nicht mehr viele Aufgaben, und schwer sind sie auch nicht. Oder verstehst du etwas nicht? Dann erkläre ich es dir... Jetzt kannst du ganz schnell fertig werden! Auf geht's!«

Adressen

Nachfolgend sind die Adressen von Bundes-
verbänden verschiedener Selbsthilfegruppen
in Deutschland, Österreich und der Schweiz
aufgeführt. Sie können dort nach Gruppen
und Informationsmöglichkeiten in Ihrer
Nähe fragen.

**Bundesverband
Arbeitskreis Überaktives Kind e.V.**
Postfach 41 07 24
12117 Berlin
Telefon: (030) 85 60 59 02
Fax: (030) 85 60 59 70
Internet: www.bv-auek.de

**Treffpunkt für AD(H)S/POS-Erwachsene
im Bezirk Wohlen/Bremgarten AG (CH)**
Selbsthilfezentrum Aargau
Rütistraße 3A, 2. Stock,
CH-5400 Baden
Telefon: (056) 20 30 02 0
Fax: (056) 20 30 02 1
E-Mail: selbsthilfe.ag@frauenzentrale.ch

**Bundesverband Legasthenie und
Dyskalkulie e.V.**
Königstraße 31
30175 Hannover
Telefon: (0511) 31 87 38
Fax: (0511) 31 87 39
E-Mail: info@legasthenie.net

Österreichischer Bundesverband Legasthenie
c/o Mag. Magda Klein-Strasser
Rosentalgasse 13/11
A-1140 Wien
Telefon: (01) 91 13 27 70
E-Mail: info@legasthenie.org

Danksagung

Ganz besonders herzlich möchten wir uns an
dieser Stelle bei Frau Simone Pelzer und
Frau Andrea Schröder aus der Eltern-Selbst-
hilfegruppe für Kinder mit AD(H)S in
Neuss für die vielen Anregungen und Hinweise bedanken.

Bedanken möchten wir uns auch bei der
Heilpädagogischen Praxis Baumgartner,
Kaiserstr. 47a, 42781 Haan für die Anregun-
gen zur Videodiagnostik.

233

Quellenangaben

1 Diagnostic and Statistical Manual of Mental Disorders, 4. Auflage.
2 Still, G. F.: The Culostian Lectures on Some Abnormal Psychical Conditions in Children, Lancet I. 1902, 1008–1012.
3 Aus Skrodzki, K.: Das Hyperkinetische Syndrom, zitiert in einem Artikel von Schulz, Jürgen: AD(H)S, das »Zappelphilipp-Syndrom« – Ursachen und therapeutische Möglichkeiten, Zeitschrift Naturheilpraxis 11, 2002, 1572.
4 http://www.adhs-legasthenie.de.
5 Connors' Adult ADHD Rating Scales.
6 Wender Utah Rating Scale, die Bewertungsskala nach Dr. Paul W. Wender aus Utah.
7 Connors, C. K., Erhardt, D., Sparrow, E.: Connors' Adult ADHD Rating Scales (CAARS). Multi-Health-Systems, North Tonawanda 1999.
8 Ward, M. F., Wender, P. H., Reimherr, F. W.: The Wender Utah Rating Scale: An Aid in the Retrospective Diagnosis of Childhood Attention Deficit Hyperactivity Disorder, Am. J. Psychiatry 150, 1993, 885–890.
9 In Anlehnung an Krause, J., Krause, K.-H.: AD(H)S im Erwachsenenalter. Die Aufmerksamkeitsdefizit-/Hyperaktivitätsstörung bei Erwachsenen, Stuttgart 2003, 28–31.
10 Aus: Dummer-Smoch, L., Breuer, H., Weuffen, M.: Ratgeber Legasthenie für Eltern, Lehrer und alle, die diagnostisch oder therapeutisch für das Kind Verantwortung tragen. Mit Unterstützung der Duden-Redaktion, www.duden.de.
11 Pennington, B. F., Gilger, J. u.a.: Evidence for a Major Gene Transmission of Developmental Dyslexia, JAMA 18, 1991, 1527–1534.
12 Spivak, B., Vered, Y. u.a.: Circulatory Levels of Catecholamines, Serotonin and Lipids in Attention Deficit Hyperactivity Disorder, Acta Psychiatr. Scand 99, 1999, 300–304.
13 Holsboer-Trachsler, E., Vanoni, Ch.: Depression und Schlafstörung in der Praxis, MCG, Binningen 1998.
14 Diese Zahl stammt aus einer Studie zur »Untersuchung der Arzneimittel-Versorgung von Kindern mit hyperkinetischen Störungen anhand von Leistungsdaten der GKV« durchgeführt im Auftrag der Bundesregierung als Kooperationsprojekt der Universitäten Bremen, Zentrum für Public Health, und Ulm, Klinik und Poliklinik für Kinder- und Jugendpsychiatrie/Psychotherapie, und veröffentlicht im Dezember 2002.
15 Bundesgesundheitsministerium: Zu großer Arzneimittelverbrauch für hyperaktive Kinder, Deutsche Apotheker Zeitung 34, 2001, 3937–3941.
16 Döpfner, M., Frölich, J., Lehmkuhl, G.: Hyperkinetische Störungen. Hogrefe u.a. 2000, 26.
17 Fachinformation aus dem Arzneimittel-Kompendium der Schweiz, Firma Novartis.
18 Sinngemäße Übersetzung: Baumgaertel, A.: Alternative and Controversial Treatments for Attention-Deficit/Hyperactivity Disorder, Pediatric Clinics of North America 46,5, 1999, 977–992.
19 Spencer, Thomas T. u.a.: Effectiveness and Tolerability of Atomoxetine in Adults with Attention Deficit Hyperactivity Disorder, Am. J. Psychiatry 155, 1998, 693–695; Michelson, D. u.a.: Atomoxetine in the Treatment of Children and Adolescents with Attention Deficit Hyperactivity Disorder. A Randomised Placebo Controlled Dose Response Study, Paediatrics 108, 2001, U33–U41. Micromedex® Drugdex® online, Stand 24.10.2003; Chouinard, G. u.a.: An Early Face to Clinical Trial of Atomoxetine in the Treatment of Newly Admitted Depressed Patients, Psychopharmacol. 83, 1994, 126–128.
20 Hibbeln, J. R., Linnoila, M. u.a.: Essential Fatty Acids Predict Metabolites of Serotonin and Dopamin in Cerebrospinal Fluid among Healthy Control Subjects, and Early- and Late-Onset Alcoholics, Biol. Psychiatry 44, 1998, 235–242.

21 Cordain, L., Miller, J., Mann, N.: Scant Evidence of Periodic Starvation among Hunter-Gatherers, Diabetologia 42, 1999, 383–384; Angel, L.: Health as a Crucial Factor in the Changes from Hunting to Developed Farming in the Eastern Mediterranean, in: Cohen, M., Armelagos, G. (Hrg.), Paleopathology at the Origins of the Agriculture, Orlando 1984, 51–73.

22 Cohen, M. N., Armelagos, G. J.: Paleopathology at the Origins of Agriculture, New York 1984, 585–601; Cassidy, C. M.: Nutrition and Health in Agriculturists and Hunter-Gatherers: A Case Study of Two Prehistoric Populations, in: Jerome, N. W. u.a.: Nutrititional Anthropology: Contemporary Approaches to Diet and Culture, Redgrave u.a. 1980, 117–146; Lallo, J. W., Armelagos, G. J., Mensforth, R. P.: The Role of Diet, Disease and Physiology in the Origin of Porotic Hyperostosis, Hum. Biol. 49, 1977, 471–483.

23 Leicht modifiziert nach Weber, P. C.: Epidemiologische und biochemische Studien über n-3-Fettsäuren in der Prävention der Artheriosklerose, Internist 30, 1989, 283–290.

24 Colquhoun, I., Bunday, S.: A Lack of Essential Fatty Acids as a Possible Cause of Hyperactivity in Children, Medical Hypothesis 7, 1981, 673–679.

25 Mitchell, E. A., Aman, M. G. u.a.: Clinical Characteristics and Serum Essential Fatty Acid Levels in Hyperactive Children, Clinical Pediatrics 26,8, 1987, 406–411.

26 Stevens, L. J., Zentall, S. S. u.a.: Essential Fatty Acid Metabolism in Boys with Attention-Deficit Hyperactivity Disorder, Am. J. Clin. Nutr. 62, 1995, 761–768.

27 Richardson, A. J., Calvin, C. M. u.a.: Fatty Acid Deficiency Signs Predict the Severity of Reading and Related Difficulties in Dyslexic Children, Prostaglandins, Leukotrienes and Essential Fatty Acids 63, 2000, 69–74.

28 Arnold, L. E., Kleykamp, D. u.a.: Potential Link Between Dietary Intake of Fatty Acids and Behaviour: Pilot Exploration of Serum Lipids in Attention-Deficit Hyperactivity Disorder, Journal of Child and Adolescent Psychopharmacology 4,3, 1994, 171–182.

29 Kozielec, T., Starobrat-Hermelin, B., Kotkowiak, L.: Certain Trace Element Deficiencies in Children with Hyperactivity, Psychiatria Polska 28,3, 1994, 345–353.

30 Kozielec, T., Starobrat-Hermelin, B.: Assessment of Magnesium Levels in Children with Attention Deficit Hyperactivity Disorder, Magnesium Research 10,2, 1997, 143–148.

31 Nizankowska-Blaz, T., Korczowski, R. u.a.: Poziom magnezu w surowicy krwi u dzieci województwa rzeszowskiego (Level of Magnesium in Blood Serum in Children from the Province of Rzesz'ow), Wiadomosci lekarskie, organ Polskiego Towarzystwa Lekarskiego, 46,3–4, 1993, 120–122.

32 Schmidt, M. E., Kruesi, M. J. P. u.a.: Effect of Dextroamphetamine and Methylphenidate on Calcium and Magnesium Concentration in Hyperactive Boys, Psychiatric Research, 54, 1994, 199–210.

33 Meletis, C. D.: Attention-Deficit/Hyperactivity Disorder in Children. Nutritional Perspectives, Alternative & Complementary Therapies 6, 2000, 315–320, und auch bei Starobrat-Hermelin, B., Kozielec, T.: The Effects of Magnesium Supplementation on Hyperactivity in Children with Attention Deficit Hyperactivity Disorder (ADHD). Positive Response to Magnesium Oral Loading Test, Magnesium Research 10,2, 1997, 149–156.

34 Arnold, L. E., Pinkham, S. M., Votolato N.: Does Zinc Moderate Essential Fatty Acid and Amphetamine Treatment of Attention-Deficit/Hyperactivity Disorder?, Journal of Child and Adolescent Psychopharmacology 10,2, 2000, 111–117; Akhondzadeh, M. K.: Zinc Sulfate as an Adjunct to Methylphenidate for the Treatment of Attention Deficit Hyperactivity Disorder in Children: A Double Blind and Randomized Trial, BMC Psychiatry 4, 2004, 9.

35 Bekaroglu, M., Aslan, Y. u.a.: Relationship bet-
    ween Serum Fatty Acids and Zinc and Atten-
    tion-Deficite Hyperactivity Disorder: A Rese-
    arch Note, J. Child Psychol. Psychiatry 37,2,
    1996, 225–227.

36 Hibbeln, J. R., Umhau, J. C. u.a.: A Replication
    Study of Violent and Nonviolent Subjects: Ce-
    rebrospinal Fluid Metabolites of Serotonin and
    Dopamine Are Predicted by Plasma Essential
    Fatty Acids, Biological Psychiatry 44, 1998,
    243–249.

37 Weidner, G., Connor, S. L. u.a.: Improvements
    in Hostility and Depression in Relation to Die-
    tary Change and Cholesterol Lowering, Ann.
    Intern. Med. 117, 1992, 820–823.

38 Hibbeln, J. R., Umhau, J. C. u.a.: A Replication
    Study of Violent and Nonviolent Subjects: Ce-
    rebrospinal Fluid Metabolites of Serotonin and
    Dopamine Are Predicted by Plasma Essential
    Fatty Acids, Biological Psychiatry 44, 1998,
    243–249.

39 Richardson, A. J., Puri, B. K.: A Randomized
    Double-Blind, Placebo-Controlled Study of the
    Effects of Supplementation with Highly Un-
    saturated Fatty Acids on ADHD-Related
    Symptoms in Children with Specific Learning
    Difficulties, Progress in Neuro-Psychopharma-
    cology & Biological Psychiatry 26, 2002, 233–
    239.

40 Richardson, A. J., Puri, B. K.: The Potential
    Role of Fatty Acids in Attention Deficit/Hyper-
    activity Disorder, Prostaglandins, Leukotrienes
    and Essential Fatty Acids 63,1/2, 2000, 79–87.

41 Arnold, E. L., Kleykamp, D. u.a.: Potential
    Link Between Dietary Intake of Fatty Acids
    and Behaviour: Pilot Exploration of Serum Li-
    pids in Attention-Deficit Hyperactivity Disor-
    der, Journal of Child and Adolescent Psycho-
    pharmacology 4,3, 1994, 171–182.

42 Voigt, R. G., Llorente, A. M. u.a.: A Rando-
    mized, Double-Blind, Placebo-Controlled Trial
    of Docosahexaenoic Acid Supplementation in
    Children with Attention-Deficit/Hyperactivity
    Disorder, Journal of Pediatrics 139,2, 2001,
    189–196.

43 Bundesinstitut für gesundheitlichen Verbrau-
    cherschutz und Veterinärmedizin, Pressemit-
    teilung 08/2002, www.bgvv.de.

44 In Anlehnung an Ludwig, D. S.: Dietary Gly-
    cemic Index and Obesity, J. Nutr. 130, 2000,
    280S–283S; Willett, W. C.: Eat, Drink and Be
    Healthy, The Harvard Medical School Guide
    to Healthy Eating, New York u.a. 2001.

45 Mann, N.: Dietary Lean Red Meat and Human
    Evolution, Europ. J. Nutr. 39, 2000, 1–9; Mez-
    zano, D., Munoz, X., u.a.: Vegetarians and
    Cardiovascular Risk Factors: Homostasis, In-
    flammatory Markers and Plasma Homocystei-
    ne, Thromb. Haemost 81, 1999, 913–917;
    Reddy, S., Sanders, T. A., Obeid, O.: The In-
    fluence of Maternal Vegetarian Diet on Essen-
    tial Fatty Acid Status of the Newborn, Eur. J.
    Clin. Nutr. 48, 1994, 358–368; Caggiula, A. W.,
    Mustad, V. A.: Effects of Dietary Fat and Fatty
    Acids on Coronary Artery Disease Risk and
    Total and Lipoprotein Cholesterol Concentra-
    tions: Epidemiologic Studies, Am. J. Clin.
    Nutr. 65, 1997, 1597S–1610S; Uauy, R. D.,
    Birch, D. G. u.a.: Effect of Dietary Omega-3-
    Fatty Acids on Retinal Function of Very-Low-
    Birth-Weight Neonates, Pediatr. Res. 28, 1990,
    485–492.

46 Baumgaertel, A.: Alternative and Controver-
    sial Treatments for Attention-Deficit/Hyper-
    activity Disorder, Pediatric Clinics of North
    America 46,5, 1999, 977–992.

47 Van der Merwe, C. F.: Allergy in Children
    with Learning Disabilities and Hyperactivity,
    South African Medical Journal 92,2, 2002, 663–
    664.

48 Henninger, M., Ulberth, F.: Gehalt von trans-
    Fettsäuren in Fertignahrung, Z. Ernährungs-
    wiss. 36, 1997, 161–168; Pfalzgraf, A., Timm
    M., Steinhart H.: Gehalte von trans-Fettsäuren
    in Lebensmitteln, Z. Ernährungswiss. 33, 1994,
    24–43.

49 Nach Festl, B.: trans-Fettsäuren in den von
    Kindern verzehrten Brotaufstrichen und -belä-
    gen. Diplomarbeit an der Kinderpoliklinik,
    München 1993.

Register

Bildnachweis:
Fotos: BananaStock S. 79, S.88; ComBox/Bridgemanart.com/Peter Anton Lorenzoni S. 22;
Corbis/zefa/Grace S. 108/109, Corbis S. 101, S. 110; GettyImages/The Image Bank/Ross
Whitaker S. 4/Photographer's Choice/Gary Vestal S. 92; Hamburger Schreibprobe S. 41;
Imago Sportfotodienst/Niehoff S. 38/39; Jahreszeiten Verlag GmbH/Birgit Klemt S. 52/53;
MauritiusImages/Paula Ludwig S. 8/StockImage S. 36; PhotoAlto S. 26, S. 40, S. 118/119;
Stockbyte S. 54; StockFood/Antje Plewinski S. 90/91; Heidi Velten S. 6/7, S. 18.

Wichtiger Hinweis:
Die im Buch veröffentlichten Ratschläge wurden mit größter Sorgfalt von Verfassern
und Verlag erarbeitet und geprüft. Eine Garantie kann jedoch nicht übernommen werden.
Ebenso ist eine Haftung der Verfasser bzw. des Verlages und seiner Beauftragten für
Personen-, Sach- oder Vermögensschäden ausgeschlossen.

Die Übung »Rot, grün, wer?« (S. 154) wurde mit freundlicher Genehmigung
des CARE-LINE-Verlags entnommen aus: Heil/Effinger/Wölfl:
Schüler mit ADHS – verstehen, fördern, stärken; Neuried 2006.

Die Einzelbände des vorliegenden Doppelbandes sind erstmals
bei Knaur erschienen.

Genehmigte Lizenzausgabe für Verlagsgruppe Weltbild GmbH,
Steinerne Furt, 86167 Augsburg

Projektleitung: Caroline Colsman
Bildredaktion: Sylvie Busche (Ltg.)
Umschlaggestaltung: Uhlig/www.coverdesign.net
Umschlagmotiv: © Bloomimage/Corbis (Vorderseite),
© photodisc (Rückseite)

Gesamtherstellung: Offizin Andersen Nexö Leipzig GmbH, Zwenkau
Printed in the EU

ISBN 978-3-8289-5240-9

2009   2008
Die letzte Jahreszahl gibt die aktuelle Lizenzausgabe an.

Einkaufen im Internet: *www.weltbild.de*